中医臨床のための

常用生薬
ハンドブック

神戸中医学研究会 編

東洋学術出版社

〈神戸中医学研究会〉会員（五十音順）

蘆田 延之	芦田内科　医師
蘆田 正毅	芦田内科・柏原赤十字病院　医師
伊賀 文彦	いが漢方内科金のさじ診療所　医師
池尻 研治	池尻医院　医師
大矢 和彦	大矢医院　医師
各務 祐貴	鍼風堂　鍼灸師
川口 精司	川口医院　医師
角谷 真子	鍼灸師
長谷川 玄	長谷川医院　医師
平岡 尚子	いそだ病院　医師
溝口 精二	溝口医院　医師
陸 希	中国・成都市　陸氏中医診療所　中医師

（旧会員）

津村 正弘	㈱サンツムラ　役員
林 賢濱	スター薬局㈱　中医師

新装版　はじめに

　1987年に上梓した『中医臨床のための常用漢薬ハンドブック』は多くの読者を得て臨床，あるいは学習の場において広く利用されてきた。

　このたび東洋学術出版社から新装版を出す機会をいただき，全面的に検討を加えた。基本的なレイアウトは初版のものを受け継いでいるが，ハンドブックとしてよりわかりやすいように心がけた。

1. 生薬のイメージがつかみやすいように蜂蜜を除く各生薬にはすべてイラストおよび基原を載せた。
2. 生薬の名称は保険薬価収載名を基準とし，それ以外は一般に通用している名称とした。
3. 初版と同様に生薬は五十音順に配列し，検索しやすくしている。
4. 各生薬の効能上の共通性を把握できるように，「薬効別薬物一覧表」を載せた。同一の生薬でも多くの効能をもつものは多項目に重複して組み入れた。
5. 保険適用の生薬一覧と薬価を収載した。
6. 薬用量については原典に記載のないものもあり，記載のあるものでも固定したものと考える必要はない。症状に合わせて調節すべきである。
7. 中国と日本で名称の混乱がみられるので十分に注意されたい。

　文献としては，『中草薬学』（上海中医学院編・商務印書館，1975），『中医治法与方剤』（成都中医学院方剤教研組編・人民衛生出版社，1975），『中薬方剤学（上・下）』（山東中医学院中薬方剤教研室編・山東人民出版社，1976），『扶正固本与臨床』（哈荔田・李少川主編・天津科学技術出版社，1984），『中薬的配伍運用』（丁光迪著・人民衛生出版社，1982），『用薬心得十講』（焦樹徳編・人民衛生出版社，1977）を主体とし，その他を参考にしている。

　本書よりさらに詳細に調べていただくには『［新装版］中医臨床のための中薬学』（神戸中医学研究会編著・東洋学術出版社刊）を参考にしていただきたい。

　われわれの知識には今なお限界があり，誤りや未熟な点もあると思われる。本書をよりよくするためにも読者諸氏のご意見・ご訂正をいただければ幸いである。

神戸中医学研究会

目　次

新装版　はじめに……………………………………………………………… i

凡例……………………………………………………………………………… vii

中医臨床のための常用生薬ハンドブック

あ行	か行

阿膠（あきょう）………………… 3

威霊仙（いれいせん）…………… 5

茵蔯蒿（いんちんこう）………… 6

淫羊藿（いんようかく）………… 7

茴香（ういきょう）……………… 9

鬱金（うこん）…………………… 10

烏梅（うばい）…………………… 11

烏薬（うやく）…………………… 13

延胡索（えんごさく）…………… 14

黄耆（おうぎ）…………………… 15

黄芩（おうごん）………………… 18

黄柏（おうばく）………………… 21

黄連（おうれん）………………… 23

遠志（おんじ）…………………… 26

槐花（かいか）…………………… 27

薤白（がいはく）………………… 28

艾葉（がいよう）………………… 28

夏枯草（かごそう）……………… 30

訶子（かし）……………………… 30

何首烏（かしゅう）……………… 31

莪朮（がじゅつ）………………… 32

藿香（かっこう）………………… 34

葛根（かっこん）………………… 35

滑石（かっせき）………………… 37

栝楼根（かろこん）……………… 39

栝楼仁（かろにん）……………… 40

甘草（かんぞう）………………… 42

　炙甘草（しゃかんぞう）……… 42

　生甘草（しょうかんぞう）…… 44

　甘草梢（かんぞうしょう）…… 45

款冬花（かんとうか）…………… 45

目　次　*iii*

桔梗（ききょう）……………… 46

菊花（きくか）………………… 48

　　野菊花（のぎくか）………… 49

枳実（きじつ）　枳殻（きこく）… 49

　枳実（きじつ）……………… 50

　枳殻（きこく）……………… 52

亀板（きばん）………………… 53

姜（きょう）…………………… 54

　乾姜（かんきょう）………… 55

　　炮姜（ほうきょう）……… 57

　　淡乾姜（たんかんきょう）… 57

　　乾姜（日本）（かんきょう）… 57

　生姜（しょうきょう）……… 58

　　生姜皮（しょうきょうひ）… 60

　　煨姜（わいきょう）……… 60

姜黄（きょうおう）…………… 60

羌活（きょうかつ）…………… 61

杏仁（きょうにん）…………… 63

玉竹（ぎょくちく）…………… 64

魚腥草（ぎょせいそう）……… 65

金銀花（きんぎんか）………… 66

　忍冬藤（にんどうとう）…… 67

枸杞子（くこし）……………… 68

苦参（くじん）………………… 69

桂（けい）……………………… 70

　肉桂（にっけい）…………… 71

　桂枝（けいし）……………… 73

荊芥（けいがい）……………… 75

決明子（けつめいし）………… 77

牽牛子（けんごし）…………… 78

芡実（けんじつ）……………… 80

玄参（げんじん）……………… 81

膠飴（こうい）………………… 83

紅花（こうか）………………… 84

番紅花（ばんこうか）………… 85

香附子（こうぶし）…………… 86

粳米（こうべい）……………… 88

厚朴（こうぼく）……………… 88

藁本（こうほん）……………… 90

牛膝（ごしつ）………………… 91

呉茱萸（ごしゅゆ）…………… 93

牛蒡子（ごぼうし）…………… 95

胡麻（ごま）…………………… 97

五味子（ごみし）……………… 98

　南五味子（なんごみし）…… 99

さ行

柴胡（さいこ）………………… 100

細辛（さいしん）……………… 103

山樝子（さんざし）…………… 105

山梔子（さんしし）…………… 106

山茱萸（さんしゅゆ）………… 109

山椒（さんしょう）…………… 110

　椒目（しょうもく）………… 111

山豆根（さんずこん）………… 111

酸棗仁（さんそうにん）……… 112

山薬（さんやく）……………… 113

三棱（さんりょう）…………… 114

地黄（じおう）………………… 116

　熟地黄（じゅくじおう）…… 116

　生地黄（しょうじおう）…… 118

　鮮地黄（せんじおう）……… 120

紫菀（しおん）………………… 120

地骨皮（じこっぴ）…………… 121

紫根（しこん）………………… 122

紫蘇子（しそし）……………… 123

蒺藜子（しつりし）…………… 125

柿蒂（してい）･･････････････････ 126
芍薬（しゃくやく）･･･････････ 127
　　白芍（びゃくしやく）･････････ 127
　　赤芍（せきしゃく）･･････････ 130
蛇床子（じゃしょうし）･･･････ 131
沙参（しゃじん）･･･････････････ 132
　　南沙参（なんしゃじん）･････ 133
車前子（しゃぜんし）･････････ 133
　　車前草（しゃぜんそう）･････ 135
縮砂（しゅくしゃ）･･････････････ 135
朮（じゅつ）･････････････････････ 137
　　白朮（びゃくじゅつ）･･･････ 137
　　蒼朮（そうじゅつ）･･････････ 140
小麦（しょうばく）･･････････････ 143
升麻（しょうま）･･･････････････ 143
地竜（じりゅう）･･･････････････ 145
辛夷（しんい）･････････････････ 146
石榴皮（せきりゅうひ）･･･････ 147
石膏（せっこう）･･･････････････ 148
川芎（せんきゅう）････････････ 151
前胡（ぜんこ）････････････････ 154
蝉退（せんたい）･･･････････････ 155
旋覆花（せんぷくか）･････････ 156
川楝子（せんれんし）･････････ 157
桑白皮（そうはくひ）･････････ 159
桑葉（そうよう）･･･････････････ 160
蘇木（そぼく）････････････････ 161
蘇葉（そよう）････････････････ 162

た行

大黄（だいおう）･･･････････････ 164
大棗（たいそう）･･･････････････ 168
大腹皮（だいふくひ）･････････ 169

沢瀉（たくしゃ）･･･････････････ 170
丹参（たんじん）･･･････････････ 172
竹筎（ちくじょ）･･･････････････ 174
知母（ちも）･････････････････････ 175
丁子（ちょうじ）･･･････････････ 177
釣藤鈎（ちょうとうこう）･････ 178
猪苓（ちょれい）･･･････････････ 179
陳皮（ちんぴ）････････････････ 181
　　青皮（せいひ）････････････ 183
葶藶子（ていれきし）･････････ 184
天南星（てんなんしょう）･････ 185
天麻（てんま）････････････････ 186
天門冬（てんもんどう）･･･････ 188
冬瓜子（とうがし）････････････ 189
当帰（とうき）････････････････ 190
桃仁（とうにん）･･･････････････ 194
菟絲子（としし）･･･････････････ 196
杜仲（とちゅう）･･･････････････ 197
独活（どっかつ）･･･････････････ 198

な行

肉蓯蓉（にくじゅよう）･･･････ 199
肉豆蔲（にくずく）････････････ 200
人参（にんじん）･･･････････････ 201
　　党参（とうじん）････････････ 204

は行

貝母（ばいも）････････････････ 205
白芥子（はくがいし）･････････ 207
麦門冬（ばくもんどう）･･･････ 208
薄荷（はっか）････････････････ 210
半夏（はんげ）････････････････ 212

番瀉葉（ばんしゃよう）………… 215
百合（びゃくごう）……………… 216
白芷（びゃくし）………………… 217
白豆蔲（びゃくずく）…………… 219
　草豆蔲（そうずく）………… 221
百部（びゃくぶ）………………… 221
枇杷葉（びわよう）……………… 223
檳榔子（びんろうじ）…………… 224
茯苓（ぶくりょう）……………… 225
　茯苓皮（ぶくりょうひ）…… 227
附子（ぶし）……………………… 228
鼈甲（べっこう）………………… 231
扁豆（へんず）…………………… 232
防已（ぼうい）…………………… 233
茅根（ぼうこん）………………… 236
芒硝（ぼうしょう）……………… 237
防風（ぼうふう）………………… 238
蜂蜜（ほうみつ）………………… 241
牡丹皮（ぼたんぴ）……………… 242
牡蛎（ぼれい）…………………… 244

ま行

麻黄（まおう）…………………… 246
　麻黄根（まおうこん）……… 249

麻子仁（ましにん）……………… 249
蔓荊子（まんけいし）…………… 250
木通（もくつう）………………… 251
木瓜（もっか）…………………… 253
木香（もっこう）………………… 254

や行

射干（やかん）…………………… 256
益智（やくち）…………………… 257
益母草（やくもそう）…………… 258
薏苡仁（よくいにん）…………… 259

ら行

莱菔子（らいふくし）…………… 260
竜眼肉（りゅうがんにく）……… 261
竜骨（りゅうこつ）……………… 262
竜胆（りゅうたん）……………… 264
良姜（りょうきょう）…………… 265
連翹（れんぎょう）……………… 266
蓮肉（れんにく）………………… 268
　蓮心（れんしん）…………… 269
芦薈（ろかい）…………………… 270
芦根（ろこん）…………………… 271

効能別薬物一覧表

1. 補益薬 …………………………… 275
   (1) 補気・健脾薬 ………… 275
   (2) 補陽薬 …………………… 276
   (3) 補血薬 …………………… 277
   (4) 滋陰・生津薬 ………… 278
2. 散寒薬 …………………………… 279
3. 清熱薬 …………………………… 281
   (1) 清熱瀉火薬 ………… 281
   (2) 清熱解毒薬 ………… 282
   (3) 清熱涼血薬 ………… 283
   (4) 清熱燥湿薬 ………… 284
4. 理気薬 …………………………… 285
5. 理血薬 …………………………… 287
   (1) 止血薬 …………………… 287
   (2) 活血化瘀薬 ………… 287
6. 化湿・利水薬 ………………… 290
   (1) 芳香化湿薬 ………… 290
   (2) 利水滲湿薬 ………… 290

7. 化痰止咳薬 …………………… 293
   (1) 温化寒痰薬 ………… 293
   (2) 清化熱痰薬 ………… 293
   (3) 止咳平喘薬 ………… 294
8. 祛風湿薬 ……………………… 296
9. 解表薬 …………………………… 298
   (1) 辛温解表薬 ………… 298
   (2) 辛涼解表薬 ………… 299
10. 瀉下薬 …………………………… 300
   (1) 攻下薬 …………………… 300
   (2) 潤下薬 …………………… 300
   (3) 逐水瀉下薬 ………… 301
11. 平肝熄風薬 …………………… 302
12. 安神薬 …………………………… 303
   (1) 重鎮安神薬 ………… 303
   (2) 養心安神薬 ………… 303
13. 収渋薬 …………………………… 304

薬価基準収載品目リスト ………………………………………… 305
薬物名索引 …………………………………………………………… 315
方剤名一覧 …………………………………………………………… 323

凡例

1．薬物は五十音順に配列している。
2．修治や部位の違いによって効能が異なる同一あるいは同種の薬物は，ひとつの
　　項目にまとめたうえで対比している。
3．薬物名は保険薬価収載名を基準とし，それ以外は一般に通用している名称と
　　した。
4．個々の薬物は以下の要領で解説している。
　　［別名］表記以外の名称。
　　［基原］生薬のもととなる動植鉱物とその薬用部位。
　　［修治］［薬用］修治あるいは部位の違いによる薬効の差を述べている。
　　［性味］薬物の味と，寒熱の性質を示す。
　　［帰経］薬物の作用する臓腑・経絡などの部位を示す。
　　［効能］中医学的な薬効を示す。
　　臨床応用　効能・性味・帰経にもとづく臨床上の応用を，カテゴリー分けした
　　　　　　　うえで解説し，適用する病態，配合すべき他の薬物・方剤例を提示
　　　　　　　している。
　　［常用量］1日あたりの使用量を示す。
　　［使用上の注意］具体的な注意事項・禁忌，ならびに効能のよく似た他の薬物
　　　　　　　との違いを述べている。
5．各生薬の効能上の共通性を把握できるよう，「薬効別薬物一覧表」を附した。
　　同一の生薬でも多くの効能をもつものは多項目に重複して組み入れた。
6．保険適用の生薬一覧と薬価を収載した。
7．巻末に薬物名の索引と方剤名の一覧を加えた。

中医臨床のための
常用生薬
ハンドブック

阿膠（あきょう）

[別　名] 膠・陳阿膠・驢皮膠
[基　原] ウマ科のロバ，ウシ科のウシなどの除毛した皮を水で煮たもの（ニカワ・膠）。
[修　治] 目的に応じて以下のような修治を行う。
　①阿膠（陳阿膠・驢皮膠）：生のニカワ塊で，補血・滋陰潤燥に用いる。止血にも働く。
　②阿膠珠：蛤粉とともに炒って珠にしたもので，潤肺化痰・止血に用いる。
　③蒲黄炒阿膠：蒲黄とともに炒ったもので，止血に用いる。
[性　味] 甘，平
[帰　経] 肺・肝・腎
[効　能] 補血・滋陰潤燥・止血

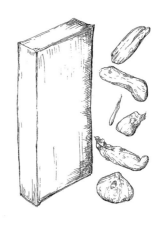

臨床応用

1．補血

阿膠はつよい補血の効能をもち，血虚に適する。
　肝血虚の顔色や皮膚につやがない・目がかすむ・頭のふらつき・四肢のしびれ感・筋肉のひきつり・舌質が淡でやせる・舌苔が少ない・脈が細などの症候に，熟地黄・当帰・白芍・枸杞子などと用いる。
　　方剤例　芎帰膠艾湯

2．滋陰潤燥

阿膠は滋膩の性質をもつ「血肉有情の品」で，補血すると同時に滋陰益精に働き，体液を滋潤するので，陰虚に広く用いられる。肺・心・肝・腎の陰虚に適する。

❶滋補肝腎

　熱病後期の傷陰（肝腎陰虚）あるいは慢性病の肝腎陰虚で，頬部の紅潮・身体の熱感・手のひらや足のうらのほてり・口乾・腰や膝がだるく無力・盗汗・午後の潮熱・舌質が深紅で乾燥・舌苔が少ないあるいは剥苔あるいは無苔・脈が虚大あるいは細数などがみられるときに，生地黄・熟地黄・白芍・麦門冬・天門冬・炙甘草などと用いる。
　　方剤例　加減復脈湯・一甲復脈湯

　陰虚・血虚のために脳や筋脈の滋養ができず肝風が生じ，筋肉のけいれん・ひきつり・めまい感・ふらつきなどがみられるときには，さらに牡蛎・石決明・亀板・

鼈甲などの熄風潜陽薬を配合する。

> 方剤例　阿膠鶏子黄湯・大定風珠・二甲復脈湯・三甲復脈湯

　心火の焦躁感・不眠・口内炎などをともなうときは，さらに黄連・黄芩などを加える。心陰虚の動悸・不安感・多夢などをともなうときは，酸棗仁・麦門冬などを加える。

> 方剤例　黄連阿膠湯

❷ **滋陰潤肺**

　肺陰虚の慢性の乾咳・無痰〜少痰あるいは切れにくい白色粘痰あるいは血痰・身体の熱感・手足のほてり・盗汗・咽の乾燥・口乾・舌質が紅で乾燥・少苔〜無苔・脈が細数などの症候に，麦門冬・天門冬・貝母などと用いる。

> 方剤例　補肺阿膠湯・清燥救肺湯・月華丸

❸ **その他**

　心気陰両虚の脈の結代・動悸・息ぎれ・疲労倦怠感・身体の熱感・口乾・舌質が紅で胖などを呈するときに，炙甘草・人参・桂枝などの補心気・生津・通陽の薬物と用いる。

> 方剤例　炙甘草湯

　陰虚の水熱互結（炎症性の水分排出障害で脱水をともなう）で，身体の熱感あるいは発熱・口渇・多飲・尿が濃くスムーズに出ない・排尿痛・血尿・下痢・舌質は紅・脈は沈滑でやや数などを呈するときに，滑石・沢瀉・猪苓・茯苓などの利水薬とともに用いる。阿膠で滋潤し，利水薬で分利（腸管内の水分を吸収して下痢を止め，血中の水分量を増して尿を稀釈する）する。

> 方剤例　猪苓湯

3．止血

　阿膠は平性で「凝固血絡」するとされ，つよい止血作用をもつので，出血全般に広く用いられる。蒲黄炒阿膠を使用するのがよい。阿膠が補血・滋陰の効能をもつことから，血虚・陰虚の出血にもっとも適する。

　血虚・陰虚の崩漏（不正性器出血・切迫流産など）には，四物湯を基本にし艾葉などと用いる。

> 方剤例　芎帰膠艾湯・両地湯・寿胎丸

肺陰虚の喀血には，白芨・藕節・枇杷葉・百合・海蛤殻などと用いる。

> 方剤例　白芨枇杷丸

陽虚の出血にも，附子などに配合して用いる。

> 方剤例　黄土湯

　このほか，弁証にもとづく方剤を基礎に，止血の目的で阿膠を加えて広く用いるとよい。

4．補遺

　阿膠の効能を利用して，以下の状況にも応用する。

❶ 潤腸通便
　腸燥便秘に，単独であるいは麻子仁・柏子仁などと用いる。
❷ 柔肝
　肝気虚・肝陽虚に対し，補肝気の黄耆・人参などと用い，肝血・肝陰を滋補して肝気・肝陽の昇発を補助する。
❸ 補腎益精
　腎精不足（腎虚）に熟地黄・何首烏・山薬・山茱萸などと用いる。

［常用量］3～15g
［使用上の注意］
　①煎薬には入れない（こびりついてしまう）。熱い酒（黄酒など）や湯に溶かしておき，残渣を除去した煎汁にそそぎこみ，かきまぜて服用するとよい。阿膠珠を呑用してもよい。
　②非常に膩で消化されにくく，腹につかえるので，脾胃気虚には用いない。潤腸通便の効能もあるので，泥状～水様便にも使用しない。
　③実熱の出血・血瘀の出血には，早期から使用してはならない。邪をとどめたり，瘀をつよめるからである。
　④熟地黄と効能が似るが，阿膠はさらに膩滞である。阿膠は補血・潤肺・止血にすぐれ，熟地黄は滋陰に勝る。

威霊仙（いれいせん）

［別　名］鉄霊仙
［基　原］キンポウゲ科のサキシマボタンズルの地下部。
［性　味］辛・鹹，温
［帰　経］膀胱
［効　能］祛風湿・通絡・止痛

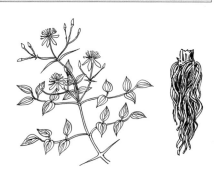

臨床応用

1．祛風湿・通絡・止痛
　威霊仙は辛散・温通して十二経脈を通利し，裏湿を除き止痛するので，痺証に適する。血行改善・組織間の水分除去・鎮痛に作用する。
　風湿痺の関節痛・しびれ・運動障害・むくみなどの症候に，防風・羌活・独活・蒼朮・防已などと用いる。

> 方剤例　二朮湯・疎経活血湯

2．消痰逐飲
威霊仙は「走竄して膈腔の痰飲を除く」とされ，裏湿に用いられる。
胸膈の痰飲停滞で呼吸困難・多痰・嘔吐などを呈するときに，草果・生姜などと用いる。

3．行気化滞
威霊仙の辛散善走の効能を利用して，気滞血瘀の月経痛・腹痛などに，当帰・肉桂などと用いる。

4．補遺
威霊仙は魚角を軟化させるので，小さい魚骨が咽喉部や食道に刺入した場合に，威霊仙15～30gの水煎液（あるいは酢煎液）をゆっくり数回飲み下すと有効である。

［常用量］3～9g

［使用上の注意］
作用がつよいので虚弱者には慎重に用いる必要がある。

茵蔯蒿（いんちんこう）

［別　　名］茵蔯・茵陳・綿茵蔯・綿茵陳
［基　　原］キク科のカワラヨモギの幼苗。
［性　　味］苦，微寒
［帰　　経］脾・胃・肝・胆
［効　　能］清熱化湿・退黄・疎肝

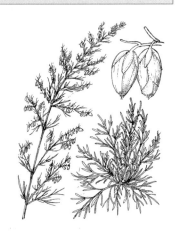

臨床応用

1．清熱化湿・退黄
茵蔯蒿は苦燥・寒清で，脾・胃・肝・胆の気分に入って清熱化湿する。また，利胆退黄に働き「黄疸の専薬」とも呼ばれる。

❶利胆退黄
茵蔯蒿は，消炎・炎症性滲出の抑制・解熱などの作用（清熱化湿）をもち，またつよい利胆作用があり，黄疸に有効である（溶血性黄疸には無効で，胆汁の排泄障害に用いるべきである）。
陽黄，すなわち湿熱の黄疸で鮮黄色を呈し，発熱・熱感・悪心・口がねばる・腹満・尿が濃い・頭汗・舌苔が黄膩・脈が滑数などをともなうときに，山梔子・大黄などと用いる。

方剤例 茵蔯蒿湯・胆道排石湯

肝胆湿熱で，いらいら・怒りっぽい・胸脇部が脹って痛む・口が苦い・脈が弦数などをともなうときは，さらに柴胡・鬱金・香附子などを加える。

方剤例 清胆行気湯・清胆利湿湯・清胆瀉火湯

脾胃湿熱で，腹満・泥状～水様便・むくみなどが顕著な場合は，白朮・茯苓・猪苓・沢瀉などを加え，大黄は配合しない。

方剤例 茵蔯五苓散

陰黄すなわち寒湿の黄疸で，暗黄色を呈し，元気がない・冷え・舌苔が白膩・脈が沈遅などをともなうときは，附子・乾姜・炙甘草などを用いる。

方剤例 茵蔯四逆湯

❷ 清熱化湿

茵蔯蒿の清熱化湿の効能を利用して，湿熱全般に用いる。

湿温初期の発熱・頭重・身体が重い・胸が苦しい・悪心・尿が濃い・舌苔が膩・脈が数などの症候に，藿香・白豆蒄・厚朴・滑石などと用いる。

方剤例 甘露消毒丹・一加減正気散

湿熱痺の関節痛・発赤・熱感・むくみ・舌苔が黄膩などの症候に，防風・蒼朮・羌活などと用いる。

方剤例 当帰拈痛湯

胃湿熱の歯齦の腫脹・疼痛あるいは口内炎などに，黄芩・枇杷葉などと用いる。陰虚をともなうときには，地黄・石斛・麦門冬などを加える。

方剤例 甘露飲

このほか，風湿熱のじんましんや湿疹にも用いてよい。

2．補遺

茵蔯蒿には軽度の疏肝の効能があり，つよい疏肝の効能をもつ柴胡が使用できない陰虚の肝鬱に代用されることがある。

肝風内動のふらつき・頭痛・めまい・手のふるえなどの症候に，竜骨・牡蛎・代赭石・亀板・玄参などと用い，川楝子・麦芽などとともに疏肝を補助する。

方剤例 鎮肝熄風湯

[常用量] 9～15 g。黄疸などで大量に用いるときは30～60 g。

[使用上の注意]

虚黄・蓄血黄疸（溶血性黄疸）には用いない。

淫羊藿（いんようかく）

[別 名] 羊藿・仙霊脾

［基　原］メギ科のイカリソウ，ホザキイカリソウなどの葉。
［性　味］辛・甘，温
［帰　経］肝・腎
［効　能］補腎壮陽・強筋骨・祛風湿

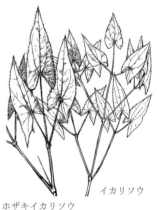
ホザキイカリソウ　　イカリソウ

臨床応用

1．補腎壮陽

　淫羊藿は補腎壮陽に働き，辛温でやや燥性をもつが，作用が緩和で附子のように剛燥峻猛ではないので，腎陽虚に適する。

　腎陽虚の腰や膝がだるく力がない・四肢の冷え・寒がる・インポテンツ・遺精・女性の不妊などの症候に，熟地黄・山茱萸・鹿茸・肉蓯蓉などと用いる。

　　　方剤例　贊育丹(さんいくたん)

　腎陰陽両虚で，のぼせ・ほてり・いらいらなどの火旺の症候とともに，舌質が淡白・四肢の冷えなどの虚寒の症候がみられるときは，仙茅・巴戟天などの補陽薬と知母・黄柏などの瀉火薬を配合して用いる。

　　　方剤例　二仙湯

2．祛風湿・強筋骨

　淫羊藿は辛温で祛風化湿する。末梢血管を拡張してしびれ痛みを止め，拘縮を緩解するので，リウマチ性の疼痛などに用いられる。

　寒湿療のしびれ痛み・冷え・むくみ・関節の拘縮などの症候や，関節痛・下肢が無力などを呈するときに，威霊仙・桑寄生・秦艽・当帰・川芎などと用いる。小児麻痺の後遺症などにも応用される。

　　　方剤例　羊藿寄生湯・淫羊藿湯

3．補遺

　淫羊藿は補肝陽にも働くので，肝陽虚にも用いられる。

　肝陽虚のやる気が出ない・倦怠無力感・憂うつ・四肢のしびれ感・四肢の冷え・陰部〜大腿内側の冷え痛み・陰嚢が縮む・脈が沈で無力・舌質が淡で胖などの症候に，黄耆・人参・白芍・枸杞子・山茱萸などと用いる。

　　　方剤例　羊藿三子湯

［常用量］6〜12g

［使用上の注意］

　①実熱・陰虚火旺には禁忌である。陰陽両虚で火旺をともなうときには，滋陰瀉火薬とともに用いてもよい。

②効能は巴戟天・肉蓯蓉に似るが，補陽の力は淫羊藿がすぐれており，巴戟天・肉蓯蓉は滋潤性を具えている。

茴香（ういきょう）

[別　名] 小茴香・小茴
[基　原] セリ科のウイキョウの成熟果実。
[性　味] 辛，温
[帰　経] 肝・腎・脾・胃
[効　能] 散寒止痛・理気和胃

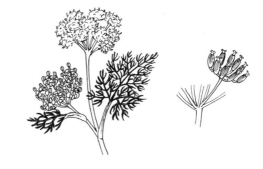

臨床応用

1．散寒止痛

茴香は辛温で芳香があり，散寒の効能により腹中の血行を促進し，鎮痛に作用する。

❶散寒・疏肝理気

茴香は散寒するとともに，軽度の疏肝理気の効能をもつので，肝経の寒証に用いられる。

寒滞肝脈，すなわち冷えによる下腹〜陰部〜大腿内側の疼痛や月経痛に，烏薬・延胡索・川楝子・肉桂・当帰などと用いる。

　　方剤例　天台烏薬散・暖肝煎・少腹逐瘀湯

❷温腎散寒

茴香は温腎にも働くので，腎陽虚の冷えに補腎薬の補助として用いる。

　　方剤例　贊化血余丹

2．理気和胃

茴香は芳香があり，胃に対して緩やかな刺激作用をもち，食欲を出し蠕動を促進し，悪心・嘔吐を止める。温性であるところから胃寒に適する。

胃寒の悪心・嘔吐・胃痛・胃部の冷え・つばが湧くなどの症候に，良姜・桂枝などと用いる。

　　方剤例　安中散

[常用量] 3〜9 g
[使用上の注意]
　　陰虚・熱証には用いない。

鬱金（うこん）

[別　名] 玉金・宇金

[基　原] ショウガ科のウコン，ハルウコンの
塊根。

[品　種] 産地により以下の区別がある。

①広鬱金（黄鬱金・広玉金）：主に四川産。
疏肝理気の効能がつよい。

②川鬱金（黒鬱金・温鬱金・川玉金）：主
に浙江産。活血化瘀の効能がつよい。

[性　味] 辛・苦，寒

[帰　経] 心・肺・肝・胆

[効　能] 疏肝解鬱・理気止痛・活血化瘀・清
熱涼血・清心開竅・利胆退黄

臨床応用

1．理気化瘀

鬱金は，心・肝の2経に入るとともに肺・
胆に入るとされ，気分に作用して理気解鬱し，
血分に入って活血化瘀し，「血中の気薬」と言
われる。それゆえ，気滞血瘀には常用の薬物
である。

❶ 疏肝解鬱・理気

鬱金は肝の疏泄をつよめて解鬱し，精神情緒を安定させ自律神経系の機能を調整
する。

肝気鬱結の憂うつ・抑うつ・いらいら・胸脇部の脹った痛み・月経不順・月経
痛・乳房が脹って痛む・脈が弦などの症候に，柴胡・白芍・香附子などと用いる。

　　方剤例　舒鬱清肝湯・通乳散結湯・疏肝解鬱湯

❷ 理気止痛・活血化瘀

鬱金は理気止痛・疏肝に働くとともに，活血化瘀の効能により鬱血や血流停滞を
改善する。気滞血瘀に適し，とくに肝気鬱結をともなうものによい。

気滞血瘀の固定性の脹った痛み（胸痛・胸脇痛・腹痛・月経痛）・舌質が暗〜紫
あるいは瘀斑・脈が弦細などの症候に，理気の柴胡・香附子・枳実・薤白や活血化
瘀の桃仁・紅花・赤芍・丹参，あるいは調経の当帰・川芎・白芍などと用いる。

　　方剤例　舒鬱清肝湯・疏肝解鬱湯

２．清心開竅

鬱金は芳香があって清心開竅に働き，意識障害を改善する作用がある。

湿温（脳炎など）の発熱・意識障害・舌質が紅・舌苔が垢膩などの症候に，菖蒲・山梔子・滑石などと用いる。

方剤例 菖蒲鬱金湯

痰熱上擾（てんかん・精神病など）の狂躁状態・けいれんなどに，白礬・香附子などと用いる。

方剤例 白金丸・三香湯

３．清熱涼血・止血

鬱金は清熱に働いて，炎症性の血管拡張を抑制し止血に働く。

血熱の出血（炎症性の血管透過性亢進）に，丹参・牡丹皮・山梔子・生地黄・蒲黄などの涼血止血薬とともに用いる。

方剤例 生蒲黄湯

４．補遺

❶利胆退黄

鬱金の疏肝の効能にもとづく利胆作用を利用する。

肝胆湿熱・鬱熱などの黄疸・胸脇痛に，柴胡・香附子・黄芩などと用いる。

方剤例 清胆行気湯・清胆利湿湯・清胆瀉火湯

❷芳香宣達

鬱金は芳香をもち肌表を宣達して湿邪を発散するので，湿温などに補助的に配合される。

方剤例 杏仁滑石湯・三香湯

［常用量］ ３〜９ g

［使用上の注意］

①妊婦には禁忌。

②柴胡よりも疏肝解鬱の効能がマイルドで，傷津の恐れが少ないので，血虚・陰虚の気滞にも用いてよい。

③姜黄と効能が似るが，姜黄は温性で理気止痛にすぐれている。

なお，日本では古来より姜黄を「ウコン」と呼んできたために，鬱金と姜黄が混同されており，姜黄が鬱金として流通していることが多く，注意が必要である。

烏梅（うばい）

［別 名］烏梅肉・梅肉

［基　原］バラ科のウメの未熟果実を燻蒸したもの。
［性　味］酸・渋，平
［帰　経］肝・脾・肺・大腸
［効　能］斂肺止咳・渋腸止痢・開胃止渇・安蛔

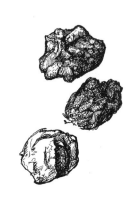

> 臨床応用

１．斂肺止咳

　烏梅は肺気を収斂して止咳する。

　肺虚の慢性咳嗽・少痰・脈が虚などの症候に，人参・貝母・款冬花などと用いる。

　　> 方剤例　九仙散

２．渋腸止痢

　烏梅は，収斂によって下痢を止め止血にも働くので，慢性の下痢でとくに出血をともなうものによく用いられる。急性には祛邪の妨げになるので使用しない。

　久痢（慢性下痢）・血痢（出血性下痢）などに，烏梅と少量の乳香を服用すると有効で，熱証をともなえば黄連などと，寒証をともなえば乾姜などと用いる。

　　> 方剤例　地楡丸

３．開胃止渇

　烏梅は，酸味があって唾液を分泌させ食欲を増し（開胃），生津の効能により口渇をとめるので，胃気津両虚（気陰両虚）にも用いられる。

　胃気陰両虚の食べられない・口渇・上腹部不快感などの症候に，栝楼根・麦門冬・人参などの補助として用いる。

　　> 方剤例　玉泉丸

４．安蛔

　烏梅は，安蛔（回虫による腹痛の改善）の効能をもつので，回虫によるさまざまな腹痛に用いられる（駆虫作用はないとされている）。

　　> 方剤例　烏梅丸・理中安蛔湯

５．止血

　炒炭すると止血に働くので，血尿・血便・不正性器出血に用いる。

［常用量］３〜15g

［使用上の注意］

　①実熱・表証には用いない。

　②五味子と効能が似るが，烏梅は止瀉・止血の効能にすぐれ，生津滋腎・止汗・固精の効能に劣る。

烏薬（うやく）

[別　名] 天台烏薬・台烏薬・
台烏
[基　原] クスノキ科のテン
ダイウヤクの肥大根。
[性　味] 辛，温
[帰　経] 脾・肺・腎・膀胱
[効　能] 理気止痛・温腎散
寒・縮尿・疏肝

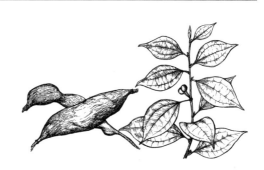

臨床応用

1．理気止痛

　烏薬は温性の理気薬で，「不剛不燥」「辛開温通して上下の諸気を通理する」ともいわれ，寒証にともなう気滞に広く用いられる。鎮痛作用もつよく，寒痛に有効である。

　寒症，すなわち寒冷によって生じる両下腹〜陰部〜大腿内側の冷えと疼痛に，小茴香・青皮・高良姜・当帰などと用いる。

　　　方剤例　天台烏薬散・暖肝煎

　脾胃の中寒で，腹痛・腹嶋・腹満・悪心・頻回の泥状便などがみられ，暖めると気持ちよく冷やすと増悪するときに，香附子・陳皮・半夏・生姜・蒼朮・木香などと用いる。

　　　方剤例　香烏散・排気湯

　月経痛で冷えなどの寒証をともなう場合に，月経前の疼痛（気滞が多い）には香附子・縮砂・木香などと，月経中の疼痛（血瘀が多い）には当帰・延胡索・肉桂・川芎などと用いる。

　　　方剤例　加味烏薬湯・芎帰調血飲・膈下逐瘀湯・四烏湯

　このほか，胸部の寒痛・胸悶などにも，香附子・木香などと用いる。

2．温腎散寒・縮尿

　烏薬は温腎散寒して腎と膀胱を通利するとされ，主に膀胱の機能を調整して頻尿・排尿困難などを改善する。

　腎陽虚の頻尿や尿失禁で，尿色がうすい・排尿痛がない・冷えると増悪するなどの症候がみられるときに，益智仁・山薬・桑螵蛸などと用いる。小児の遺尿にも使用してよい。

　　　方剤例　縮泉丸・菟絲子丸

このほか，膀胱神経症などの頻尿・残尿感・排尿困難などにも，疏肝理気薬などに配合して使用するとよい。

3．補遺

烏薬は軽度の疏肝の効能ももっており，「上逆した気を下降させる」順気の働きがある。

肝気鬱結によって気逆が生じ，呼吸困難・胸が苦しいなどを呈するときに，降気平喘の沈香や逐水の檳榔子などと用いる。

>方剤例　四磨飲・五磨飲子

[常用量] 3〜9 g
[使用上の注意]
　熱証には用いない。あるいは大量の滋陰薬・清熱薬とともに用いる。

延胡索（えんごさく）

[別　名] 玄胡索・玄胡・元胡
　　　　索・元胡・延胡
[基　原] ケシ科のエンゴサク
　　　　の塊茎。
[性　味] 辛・苦，温
[帰　経] 肝・脾・心・肺
[効　能] 活血・理気・止痛
>備　考　醋とともに炒して使用する。

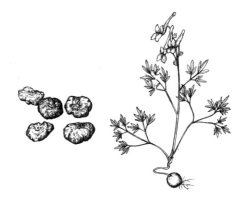

臨床応用

1．活血・理気・止痛

延胡索は辛散・苦降・温通に働いて，「血中の気滞を行らせ，気中の血滞を行らせる」とされ，活血理気の効能によって気滞血瘀の疼痛を緩和し，「一身上下の諸痛を治す」といわれる。確実な鎮痛効果をもつので，気滞血瘀によるさまざまな疼痛に使用される。

月経痛には，当帰・白芍・川芎などと用い，肝気鬱結をともなうときは柴胡・香附子・鬱金などを，血瘀がつよく紫舌・瘀斑・凝血塊をともなうときは桃仁・紅花などを，熱証をともなうときは牡丹皮・赤芍などを，寒証をともなうときは桂枝・肉桂・附子などを配合するといったさまざまな加減を行う。

>方剤例　延胡索散・血府逐瘀湯・少腹逐瘀湯

胃痛（上腹部痛）で，肝胃不和には川棟子などと，寒痛には良姜・小茴香などと用いる。

> **方剤例** 金鈴子散・安中散

胸脇痛に，川棟子・柴胡・白芍・香附子などと用い，熱証をともなうときにはさらに黄芩・大黄などを配合する。

> **方剤例** 清胰湯・清胆行気湯・疏肝解鬱湯

胸痛には，栝楼仁・薤白・鬱金・丹参などと用いる。

寒疝，すなわち寒冷による下腹部両側〜陰部〜下腿内側の冷えと疼痛には，小茴香・当帰・川棟子・烏薬などと用いる。

> **方剤例** 加味烏薬湯

血瘀の固定痛・舌質が紫〜暗あるいは瘀点・脈が渋などの症候には，桃仁・紅花・蘇木・赤芍・牡丹皮などと用いる。

> **方剤例** 血府逐瘀湯・膈下逐瘀湯・少腹逐瘀湯

このほか，打撲などさまざまな疼痛に広く用いる。

2．補遺

❶消癥瘕

延胡索の活血・理気の効能を利用して，血瘀による癥瘕（腹中の腫塊）に用いる。方剤は上記の血瘀のそれと同様である。

❷疏肝解鬱

延胡索は軽度の疏肝解鬱の効能をもつので，肝気鬱結にも補助的に用いられる。

> **方剤例** 疏肝解鬱湯

[常用量] 3〜9g。粉末は1日1〜1.5g。

[使用上の注意]

①粉末・アルコール抽出エキスの方が効果がつよい。

②妊婦・月経周期短縮には禁忌。血熱・気虚には用いない方がよい。

黄耆（おうぎ）

[別　名] 耆・北耆・晋耆・綿耆・箭耆

[基　原] マメ科のキバナオウギ，ナイモウオウギなどの根。

[修　治] 生と炙したものを使いわける必要がある。

①生黄耆（綿黄耆・北口耆）：生で用いる。固表・托毒・利水などの効能がつよい。

②炙黄耆：蜜炙したもので，補気の効能がつよい。

[性　味] 甘，微温

[帰　経] 脾・肺

[効　能] 補気昇陽・固表止汗・托毒生肌・利水消腫

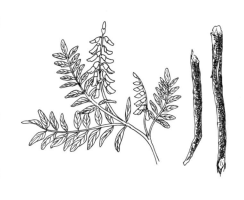

臨床応用

1. 補気昇陽・固表止汗

黄耆は，補気に働いて元気をつけるとともに，「陽気を昇発」させ，肌腠に働いて固表止汗するという特徴をもつので，以下のように使用される。

❶ 昇提（補気昇陽）

黄耆は脳の興奮性や筋緊張の増大などの作用により，「下陥した気をひきあげる」効果をもつとされ，昇提薬の代表となっている。

気虚下陥の疲れやすい・元気がない・内臓下垂・脱肛・子宮脱・起立性失調・脈が弱などの症候に，人参・党参・柴胡・升麻などを配合して用いる。

　　方剤例　補中益気湯・挙元煎・升麻黄耆湯

宗気下陥の息ぎれ・呼吸困難にも同様に用いてよい。

　　方剤例　昇陥湯

❷ 補気健脾

脾気虚の食欲不振・消化不良・泥状〜水様便・元気がない・疲れやすい・舌質が淡で胖・脈が弱などの症候に，党参・白朮・茯苓・山薬などと用いる。

　　方剤例　温脾散・補中益気湯

❸ 補気固表・止汗

衛気虚・肺気虚の自汗・疲れやすい・カゼをよくひき治りにくいなどの症候に，白朮・麻黄根・浮小麦・牡蛎などを配合して用いる。黄耆は体表循環をつよめて汗腺を調整し，免疫能を高めて感染を防御するとされる。

　　方剤例　玉屏風散・牡蛎散・補中益気湯

陽虚の自汗には，附子を配合して用いる。

　　方剤例　耆附湯

❹ 補肝気

黄耆は昇陽の効能をもつので，「肝の昇発と疏泄」が低下した肝気虚に最も適し，補肝気の主薬である（前項の補気昇陽・昇提の効能と関連する）。

肝気虚のやる気が出ない・疲れやすい・憂うつ・胸脇部が脹って苦しい・しびれ感・筋肉のひきつり・舌質が淡・脈が弱などの症候に，黄耆を主薬とし人参・党参などを配合し，さらに柔肝の白芍・当帰などと用いる。

　　方剤例　益気補肝湯・黄耆建中湯

肝陽虚には，さらに肉蓯蓉・巴戟天・杜仲などを配合して用いる。

方剤例 温陽補肝湯

❺補気生血

血虚に対し補血薬を用いるときに，補気の黄耆で補佐し，「補気を通じて血を補う」という方法をとる。消化吸収をつよめ機能を高めることにより，栄養が補給できるという考えである。

方剤例 当帰補血湯・八珍湯・十全大補湯

❻補気摂血

気虚の持続性・反復性の出血に黄耆を使用すると，急性の止血効果はないが，次第に出血しなくなる。

方剤例 補中益気湯・黄耆建中湯

❼補気通絡・袪痺

気虚にともなう血痺（循環が低下したためのしびれ・痛み）に，「気行れば血行り，血を治すにはまず気を治す」という観点から，黄耆を用いて補気する。種々の機能を回復させることにより，血行を促進するという考えである。

血痺は，脳血管障害後遺症・末梢神経麻痺・関節リウマチ・肩関節周囲炎などでよくみられ，一般に桂枝などの通陽薬や当帰・川芎・桃仁・紅花・地竜などの活血通絡の薬物を配合して用いる。

方剤例 黄耆桂枝五物湯・補陽還五湯

2．托毒生肌

黄耆は，身体の抵抗力・回復力・免疫能などを高め，血行促進・肉芽形成促進に働き，さらに膿の生成・排出をつよめるので，「托毒生肌」の効能をもつと言われる。

気血両虚の「久敗潰瘍」，すなわち慢性の化膿症で化膿・排膿・治癒の傾向に乏しいもの，あるいは治癒傾向のない潰瘍・フィステルなどに，党参・肉桂・当帰・地黄などの補気・補血・通陽の薬物や，皂角・穿山甲・枳実などの排膿薬を配合して用いる。

方剤例 托裏消毒飲・黄耆内托散・千金内托散・帰耆建中湯・十全大補湯

ただし，炎症がつよい熱毒・実熱に使用すると悪化を招くので，注意が必要である。

3．利水消腫

黄耆は，全身の機能や代謝を高め，利尿作用によって浮腫を軽減するとともに，蛋白尿を改善する作用もあり，体力の低下をともなったり慢性化した腎臓疾患などによく用いる。

気虚の浮腫・腹水・関節水腫などで，尿量が少ない・元気がない・疲れやすい・舌質が淡白で胖大・脈が弱などの症候がみられるときに，茯苓・白朮・防已などを配合して用いる。

方剤例 防已黄耆湯・防已茯苓湯

このほか，補気健脾・利水の方剤に黄耆を配合して使用してもよい。

[常用量] 9～15g。大量で30～60g。

[使用上の注意]

①熱証には用いない。

②やや温性であるところから熱証を助長する（助火）恐れがあり，長期間服用して熱証が生じた場合には，知母・玄参などを配合する必要がある。

③人参・党参と同じく補気の要薬であるが，黄耆は表虚に適し，人参・党参は五臓の気を補い裏虚に適する。人参・党参は気津双補し，黄耆は助火し利水に働くので，陰液不足を呈する場合には人参・党参が，飲邪を伴う場合には黄耆が適する。気虚があきらかな場合は併用すると有効である。

黄芩（おうごん）

[別　名] 淡黄芩・淡芩・芩

[基　原] シソ科のコガネバナの周皮を除いた根。

[品種と修治] 黄緑色の若い充実した根を嫩黄芩（条黄芩・条芩・子芩），黒く中空の古い根を枯芩（片芩）といい，嫩黄芩を裏熱に，枯芩を肺熱・表熱に用いていたが，現在では区分せず同様に使用している。

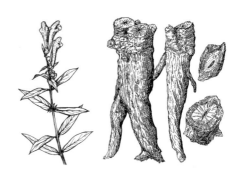

なお，修治の違いにより以下の区別がある。

①炒黄芩：炒したもので，寒性が弱まり安胎に用いる。

②酒炒黄芩：酒で炒したもので，上焦の湿熱に用いる。

③黄芩炭：黒色になるまで炒したもので，止血に用いる。

[性　味] 苦，寒

[帰　経] 脾・肺・胆・大腸・小腸

[効　能] 清熱燥湿・瀉火解毒・涼血止血・安胎

臨床応用

1. 清熱燥湿

黄芩は「苦はよく湿を燥し，寒はよく熱を清す」で，清熱燥湿の効能がつよい。消炎・解熱・抗菌・鎮静・利尿などの作用をもち，炎症性滲出を抑制する。湿熱全

般に用いるが，大小腸・脾・胆に適している。

湿温の発熱・胸苦しい・頭痛・身体が重だるい・腹満・尿が濃い・下痢・舌苔が黄膩・脈が滑数などの症候に，藿香・白豆蔲・薄荷・滑石・通草・猪苓・薏苡仁などと用いる。

　　方剤例　甘露消毒丹・杏仁滑石湯・黄芩滑石湯

大腸湿熱の腹痛・悪臭のある下痢・テネスムス・舌苔が黄膩などの症候には，葛根・白芍・木香・大黄などと用いる。

　　方剤例　葛根芩連湯・黄芩湯・芍薬湯

膀胱湿熱の排尿痛・頻尿・残尿感・尿の混濁などの症候には，木通・沢瀉・車前子・猪苓・白芍などと用いる。

　　方剤例　五淋散・竜胆瀉肝湯・加減柴苓湯

肝胆湿熱の胸脇部の脹った痛み・往来寒熱・口が苦い・いらいら・怒りっぽい・甚だしければ黄疸・舌苔が黄膩・舌質が紅・脈が弦滑数などの症候には，柴胡・鬱金・茵蔯蒿・青蒿・滑石・沢瀉などと用いる。

　　方剤例　清胆利湿湯・胆道排石湯・竜胆瀉肝湯・蒿芩清胆湯

脾胃湿熱の悪心・嘔吐・胸や腹が脹って苦しい・口がねばる・口渇して水分を欲しない・食欲不振・下痢・舌苔が黄膩・脈が滑数などの症候には，藿香・白豆蔲・茯苓・滑石・厚朴などと用いる。

　　方剤例　黄芩滑石湯・滑石藿香湯

このほか，三焦の湿熱に用いる黄連解毒湯・三黄瀉心湯，産褥熱に使用する三物黄芩湯，陰虚の湿熱による歯齦炎に適した甘露飲などにも黄芩が配合されている。

２．清熱瀉火・解毒・涼血

黄芩の清熱の効能を利用して以下のように使用する。

❶ 清熱瀉火

黄芩の消炎・鎮静の効果を利用する。とくに肺熱に適する。

肺熱の咳嗽・呼吸促迫・黄痰～粘稠な痰・咽痛・胸痛・舌苔が黄・舌質が紅・脈が数などの症候に，桑白皮・杏仁・貝母・栝楼仁などと用いる。

　　方剤例　定喘湯・清気化痰丸・清肺湯・柴陥湯

肺熱の鼻淵（副鼻腔炎）には，辛夷・升麻などと用いる。

　　方剤例　辛夷清肺湯

肝胆実火の頭痛・いらいら・怒りっぽい・めまい感・耳鳴・突発性難聴・胸脇部が脹って苦しい・口が苦い・舌質が紅・脈が弦数などの症候には，竜胆草・柴胡・山梔子・芦薈などと用いる。

　　方剤例　竜胆瀉肝湯・大柴胡湯・清胆瀉火湯・清胆行気湯・当帰竜薈丸

心肝火旺のいらいら・怒りっぽい・不眠・眠りが浅い・動悸・口内炎・舌質が尖辺紅・脈が数などの症候には，黄連・山梔子・大黄などと用いる。

> 方剤例　三黄瀉心湯・黄連解毒湯・柴胡加竜骨牡蛎湯

心肝火旺に陰虚・血虚をともなうときには，さらに地黄・白芍・阿膠などを配合する。

> 方剤例　温清飲・柴胡清肝湯・黄連阿膠湯・当帰六黄湯

❷ 清熱解毒

黄芩の消炎・解熱・化膿の抑制などの効果を利用する。

熱毒による高熱・意識障害・うわごと・口渇・舌苔が黄～褐色・舌質が紅で乾燥・脈が数で有力などの症候や，皮膚化膿症の発赤・疼痛・化膿・熱感などの症候に，黄連・山梔子・金銀花・連翹・石膏・大黄などと用いる。

> 方剤例　黄連解毒湯・三黄瀉心湯・清瘟敗毒飲・清上防風湯・防風通聖散

やや慢性に経過する皮膚化膿症や炎症などでは血虚・陰虚をともなうので，地黄・白芍・当帰などを配合して用いる。

> 方剤例　温清飲・柴胡清肝湯・荊芥連翹湯

❸ 清熱涼血・止血

黄芩は消炎・血管収縮による充血改善などの効果により，炎症性の血管透過性亢進（血熱）を抑え，止血する。この効果を清熱涼血という。

血熱妄行による鮮紅で勢いのある出血・発疹・皮下出血などに，黄連・山梔子・玄参・生地黄などと用いる。

> 方剤例　黄連解毒湯・三黄瀉心湯

血虚・陰虚をともなう場合や不正性器出血には，地黄・白芍・当帰などと用いる。

> 方剤例　温清飲・柴胡清肝湯・清経止血湯・固経丸

なお，脾陽虚による慢性出血にも，附子・白朮・伏竜肝・阿膠などとともに止血の目的で配合される。

> 方剤例　黄土湯

3．清熱安胎

黄芩には「安胎」すなわち流産防止の効果があるとされる。

熱証を呈する妊娠中の腹痛・下血（流産の前兆）に，白朮・当帰などと用いる。

> 方剤例　当帰湯・泰山盤石散

4．補遺

黄芩の清熱の効能を基礎にして，以下のようにもよく使用される。

❶ 和解半表半裏

黄芩は少陽胆経の清熱に働くところから，少陽病に用いられる。柴胡・青蒿・草果などの往来寒熱に有効な透表達邪の薬物と同様に用いられ，黄芩が胆熱を清解する。

少陽病の往来寒熱・発熱・口が苦い・胸脇部が脹って苦しい・悪心・脈が弦などの症候に，柴胡・半夏・生姜・人参などと用いる。小柴胡湯が基本になり，病態の違いに応じた多くの加減がある。

> 方剤例　小柴胡湯・大柴胡湯・柴胡桂枝湯・柴胡加竜骨牡蛎湯

黄柏（おうばく）　21

温疫の邪在膜原で，不定期の悪寒・発熱と熱感・解熱をくり返す状態に，草果・
知母などと用いる。

　　方剤例　達原飲

❷調和脾胃

　黄芩の清熱と消痞（上腹部の痞えを解消する）の効能を利用する。

　脾胃不和（腸胃不和）の悪心・嘔吐・上腹部の痞え・腹痛・腹鳴・下痢などの
症候に，黄連・乾姜・生姜・半夏・人参・炙甘草などと用いる。脾胃不和は上部
（胃・胸）の熱証と下部（脾）の寒証が中焦（胃）で互結して生じるとされ，主薬
の黄連の苦寒通降の効能を黄芩が補佐し，辛温の乾姜・生姜・半夏が胃気を開き，
乾姜が脾寒の下痢を止めることにより，脾と胃を調和させる「辛開苦降」の配合で
ある。

　　方剤例　半夏瀉心湯・生姜瀉心湯・甘草瀉心湯

［常用量］　6〜15 g

［使用上の注意］

　　①寒証には用いない。止血の目的で陽虚に使用する場合は，補陽益気の薬物を
　　　十分使用したうえで補助的に配合すべきである。

　　②苦寒の性質がつよいので，実熱以外には用いない。

　　③黄連と効能が似るが，黄連は主として心・胃に働き，黄芩は主として胆・肺
　　　に働く。黄連の方が清熱燥湿の効能がつよい。

黄柏（おうばく）

［別　　名］黄蘗・川柏・川黄柏

［基　　原］ミカン科のキハダの周皮を除いた樹皮。

［性　　味］苦，寒

［帰　　経］腎・胆・膀胱・大腸

［効　　能］清熱燥湿・瀉火解毒・涼血止血・清虚熱

　　備考　生用すると瀉実火に，塩水で炒す（塩水炒黄柏・塩黄柏）と寒性がよわまり
　　　　　清虚熱に働くとされる。

臨床応用

1．清熱燥湿

　黄柏は「苦寒沈降」で清熱燥湿に働き，主として下焦の湿熱に適する。消炎・抗
菌・解熱し，また炎症性の滲出を抑制し，利胆にも作用する。

　大腸湿熱の下痢・悪臭のある膿血便・腹痛・テネスムス・舌苔が黄膩・脈が滑数

などの症候に，黄連・黄芩・白頭翁・木香などと用いる。

>方剤例　白頭翁湯

膀胱湿熱の排尿痛・排尿困難・尿の混濁などの症候には，知母・木通・竹葉などと用いる。

>方剤例　滋腎通関丸・知柏地黄丸

湿熱の帯下で，黄色で醒臭を呈するものに，車前子・芡実・白果などと用いる。

>方剤例　易黄湯

湿熱の黄疸で，熱感・頭汗・舌苔が黄膩・脈が数などを呈するものに，山梔子・大黄などと用いる。

>方剤例　梔子柏皮湯・大黄硝石湯

湿熱蘊結による下肢の腫脹・発赤・熱感・疼痛・しびれ・運動障害などの症候に，蒼朮・牛膝・薏苡仁などと用いる。

>方剤例　二妙散・三妙散・四妙散・痿証方

湿疹などの炎症性皮膚疾患で，滲出液が多かったり水疱を形成した場合に，黄柏を配合するか，外用してもよい。

また補気健脾の方剤に少量の黄柏を反佐として加え，補気薬の湿性を抑え脾湿を改善して効果を高めることもある。

>方剤例　資生湯・清暑益気湯・半夏白朮天麻湯

2．清熱瀉火・解毒・涼血

黄柏の清熱の効能を利用して以下のように用いる。

❶清瀉腎火（清虚熱）

塩黄柏は苦寒性がよわめられており沈降するので，下焦の「腎火」すなわち陰虚の虚火に適する。ただし，生津しつつ清虚熱に働く知母を配合し，黄柏の燥湿の弊害を緩和する必要がある。

腎陰虚・火旺で身体の熱感・手のひらや足のうらのほてり・のぼせ・盗汗・咽乾・勃起しやすい・早漏・舌苔が少〜無苔・舌質が紅〜暗紅・脈が細数などを呈するときに，生地黄・熟地黄・亀板・鼈甲・白芍などの滋陰薬と用いる。

>方剤例　知柏地黄丸・滋陰降火湯・当帰六黄湯・河車大造丸・大補陰丸

❷清熱解毒・瀉火

黄柏の消炎・解熱・鎮静・化膿の抑制の効果を利用する。この効能はつよくはない。

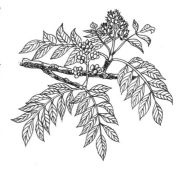

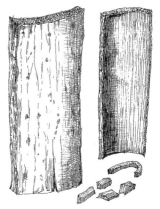

熱毒の皮膚化膿症などに，黄連・黄芩・山梔子の補助として用いる。

> 方剤例　黄連解毒湯・三黄瀉心湯・温清飲・柴胡清肝湯・荊芥連翹湯

肝胆実火の頭痛・いらいら・怒りっぽい・耳鳴・胸脇部が脹って苦しい・脈が弦数などの症候に，竜胆草・黄連・黄芩・柴胡などの補助として用いる。

> 方剤例　当帰竜薈丸・三黄瀉心湯・黄連解毒湯

❸清熱涼血・止血

黄柏の消炎・血管透過性抑制・血小板保護などの効果を利用する。

血熱の出血に，黄連・黄芩・山梔子・大黄などと用いる。

> 方剤例　三黄瀉心湯・黄連解毒湯・温清飲・柴胡清肝湯

主として血性帯下・不正性器出血などに使用され，生地黄・白芍・牡丹皮などと用いる。

> 方剤例　清熱止崩湯・固経丸

[常用量]　3～9 g

[使用上の注意]

①寒証には用いない。

②黄連・黄芩と効能が似るが，一般に黄芩は上焦，黄連は中焦，黄柏は下焦に用いられ，黄柏は瀉腎火によく使用される。

黄連（おうれん）

[別　名] 川連・川黄連・川雅連・細川連・小川連・連

[基　原] キンポウゲ科のオウレンの根をほとんど除いた根茎。

[修　治] 修治の違いにより以下のものがある。

①炒黄連：炒したもので，寒性がよわめられる。

②姜黄連：姜汁で炒したもので，寒性がよわまり止吐にも働く。

③酒炒黄連：酒で炒したもので，上焦の清熱に用いる。

[性　味] 苦，寒

[帰　経] 心・肝・胆・胃・大腸

[効　能] 清熱燥湿・瀉火解毒・涼血止血

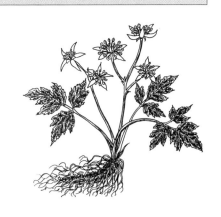

臨床応用

1．清熱燥湿

黄連は「味苦性燥」でつよい清熱燥湿の効能をもつ。消炎・抗菌・解熱・鎮静するとともに，炎症性の滲出を抑制するので，湿熱によく使用する。とくに腸胃に適する。

湿温の発熱・頭痛・胸苦しい・身体が重い・悪心・腹痛・下痢・尿が濃い・舌苔が膩・脈が滑数などの症候に，杏仁・厚朴・滑石・通草などと用いる。

> **方剤例** 杏仁滑石湯・連朴飲

大腸湿熱の悪臭のある下痢・腹痛・テネスムス・舌苔が黄膩・脈が数などの症候に，黄芩・白頭翁・葛根・白芍・木香などと用いる。

> **方剤例** 香連丸・葛根芩連湯・白頭翁湯・芍薬湯

脾胃湿熱の悪心・嘔吐・下痢・腹満・舌苔が黄膩・脈が滑数などの症候には，白朮・蒼朮・茯苓・厚朴・竹筎・半夏・木香などと用いる。

> **方剤例** 枳実導滞丸・木香檳榔丸・枳実消痞丸

三焦の湿熱（全身性のもの）には，黄芩・黄柏・山梔子・大黄などを配合した三黄瀉心湯・黄連解毒湯を用いる。

2．清熱瀉火・解毒・涼血

黄連の清熱の効能を利用して，以下のように使用する。

❶清熱瀉火

黄連の消炎・解熱・鎮静の効果を利用する。とくに，心火・胃火・肝火を清する効能がつよく1味でも有効であるが，寒性を和らげる目的と引経の意味で，少量の熱薬を反佐として用いることがある。心火には肉桂を配し（交泰丸），胃火には細辛を配し，肝火には呉茱萸を配する（左金丸）などが，その例である。

温熱病の営分証で，高熱・意識障害・うわごと・舌質が紅〜深紅で乾燥・舌苔は少〜無苔・脈は虚数などを呈するときは，生地黄・玄参・麦門冬・金銀花・連翹などと用いる。

> **方剤例** 清営湯

心火の焦燥感・不眠・胸が暑苦しい・動悸・口内炎・舌質が尖紅・脈が数などの症候に用い，血虚・陰虚をともなうときには当帰・白芍・阿膠・地黄などを加える。

> **方剤例** 交泰丸・黄連阿膠湯・朱砂安神丸・三黄瀉心湯

肝火のいらいら・怒りっぽい・目の充血・頭痛・耳鳴・ふらつき・胸脇部が脹って痛い・口が苦い・舌質が紅・脈が弦数などの症候には，柴胡・竜胆草・芦薈などと用いる。

> **方剤例** 左金丸・当帰竜薈丸

心肝火旺すなわち心火・肝火が同時にみられるときは，黄芩・山梔子・柴胡・竜

胆草などと用いる。

> **方剤例** 黄連解毒湯・三黄瀉心湯・温清飲・柴胡清肝湯

胃火（胃熱）の歯痛・歯齦の腫脹疼痛・口臭・舌質が紅・脈が数などの症候には，升麻・生地黄などと用いる。

> **方剤例** 清胃散

このほか，補気健脾薬に少量を反佐として加えると，補気薬の温性を抑制し苦味健胃に働き，さらに脾湿を除いて，効果を高めることができる。

> **方剤例** 資生湯・健脾丸・清暑益気湯

❷ 清熱解毒

黄連の消炎・抗菌・解熱・化膿の抑制などの効果を利用する。

熱毒の高熱・意識障害・うわごと・発汗・舌苔が黄～褐色・舌質が紅・脈が数で有力などの症候や，皮膚化膿症の発赤・化膿・熱感・疼痛などに，金銀花・連翹・黄芩・山梔子・石膏などと用いる。

> **方剤例** 清瘟敗毒飲・黄連解毒湯・三黄瀉心湯・清上防風湯

やや慢性化して血虚・陰虚をともなうときは，地黄・白芍・当帰などを配合する。

> **方剤例** 温清飲・柴胡清肝湯・荊芥連翹湯

❸ 清熱涼血・止血

黄連は，消炎・血管収縮に働いて，炎症性の血管透過性亢進による出血を止めるので，止血薬として用いられる。

血熱妄行の勢いのある鮮紅色の出血・発疹・皮下出血・不正性器出血・舌質が紅・脈が数などの症候に，黄芩・山梔子・大黄・牡丹皮・玄参・生地黄などと用いる。

> **方剤例** 三黄瀉心湯・黄連解毒湯・温清飲・柴胡清肝湯

3．補遺

黄連の清熱の効能を利用して，以下のようにもよく使用される。

❶ 清熱化痰

黄連の清熱燥湿の効能を利用し，化痰薬と組み合わせることにより熱痰を改善する。

肺の熱痰で，咳嗽・黄痰～粘稠痰・胸痛・咽痛・舌苔が黄膩・脈が滑数などの症候に，栝楼仁・貝母・半夏などと用いる。

> **方剤例** 小陥胸湯・陥胸承気湯・柴陥湯

痰熱上 擾 のめまい・悪心・嘔吐・不眠・胸苦しい・口がねばる・舌苔が黄膩・脈が滑数などの症候に，竹筎・半夏・茯苓などと用いる。

> **方剤例** 黄連温胆湯・竹筎温胆湯

❷ 調和脾胃

黄連の清熱と 消 痞 （上腹部の痞えを除く）の効能を利用する。

脾胃不和の悪心・嘔吐・腹鳴・腹痛・下痢などの症候に，黄芩・乾姜・生姜・半夏・人参・甘草などと用いる。脾胃不和は寒熱互結によって生じるとされ，上部

(肺・胃)の熱証と下部(脾)の寒証が中焦(胃)で結し，胃気上逆と脾気下降が同時に発生する。黄連は苦寒降泄により胃気を下し，乾姜・生姜・半夏の辛温が胃気を開き，乾姜で脾寒を温めて下痢を止めるという配合である。

> 方剤例　半夏瀉心湯・生姜瀉心湯・甘草瀉心湯・黄連湯

❸消痞

黄連は苦寒降泄して「心下痞」すなわち胃部の痞えを除く効能をもち，枳実と組み合わせてよく用いられる。三黄瀉心湯・半夏瀉心湯・生姜瀉心湯・甘草瀉心湯・大黄黄連瀉心湯・附子瀉心湯などの「瀉心」は，心下痞を除く意味でもある。

[常用量] 1.5〜6 g

[使用上の注意]

①寒証には，反佐として少量を用いる以外は使用しない。

②苦寒の性質がつよいので，大量あるいは長期間服用すると陽気を消耗する恐れがある。また，燥性がつよいので陰液を消耗する恐れもある。

③高価であるところから，最近では粉末にして 1〜1.5 g を服用するのがよいとされている。

④黄芩と効能が似るが，黄芩は肺・胆に，黄連は心・胃に，主として作用する。また，黄連の方が清熱燥湿の効能がつよい。

遠志（おんじ）

[別　名] 遠志通・遠志筒・遠志肉・炙遠志
[基　原] ヒメハギ科のイトヒメハギの根または根皮。
[性　味] 苦・辛，温
[帰　経] 肺・心・腎・開竅
[効　能] 安神・祛痰・開竅・消癰

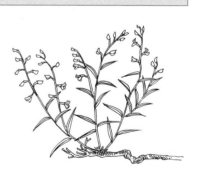

臨床応用

1．安神

遠志は苦温で心陽を通じ，心腎を交通させて安神に働く。

心血虚・心陰虚の眠りが浅い・多夢・よく目が覚める・動悸・不安感などの症候に用いる。酸棗仁・茯苓などの安神薬とともに使用し，陰虚の口乾・ほてり・身体の熱感などをともなうときは熟地黄・生地黄・麦門冬・白芍などを配合し，気虚の元気がない・疲れやすい・食欲不振などをともなうときは黄耆・党参・白朮などを配合する。

方剤例　安神定志丸・遠志湯・人参養
　　　　　　栄湯

2．祛痰

　遠志は苦辛温燥で痰濁を除く。悪心性祛痰薬で，気道の分泌を高め喀痰を排出しやすくする。温性で寒痰に適するが，遠志を主薬にすることはなく補助的に配合される。

　　　方剤例　人参養栄湯

3．消癰

　瘡癰(そうよう)すなわち皮膚化膿症に，外用すると有効である。遠志15〜30ｇを蒸して軟らかくし，黄酒を少量加えて用いる。

[常用量] 1.5〜9ｇ
[使用上の注意]
　　煎剤に加えると，時に悪心・嘔吐をおこすことがある。とくに多量を用いるときは注意すべきである。一般に炙して使用すると副作用がよわくなる。

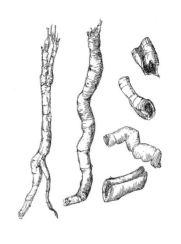

槐花（かいか）

[別　名] 槐花米・槐米・槐花炭
[基　原] マメ科のエンジュの花または花蕾。
[性　味] 苦，微寒
[帰　経] 肝・大腸
[効　能] 涼血止血
　　備考　黒色に炒して槐花炭（槐米炭）とする方が止血の効果がつよい。

臨床応用

　槐花は止血作用をもち，とくに下部の出血に有効である。ただし，熱証をともなう出血（血熱妄行）に用いるべきである。

　血熱による下血・痔出血・出血性下痢・性器出血・喀血・鼻出血などに，側柏葉・茅根・荊芥炭・山梔炭などと用いる。
　　　方剤例　槐花散
[常用量] 6〜15ｇ

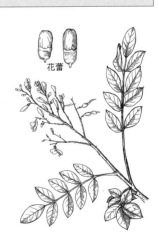

花蕾

薤白（がいはく）

[別　名] 薤白頭・ラッキョウ
[基　原] ユリ科のラッキョウの地下鱗茎。
[性　味] 辛・苦，温
[帰　経] 肺・胃・大腸
[効　能] 通陽散結・理気止痛・活血

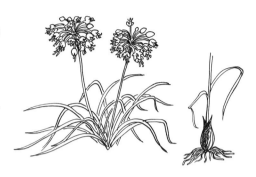

臨床応用

1．**通陽散結**

　薤白は辛散苦降・温通して胸中の陽気を行らせ，陰寒の結滞を除くので，胸陽不振で痰濁をともなう胸痺に適する。

　胸痺（狭心症・胸膜炎・肋間神経痛など）の胸痛・胸内苦悶・呼吸困難・多痰などに，もっともよく使用する。一般に，栝楼仁・枳実・桂枝などの理気・通陽薬，あるいは紅花・丹参・桃仁などの活血化瘀薬を配合する。

　　方剤例　栝楼薤白白酒湯・栝楼薤白桂枝湯・枳実薤白桂枝湯

2．**下気行滞**

　薤白は蠕動を調整して腸管のけいれんを緩徐し，ガスを排泄する。

　大腸気滞のテネスムス・排便困難などに，白芍・木香・檳榔子・枳実などと用いる。

3．**補遺**

　薤白の通陽（血行促進）の効能を利用して疼痛に使用する。

　気滞血瘀による肢体の疼痛に，羌活・姜黄・当帰・桂枝・紅花などと用いる。

[常用量] 3〜9ｇ

[使用上の注意]

　①酒で煎出する方が効果がある。

　②気虚で痰濁の停滞がみられないものには禁忌である。

艾葉（がいよう）

[別　名] 艾・祈艾・五月葉
[基　原] キク科のヨモギの若い全草または葉。
[性　味] 苦・辛，温

［帰　経］肝・脾・腎
［効　能］温経止血・散寒止痛・安胎

> **備考** 生艾葉（蘄艾・生艾）は主に散寒止痛し，黒色に炒した艾炭（焦艾・陳艾炭）は止血に働く。

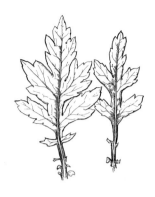

臨床応用

1．温経止血・安胎

　艾葉は温性の止血薬であり，三陰経に入って経脈を温通するので，虚寒（陽虚）の出血に適し，切迫流産にも有効である（安胎）。ただし，虚寒の出血に限らず，種々の出血に対する止血薬としても使用してよい。

　虚寒の鼻出血・吐血・下血などで，顔色が蒼白・元気がない・舌質が淡白・脈が沈弱などを呈するときに，乾姜・炮姜・人参などと用いる。

> **方剤例** 柏葉湯

　不正性器出血・月経過多や切迫流産には，当帰・白芍・阿膠・川芎などと用いる。

> **方剤例** 芎帰膠艾湯・温経摂血湯

　血熱妄行の出血にも，寒涼止血の側柏葉・生地黄・赤芍などの補助として用いると，寒涼薬による陽気の傷害を防止することができる。

2．散寒止痛

　艾葉は主に下焦を温め，婦人科の要薬といわれ，虚寒の月経痛によく用いられる。

　虚寒の月経痛・下腹部の冷え・月経が遅れるなどの症候や，妊娠中の冷えによる腹痛などに，当帰・川芎・呉茱萸・肉桂などと用いる。

> **方剤例** 艾附暖宮丸・芎帰膠艾湯

［常用量］3～6ｇ。止血には15～30ｇ用いることもある。

［使用上の注意］

①血熱・陰虚の出血には単独で用いてはならない。必ず涼血・滋陰の薬物の補助として配合する。

②大量で悪心・嘔吐を引き起こすことがある。

③温経止血の効能は炮姜と似ている。

④下焦を温める効能は肉桂と似ているが，肉桂は辛甘・大熱で行血するが止血に働かず，安胎にも作用しない。

夏枯草（かごそう）

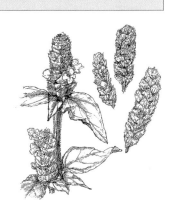

［別　名］空穂草
［基　原］シソ科のウツボグサの花穂。
［性　味］苦・辛，寒
［帰　経］肝・胆
［効　能］清肝火・消痰散結

臨床応用

1．清肝火

夏枯草は辛散・苦寒泄熱し，肝胆の鬱火を宣泄する。肝火による目の充血・頭痛・ふらつきに有効で，「肝火の要薬」といわれる。

肝火の激しい頭痛（持続性）・目の充血・目やに・ふらつき・いらいら・怒りっぽい・舌質は尖辺が紅・脈は弦数などの症候に，菊花・石決明・釣藤鈎・決明子などと用いる。

このほか，「目珠夜痛」と呼ばれる肝陰虚・肝火旺の眼痛で，目の充血がなく午後～夜間にかけて増強するものに有効であることが知られており，白芍・玄参・生地黄などと用いられる。

　　方剤例　夏枯草散

2．消痰散結

夏枯草の辛味による散結の効能を利用する。
瘰癧（るいれき）・痰核・瘿瘤（えいりゅう），すなわち皮下結節・リンパ節腫・甲状腺腫などに，長期間使用すると有効である。一般に，玄参・貝母・牡蛎・昆布などと用いる。

　　方剤例　夏枯草膏

［常用量］9～15g
［使用上の注意］
　①寒証・気虚には用いない。
　②長期間服用する場合には，党参・白朮などを配合して脾胃を保護する必要がある。

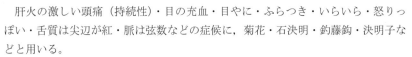

訶子（かし）

［別　名］訶子肉・呵子・訶黎勒（かりろく）
［基　原］シクンシ科のミロバランの果実。

［性　味］苦・酸・渋，平
［帰　経］肺・大腸
［効　能］渋腸止瀉・斂肺利咽
> 備　考　生用すると斂肺に，煨訶子（炒したもの）は渋腸止瀉に働く。

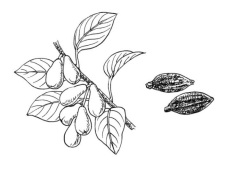

臨床応用

1．渋腸止瀉

　訶子は酸渋で，収斂・鎮痙に働いて下痢を止める。

　慢性の下痢・血便・脱肛などに，肉豆蔲・烏梅・罌粟殻などと用いる。

> 方剤例　真人養臓湯・地楡丸

2．斂肺利咽・止咳

　訶子は苦味で降気し酸渋で収斂し，肺気を収斂して止咳し失音を改善する。

　肺虚の慢性咳嗽・嗄声などに，百合・五味子・麦門冬などと用いる。

> 方剤例　訶黎勒丸

［常用量］3～9g
［使用上の注意］

　急性の咳嗽や下痢に用いると，邪をとどめかえって悪化を招くので禁忌である。

何首烏（かしゅう）

［別　名］首烏
［基　原］タデ科のツルドクダミの塊根。
［修　治］修治の有無により効能に違いがある。
　①鮮首烏：新鮮品。潤腸・解毒の効能がつよい。
　②生首烏：乾燥品。潤腸・解毒に用い，鮮首烏より効能がややよわい。
　③製首烏：黒豆汁や黄酒で蒸したもので，補肝腎・益精補血の効能がつよい。
　④英首烏：火で炙ったもので，製首烏とほぼ同じ。

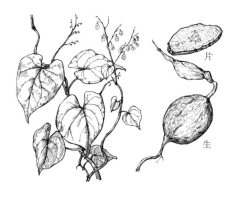

［性　味］苦・甘・渋，微温

［帰　経］肝・腎

［効　能］補肝腎・益精補血・潤腸通便・解毒

臨床応用

1．補肝腎・益精補血

　何首烏は，微温で燥性がなく，滋陰・補血するが膩ではなくて消化されやすく，肝腎を平補するのにもっとも適した薬物である。長期間の服用で弊害がなく，緩徐に補益するので，中国では老人の強壮薬として珍重され，特別な扱いをうけている。

　肝血虚・肝陰虚・腎精不足・腎陰虚に幅広く用いられ，単味でも有効である。

　肝腎不足（血虚・精虚・陰虚）の頭のふらつき・目がかすむ・腰や膝がだるく無力・記銘力減退・白髪・脱毛・遺精・滑精・早漏・インポテンツ・帯下・不妊などの症候に，単味であるいは杜仲・枸杞子・熟地黄・山茱萸・牛膝などと用いる。

　　　方剤例　首烏片・首烏強身片・何首烏丹・何首烏丸

　血虚生風のかゆみ・皮膚の萎縮や皸裂（きれつ）・細かい落屑などの症候に，熟地黄・白芍・当帰・防風・荊芥・白蒺藜などと用いる。

　　　方剤例　当帰飲子

2．潤腸通便

　腸燥便秘に，生何首烏は腸管を滋潤して排便を促すので，単独であるいは当帰・肉蓯蓉・胡麻仁などの潤腸薬と用いる。

3．解毒

　瘡癰（そうよう）すなわち皮膚化膿症に，連翹・金銀花・玄参などと用いる。生首烏を使用すべきである。

　このほか，気血両虚の久瘧（慢性・再発性の悪寒と発熱の発作）に，人参・当帰などと用いると有効である。

　　　方剤例　何人飲

［常用量］9〜30g

［使用上の注意］

　①外感風寒には禁忌。

　②鉄器で煎じてはならない。

　③生何首烏と製何首烏を使い分ける必要がある。

莪朮（がじゅつ）

［別　名］文朮・蓬莪朮・醋莪朮・迷薬

莪朮（がじゅつ）

[基　原] ショウガ科のガジュツの根茎。
[性　味] 苦・辛，温
[帰　経] 肝・脾
[効　能] 理気破血・祛瘀・消積・止痛

備考　蒸して切片とし，醋炒して用いる。

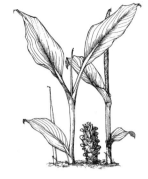

臨床応用

1．行気破血

莪朮は「辛散・苦泄・温通」し，肝脾の気分に入って「気中の血を破る」とされる。性質が峻烈で，理気の効能により血行を促進すると同時に，つよい活血化瘀の効能すなわち「破血」の働きをもち，血腫・凝血塊などを吸収して除き，血瘀による腫瘤なども軟化させる。それゆえ「有形堅積」に用いられ，ほぼ同様の効能をもつ三棱とともに使用する。理気活血による鎮痛効果もある。

血瘀の月経痛・無月経・腹腔内腫瘤（子宮筋腫・肝腫・脾腫など）・舌質が暗〜紫あるいは瘀斑・脈が渋などの症候に，三棱・川芎・当帰・赤芍・鼈甲・檳榔子などと用いる。打撲の内出血にも，活血化瘀薬と使用する。

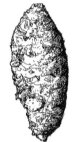
根茎を乾燥させたもの

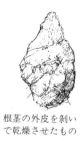
根茎の外皮を剥いで乾燥させたもの

方剤例　莪朮散・莪棱逐瘀湯・莪棱通経湯

2．消積・止痛

莪朮はつよい理気の効能によって胃腸の蠕動を促進し，消化管内の残渣やガスの排出をつよめる。

食滞の腹満・腹痛・悪臭ある噯気・舌苔が厚などの症候に，檳榔子・香附子・青皮・大黄などと用いる。

方剤例　木香檳榔丸・莪朮丸

このほか，気滞による腹痛にも適宜用いるとよい。

[常用量] 3〜9g
[使用上の注意]
①月経過多・妊婦には禁忌。
②性質が峻烈であるために正気を消耗する恐れがあるので，虚弱者や虚実挟雑のものには補気健脾薬を配合して使用する。
③三棱もほぼ同様の効能をもち，よく同時に用いられる。

莪朮は苦・辛・温で香りがあり，肝脾の気分に入り「気中の血を破る」のに

対し，三棱は苦・平で香りがなく，肝脾の血分に入り「血中の気を破る」とされる。莪朮は理気止通に，三棱は活血破瘀にすぐれている。「血を治すには必ずまず気を行らせ，気行ればすなわち血行る」と言われるところから，有形の積塊には両者を一緒に使用して効果を高めるのである。

藿香（かっこう）

[別　名] 広藿香・土藿香

[基　原] シソ科のパチョリ，カワミドリの全草または葉。

[品　種] 以下のような区別がある。

　①鮮藿香：新鮮なもので，解暑の効能がつよい。

　②藿香葉：葉の部分で，発表の効能がつよい。

　③藿香梗：葉梗で，和中止嘔の効能がつよい。

[性　味] 辛，微温

[帰　経] 脾・胃・肺

[効　能] 発表解暑・化湿止嘔・理気止痛

カワミドリ

臨床応用

1．発表解暑

　藿香は芳香を有し，辛散発表により熱の放散をつよめ，微温で化湿するが激しい燥性はなく，かつ理気止嘔や食欲増進（醒脾）などにも働くので，湿気の多い夏期の常用薬である。

　暑湿の頭重・悪風・悪心・嘔吐・咳嗽・腹満・腹痛・下痢・舌苔が黄白膩・脈が浮滑などの症候（夏期の胃腸型感冒）には，紫蘇葉・生姜・厚朴・茯苓などと用いる。

　　方剤例　藿香正気散

　中暑（日射病・熱射病）にも，連翹・半夏などと用いられる。

　　方剤例　藿香連翹飲

2．化湿止嘔

　藿香は，胃腸の蠕動を調整して消化吸収を補助し，消化管内の余剰水分を除去するとともに，発散にも働くので，上・中焦の湿証に適している。また，悪心・嘔吐・腹満なども改善する。

❶発表化湿

　風湿表証（表湿）の頭重・悪風・悪心・嘔吐・鼻水・咳嗽・下痢・舌苔が膩・脈が浮などの症候には，紫蘇葉・生姜・白芷・厚朴などと用いる。

葛根（かっこん）　35

　　　方剤例　藿香正気散

　湿温の起伏する発熱・身体が重だるい・熱感・悪心・嘔吐・尿が濃く少ない。下痢・口渇があるが水分を欲しない・むくみ・舌苔が垢濁膩・脈が軟〜軟数などの症候には，厚朴・白豆蔲・茯苓・猪苓・沢瀉・薏苡仁などと用いる。

　　　方剤例　藿朴夏苓湯・滑石藿香湯・一加減正気散・二加減正気散・三加減
　　　　　　　正気散・甘露消毒丹

❷ 化湿脾胃

　湿困脾胃の悪心・嘔吐・腹満・口がねばる・下痢・舌苔が膩・脈が滑などの症候に，蒼朮・厚朴・茯苓・半夏などと用いる。

　　　方剤例　平胃散・不換金正気散・藿香半夏湯

　妊娠悪阻には，縮砂・香附子などと用いる。

　脾胃湿困には，人参・白朮・炙甘草などと用いる。

　　　方剤例　銭氏白朮散

３．理気止痛

　脾胃気滞の腹満・腹痛に，縮砂・陳皮・厚朴・枳実・木香などと用いる。

[常用量]　３〜９ｇ

[使用上の注意]

　①芳香があり精油に有効成分があるので，長時間煎じてはならない。

　②辛散であるから，陰虚や胃熱の悪心・嘔吐には用いない。

　③紫蘇葉と効能が似るが，藿香は化湿にすぐれ，紫蘇葉は解表にすぐれている。

葛根（かっこん）

[別　名]　甘葛

[基　原]　マメ科のクズの周皮を除いた根。

[修　治]　生用・炒用により効能が異なる。

　①生葛根（生葛・乾葛根・乾葛・粉葛根・粉葛）：生（乾燥）で用いる。主に解表・透疹・生津に働く。

　②煨葛根（煨葛）：微黄色に炒して用いる。主に止瀉に働く。

[性　味]　甘・辛，涼

[帰　経]　脾・胃

[効　能]　解表・透疹・生津止渇・昇陽止瀉

臨床応用

1. 解表（解肌退熱）

葛根は甘辛で涼性であり，昇散の性質をもつ。発汗の力はつよくないが，肌表に鬱した邪を発散して除き解熱し（解肌退熱），胃気を鼓舞して津液を上行させ，筋脈を濡潤して筋のけいれんを緩解し，口渇を止めるという特長がある。涼性であるが温性の生薬と組み合わせて表寒にも使用でき，有汗・無汗にかかわらず用いてよい。一般には表証に項背のこわばり・口渇をともなう場合によく用いられる。

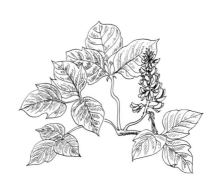

表寒（風寒表証）の悪寒・発熱・頭痛・身体痛・脈が浮などの症候に，項背部のこわばりや口渇をともなうときに，桂枝・麻黄・生姜・白芍などと用いる。

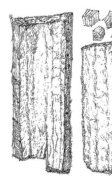

> 方剤例　葛根湯・桂枝加葛根湯

気虚の表寒でつよい発汗が望ましくないときは，紫蘇葉・生姜などで軽度に発汗させるとともに葛根の生津の効能を利用し，人参・茯苓などを配合して用いる。

> 方剤例　参蘇飲

血虚・陰虚の表寒でもほぼ同様の配慮を要し，葱白・淡豆豉・葛根で軽度に発汗させるとともに，生津・滋陰の麦門冬・生地黄などを組み合わせる。

> 方剤例　七味葱白飲

表熱（風熱表証）の発熱・軽度の悪寒あるいは熱感・頭痛・咽痛・口乾・脈が浮数などの症候には，柴胡・薄荷・菊花あるいは麻黄・石膏などと用いる。

> 方剤例　柴葛解肌湯・葛根湯加石膏

2. 透疹

葛根は発散の効能により麻疹の透発を促進し，生津・止瀉・解熱にも働くので，麻疹に発熱・口渇・下痢をともなうときにも適している。発疹が十分に透発しないと内攻する恐れがある。

麻疹の透発が不十分なときに，薄荷・牛蒡子・蟬退・升麻などと用いる。

> 方剤例　升麻葛根湯・竹葉柳蒡湯・柴葛解肌湯

3. 生津止渇

葛根は甘潤で生津に働き，胃気を鼓舞して清陽を上昇させ，津液を輸布すること

により口渇を止める。

津虚の口渇・咽の乾燥・多飲・舌質が乾燥・少苔などの症候に，単味であるいは麦門冬・栝楼根・五味子・人参などと用いる。

> 方剤例　麦門冬飲子

4．昇陽止瀉

葛根は清陽を上昇させて下痢を止める。

湿熱の下痢・腹痛・テネスムス・舌苔が黄などの症候に，黄連・黄芩などと用いる。項背部のこわばり・発熱・口渇などをともなうときにも適する。

> 方剤例　葛根芩連湯

脾虚の泄瀉，すなわち食欲不振・消化不良などにともなう泥状～水様便に，党参・白朮・茯苓・木香などと用いる。表証をともなうときにもよい。

> 方剤例　七味白朮散

5．補遺

葛根は「活血通経」「止痙」にも働く。血管けいれんを解除し，血管拡張によって血行を促進し，疼痛・しびれ・こわばりなどを改善し，鎮痙するものと考えられる。この効能を利用して痺証・血瘀などにも応用される。

痺証のしびれ痛みには，羌活・蒼朮・防風・桂枝などと用いる。

> 方剤例　葛根加朮附湯・当帰拈痛湯

[常用量]　6～15g

[使用上の注意]

表虚の多汗や麻疹が透発したあとには用いない。

滑石（かっせき）

[別　名]　飛滑石・画石
[基　原]　加水ハロイサイト $Al_2Si_2O_5(OH)_4\cdot 2H_2O$ を正品とする。含水ケイ酸マグネシウムを使用することがある。
[性　味]　甘，寒
[帰　経]　胃・膀胱・肺
[効　能]　利水滲湿・清熱・解暑・通淋・止瀉

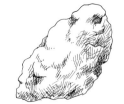

臨床応用

1．利水・清熱

滑石は寒・滑で「利水滲湿」に働き，清熱するとともに利水するので，淋証や下

痢に適する。現代医学的には，主として消化管内の水分を血中に吸収して利尿作用によって除き，水様便を改善する（止瀉）。また，消炎・解熱に働き（清熱），尿路系の炎症を改善し尿量を増して，排尿痛・排尿困難を改善する（通淋）。含有する硅酸マグネシウムが吸着・収斂作用をもつので，腸管を保護し，止瀉しても鼓腸（膨満）を引き起こさない。

❶ 清熱通淋

膀胱湿熱（熱淋）の排尿痛・排尿困難・残尿感・尿の混濁・血尿・舌苔が黄膩・脈が数などの症候に，木通・車前子・沢瀉・茯苓・黄芩・山梔子などと用いる。

> **方剤例**　八正散・加減柴苓湯・滑石散

石淋，すなわち尿路系結石による排尿困難には，木通・海金砂・金銭草などと用いる。

> **方剤例**　二金排石湯

❷ 利水止瀉

大腸湿熱の水様下痢・腹痛・テネスムスなどの症候には，沢瀉・茯苓・薏苡仁・黄芩などと用いる。

> **方剤例**　猪苓湯・黄芩滑石湯

陰虚の水熱互結で，尿量が少ないあるいは血尿・口渇・水分を欲する発熱・下痢・舌質が紅・脈が沈などの症候を呈するときには，阿膠・猪苓・沢瀉などと用いる。

> **方剤例**　猪苓湯

❸ その他

このほか，脾胃湿熱には蒼朮・白朮・茯苓・厚朴などと，湿熱痹には防已・薏苡仁などと用いる。

2．清熱解暑

滑石は清熱解暑に働き「炎夏常用の品」と呼ばれている。消炎解熱作用（清熱）とともに，組織間・消化管内の水分を血中に吸収して利尿作用により除去する（利水滲湿）効果があるので，暑湿・暑熱など湿気の多い夏期の発熱性疾患や，湿証をともなう発熱性疾患（湿温）によく用いる。

暑熱の高熱・熱感・口渇・発汗・下痢・尿量が少ない・脈が濡滑などの症候に，生甘草・鮮藿香・鮮佩蘭・扁豆・荷葉などと用いる。

> **方剤例**　六一散・雷氏清涼滌暑法

湿温・暑湿の発熱・頭痛・頭重・身体が重い・悪心・嘔吐・腹満・下痢・尿が濃い・口渇・舌苔が垢濁・脈が滑などの症候に，藿香・白豆蔲・厚朴・杏仁・薏苡仁などと用いる。

> **方剤例**　滑石藿香湯・杏仁滑石湯・黄芩滑石湯・三仁湯・甘露消毒丹・三加減正気散

3．祛湿斂瘡

　外用すると，滲出を止め消炎に働くので，湿疹や滲出物の多い炎症に，明礬・黄柏などとともに粉末として使用する。

[常用量] 9～15g

[使用上の注意]

　①寒証・脾胃気虚には用いない。
　②陰虚で湿熱をともなわないときには用いない。滑精には使用しない。
　③尿量が多いものには用いない。

栝楼根（かろこん）

[別　名] 天花粉・花粉・瓜樓根・瓜呂根
[基　原] ウリ科のシナカラスウリ，キカラスウリ，オオカラスウリの周皮を除いた塊根。
[性　味] 甘・微苦・酸，微寒
[帰　経] 肺・胃
[効　能] 清熱生津・排膿消腫

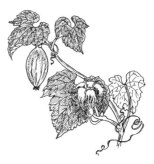

臨床応用

1．清熱生津・止渇

　栝楼根は，寒性で清熱（消炎）するとともに甘酸で津液を補い（生津），口渇を止める。

❶生津止渇

　熱病傷津の高熱・口渇・水分を欲する・皮膚の乾燥・舌質が紅で乾燥などの症候に，清熱薬とともに用いる。白虎湯・白虎加人参湯・竹葉石膏湯などに栝楼根を配合し，生津を補助するとよい。

　また，《傷寒論》では半表半裏証で小柴胡湯を用いるべきときに，誤って発汗・瀉下を行い，傷津が生じた状況に栝楼根を用いている。

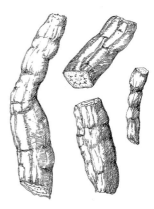

　　　方剤例　　柴胡桂枝乾姜湯

❷清熱潤肺

　栝楼根は肺を滋潤して痰を溶解し喀出しやすくする。

　肺熱の燥咳，すなわち肺熱による傷津をともなった状況で，乾咳・少痰～粘稠で

切れにくい痰・発熱・咽の乾燥・口渇・舌質が紅で乾燥・舌苔が黄・脈が細などの症候に，沙参・麦門冬・栝楼仁・貝母などと用いる。

> 方剤例　貝母栝楼散・沙参麦門冬湯・滋燥飲

❸ 清熱養胃

栝楼根は胃陰（胃津）を滋潤して胃気を通降させる。

胃陰虚（津虚）や胃熱傷津の口渇・水分を欲する・飢餓感・上腹部灼熱感・胸やけ・乾嘔などの症候に，沙参・石斛・麦門冬・知母などと用いる。

> 方剤例　玉液湯・沙参麦門冬湯・滋燥飲

２．排膿消腫

栝楼根は「生津潤膚」の効能によって排膿に働く。

癰疽疔瘡すなわち皮膚化膿症や乳腺炎などで，化膿してまだ排膿がみられないときや膿が濃い場合に，連翹・蒲公英・金銀花・皂角などを配合して用いる。

> 方剤例　仙方活命飲・清暑湯

[常用量]　3～12 g
[使用上の注意]
　①湿証・脾胃気虚などには用いない。
　②芦根と効能が似るが，芦根より清熱の力はよわく生津の力がつよい。
　③寒降の性質があり，妊婦には禁忌。
　④烏頭に反する。

栝楼仁（かろにん）

[別　名] 栝楼実・栝蔞実・栝蔞仁・瓜呂仁・栝楼・栝蔞・瓜蔞・瓜呂・瓜蔞仁・楼仁・楼実
[基　原] ウリ科のシナカラスウリ，キカラスウリ，オオカラスウリの成熟した種子。
[薬　用] 栝楼仁の関連はやや複雑で，以下のような区別がある。
　①栝楼仁：栝楼の成熟種子。潤腸・潤肺化痰の効能にすぐれている。
　②栝楼皮（栝楼殻）：栝楼の果実の皮（種子を除いたもの）。清熱化痰・理気の効能にすぐれている。
　③全栝楼：栝楼の果実（皮と種子）をそのまま用いる。≪傷寒論≫≪金匱要略≫では，

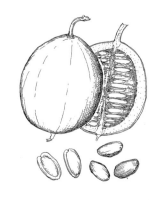

これを使用している。

現在では，栝楼仁と栝楼皮を2：1で混合したものを全栝楼として用いるのが一般的である。

[性　味] 甘，寒

[帰　経] 肺・胃・大腸

[効　能] 清熱化痰・潤肺化痰・寛胸理気・散結消癰・潤腸通便

臨床応用

1．清熱化痰・潤肺・寛胸

栝楼仁は，甘寒滑潤で肺熱を清し滌痰に働く。消炎し（清熱）痰を稀釈して喀出しやすくする（化痰・潤肺）ので，胸痛や胸内苦悶が改善される（寛胸）。燥痰・熱痰に適している。

熱痰の咳嗽・黄色の粘稠な痰・胸痛・咽痛・発熱・舌質が紅・舌苔が黄膩・脈が細などの症候に，黄芩・黄連・山梔子・桑白皮・貝母などと用いる。

　　方剤例　清金化痰丸・清気化痰丸・小陥胸湯・柴陥湯

燥痰の乾咳・少痰～粘稠痰・口乾などの症候には，貝母・栝楼根などと用いる。

　　方剤例　貝母栝楼散・楼貝二陳湯・栝楼枳実湯

2．寛胸理気・化痰

栝楼仁は，上焦の痰濁を化して胸陽を通じるとされ，胸痹（痰・気滞・血瘀による）の常用薬になっている。

胸痹の狭心痛・胸苦しい・動悸・脈の結代などに，薤白・半夏・桂枝などと用いる。

　　方剤例　栝楼薤白白酒湯・栝楼薤白半夏湯・枳実薤白桂枝湯

3．散結消癰

栝楼仁の散結消癰（化膿を改善してしこりを除く）の効能を利用して，以下のように使用する。

肺癰（はいよう）（肺化膿症）には，金銀花・魚腥草・芦根などと用いる。

　　方剤例　治肺癰方

乳癰（にゅうよう）（乳腺炎）には，蒲公英・金銀花・連翹・穿山甲などと用いる。

　　方剤例　治乳癰方

腸癰（ちょうよう）（虫垂炎など）には，牡丹皮・蒲公英などと用いる。

4．潤腸通便

腸燥便秘に，麻子仁・郁李仁・杏仁などと用いる。

とくに妊婦の便秘には栝楼仁を用いるとよい。

[常用量] 6～18ｇ。全栝楼は15～30ｇ。栝楼皮は5～15ｇ。

[使用上の注意]

脾虚の泥状～水様便や寒証には用いない。

乾姜（かんきょう）

姜を参照（55頁）

甘草（かんぞう）

［別　名］炙草・生草
［基　原］マメ科のカンゾウの根，ストロン。

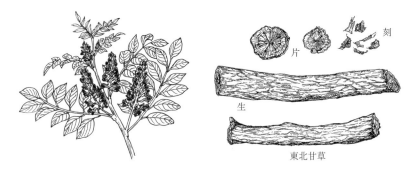

一般に以下の3つに区別され，効能にやや違いがある。
　①生甘草：生用し，瀉火解毒の効能がつよい。
　②炙甘草：蜜で炙したもので，補中益気・調和の効能がつよい。一般に「甘草」とあるときは炙甘草を用いる。
　③甘草梢：甘草の細根で，瀉火解毒・通淋の効能がつよい。

炙甘草（しゃかんぞう）

［性　味］甘，平
［帰　経］十二経
［効　能］補中益気・生津・緩急止痛・調和薬性・緩和薬効

臨床応用

1．補中益気・生津

　炙甘草は，脾胃の正薬で，脾胃を補って食欲を増し元気をつける（補中益気）の

で，気虚に用いられるが，大量では満中（腹満感）の副作用があり，また「生津」に働いて体内に水分をとどめ，甚だしければ浮腫を来すので，補気の主薬としては用いられず，補助薬として配合される。

❶ 補中益気

脾胃気虚（中気虚弱）の食欲不振・元気がない・疲れやすい・泥状便・舌質が淡・脈が軟弱などの症候に，人参・黄耆・白朮などの補助として用いる。

このほか，脾胃不和で脾虚が明らかな状況に，補脾の目的で大量の炙甘草を配合することもある。

> 方剤例 甘草瀉心湯

❷ 益気復脈（気津双補）

炙甘草は，補気するとともに生津に働き，動悸・脈の結代などを改善するので，心気虚に用いられる。

心気虚の脈結代・動悸・動くと息ぎれなどの症候に主薬として用い，通心陽の桂枝や補気の人参などを配合して使用する。心陰虚をともなうときは，さらに麦門冬・阿膠などを配合する。

> 方剤例 桂枝甘草湯・炙甘草湯

❸ 補気生津

気津両傷の口渇・水分を欲する・元気がない・疲労感などの症候に，人参・麦門冬などの補助として用いる。また，亡陽の冷え・脈微細などをともなうときには，附子・乾姜などと使用する。

> 方剤例 生脈散・甘草乾姜湯

熱盛傷津（高熱による脱水）にも，清熱薬を主体にして麦門冬などとともに用いる。

２．緩急止痛

炙甘草は甘緩の性質があり，攣急（筋肉のけいれん）を緩和する「緩急」の効能をもち，骨格筋・平滑筋のけいれんによる疼痛によく用いられる。単味でも有効であるが，一般には白芍とともに使用する。

> 方剤例 芍薬甘草湯・桂枝加芍薬湯・小建中湯・四逆散

３．調和薬性・緩和薬効

さまざまな方剤に配合され，構成薬物の寒熱・昇降などの薬性を調和させる。

また，瀉下・逐水・清熱・散寒・解表などのつよい効能をもつ方剤に配合して，薬効が過剰にならないように緩和させる。逆に，つよい薬効を望む場合は，甘草を除くべきである。

４．補遺

以下の目的で使用してもよい。

❶ 潤肺化痰

肺虚の慢性咳嗽・少痰に用い，潤肺（肺を滋潤する）して痰をうすめ，痰の喀出

44

を容易にする。

❷ 保護脾胃

刺激性のある薬物やつよい薬効をもつ薬物とともに用い，胃腸が障害されないように保護する。

❸ 扶脾（滋補脾陰）

脾陰虚に対する滋補薬として用いられる。

[常用量] 2〜6g。主薬とするときは9〜30g。

[使用上の注意]

①生津の効能があるので，湿盛・水腫・湿熱などには用いない。単独で用いたり，長期間使用すると，浮腫を来すことがある（偽アルドステロン症といわれる）ので，注意が必要である。

一般には利水薬を配合すべきである。

②攻瀉の方剤で速効を求めるときには，配合しない。

③満中（腹満感）を来す副作用があるので，理気薬を配合するのがよい。

生甘草（しょうかんぞう）

[性　味] 甘，涼
[帰　経] 十二経
[効　能] 清熱解毒・利咽止痛

臨床応用

1．清熱解毒・利咽止痛

生甘草は涼性で清熱解毒に働き，咽痛を止める。また，瘡瘍腫毒（化膿性・炎症性病変）に，清熱解毒薬の補助として広く用いる。

咽喉腫痛には桔梗などと用いる。

　　　方剤例　甘草湯・桔梗湯・甘草桔梗湯

2．解毒

甘草は「百薬の解毒」として伝統的に用いられ，他薬物の毒性を減少したり，中毒症状の改善に使用される。

3．緩急止痛

炙甘草と同様に用いる。この効能は炙甘草の方がつよい。

4．調和薬性・緩和薬効

炙甘草と同様に用いてよい。

5．生津

清熱・生津の効能があるので，熱盛傷津には生甘草が適している。

[常用量] 3〜6 g

[使用上の注意]

炙甘草とほぼ同様である。

甘草梢（かんぞうしょう）

[性　味] 甘，寒
[帰　経] 胃・肺・膀胱
[効　能] 清熱解毒・通淋

臨床応用

生甘草とほぼ同様の効能をもつが，とくに通淋に働くので，熱淋（炎症性の排尿障害）によく用いられる。

　方剤例　導赤散

[常用量] 1.5〜6 g

款冬花（かんとうか）

[別　名] 冬花・款冬
[基　原] キク科のフキタンポポの花蕾。
[性　味] 辛，温
[帰　経] 肺
[効　能] 止咳平喘・化痰

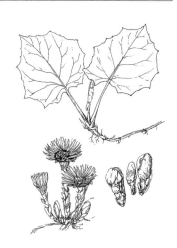

臨床応用

款冬花は辛温潤で，肺経の気分に入るとともに血分に入る。「温めて燥さず，甘で滞らず」で潤肺化痰・止咳の良薬である。鎮咳の常用薬で，新旧・寒熱を問わずすべての咳嗽・呼吸困難（喘咳）に用いてよい。ただし，温性であるから寒咳に向き，熱咳には清熱薬と配合する必要がある。一般に紫菀と併用する

のは，効能がほぼ同じで，款冬花は止咳に紫菀は化痰につよく働き，両者を合わせるとより効能がつよくなるためである。

風寒による喘咳に，麻黄・細辛・半夏・杏仁・射干などと用いる。

　　方剤例　射干麻黄湯

肺熱の喘咳に，桑白皮・黄芩・知母などと用い，痰が粘稠なときは貝母・五味子などを配合する。

　　方剤例　定喘湯・款冬花湯・款冬花散

慢性の乾咳（肺陰虚）には，人参・五味子・沙参・麦門冬・貝母などと用い，喀血をともなうときは阿膠・藕節・百合などを配合する。

　　方剤例　九仙散

慢性咳嗽には，紫菀・百部と用いる。

　　方剤例　紫菀百花散

［常用量］3～9g

［使用上の注意］

　外感の咳嗽には生用，慢性の咳嗽には炒用・炙用がよい。蜜炙すると潤肺に働く。

桔梗（ききょう）

［別　名］苦桔梗・白桔梗・玉桔梗・津梗
［性　味］苦・辛，平
［帰　経］肺
［効　能］宣肺祛痰・止咳・利咽・排膿・提気

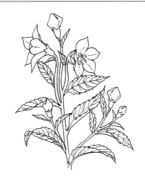
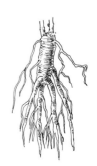

臨床応用

1．宣肺祛痰・止咳

　桔梗は，辛開苦泄で気道の分泌を促進して祛痰し，気道の通過をよくして肺気を開き（宣肺），鎮咳に働く。ただし，刺激性のある悪心性祛痰薬であるから，慢性疾患にはあまり用いない。また，少痰・乾咳・粘痰には適さず，急性の外感病で痰が多いときによく用いる。喘息発作などには使用しない方がよい。

　表証にともなう咳嗽・多痰に祛痰・鎮咳の目的で補助的に用い，表寒には荊芥・防風・紫蘇葉などと，表熱には菊花・桑葉・牛蒡子などと使用する。

　肺熱の咳嗽・咽痛・黄痰・胸痛・舌質が紅・脈が数などの症候に，桔梗の祛痰止

咳・利咽の効能を利用し，柴胡・黄芩・黄連・石膏などの清熱薬と用いる。

> 方剤例　小柴胡湯加桔梗石膏・柴胡枳桔湯

２．利咽

熱証の咽痛・失声，すなわち炎症性の咽喉部の疼痛や嗄声に，桔梗の利咽の効能を利用する。生甘草・石膏・薄荷・連翹などに配合して用いる。

> 方剤例　桔梗湯・桔梗石膏・清咽利膈湯

３．排膿

癰疽疔癤（皮膚化膿症）に，清熱薬とともに用い排膿を促進する。

> 方剤例　排膿散・排膿湯・排膿散及湯・十味敗毒湯

肺癰（肺膿瘍）にも魚腥草（重薬）などと用いる。

> 方剤例　魚腥草桔梗湯

４．補遺

桔梗の効能を利用し，以下のように使用されることがある。

❶提気（引経薬）

桔梗は経験的に「上昇」の効能をもつとされ，張元素が「舟檝の剤」「諸薬はこの一味ありて，下沈することあたわず」と述べているように，他薬を船に乗せて上部に運ぶような効果をもつとして使用されてきた。

脾虚の脾気下降による泥状〜水様便に用いる参苓白朮散，陽気の下陥による呼吸困難に用いる昇陥湯などは，気の下降を上部に向かわせるために桔梗を配合している。このほか，熱証に用いる清熱剤の薬効を上部に引きあげる目的で桔梗を配合することも多い（清上防風湯・柴胡清肝湯・荊芥連翹湯など）。これを引経薬という。

❷開肺気

桔梗は，肺の宣散をつよめて「肺気を開き，水道を通調する」効能をもつとされ，利水薬に配合すると効果が高まる場合があり，尿がスムーズに排出する。

このほか，湿困脾胃などの消化器症状に，宣散によって肺気を開き湿を発散して除く目的で，補助的に配合されることもある。

❸肺虚の止咳化痰

桔梗は一般に慢性の肺の病変には適さないが，肺虚・肺陰虚などの慢性咳嗽に大量の補益薬とともに祛痰止咳の「標治」として使用されることもある。

> 方剤例　九仙散・百合固金湯

［常用量］　3〜9 g

［使用上の注意］

　①原則的に慢性の咳嗽には使用せず，喘息発作にも用いない方がよい。陰虚火旺には用いない。以上は，桔梗が刺激性をもち，提気の効能があるためである。

　②胃腸粘膜に対し刺激性をもつために，胃炎・胃潰瘍・吐血などを呈するものには使用しない。

菊花（きくか）

[別　名] 杭菊・甘菊・滁菊
[基　原] キク科のキクの頭花。
[品　種] 栽培品で，黄色のものと白色のものがあり，やや効能が異なる。一般には区別しない。
　①黄菊花（杭菊花）：疏散風熱・清熱解毒の効能がつよい。
　②白菊花（甘菊花・滁菊花）：平肝・明目の効能がつよい。

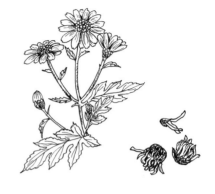

[性　味] 甘・微苦，微寒
[帰　経] 肺・肝
[効　能] 疏散風熱・明目・清熱解毒・平肝潜陽・熄風

臨床応用

1．疏散風熱（辛涼解表）

菊花は軽清涼散に働き，とくに清熱（消炎・解熱）にすぐれている。疏風（発散）の効能はややよわいので，桑葉とともに用いられる。

表熱（風熱表証）の発熱・軽度の悪寒あるいは熱感・頭痛・目の充血・咽痛・咳嗽・脈が浮などの症候に，桑葉・連翹・薄荷・杏仁などと用いる。

　　方剤例　桑菊飲

2．明目

黄菊花は疏散風熱・明目の効能をもち，風熱による目の充血・眼痛を改善する。白菊花は養肝明目の効能をもち，肝陰虚の視力減退に有効である。

風熱による目の充血・眼痛・角膜混濁などには，薄荷・防風・蒺藜子・木賊・蝉退などと用いる。

　　方剤例　菊花茶調散・菊花散

肝陰虚の目がしょぼつく・目がかすむ・目の乾燥感・頭がふらつくなどの症候には，枸杞子・熟地黄・山茱萸などと用いる。

　　方剤例　杞菊地黄丸

3．平肝潜陽・熄風

菊花は甘涼で益陰に働き，平肝潜腸・熄風の効能によりふらつき・めまい・頭痛・のぼせなどを改善する。

肝陽上亢・化風による頭のふらつき・目がくらむ・頭痛・手足のふるえ・筋肉の

けいれんなどの症候に，天麻・釣藤鈎・石決明などの補助として用いる。

　　方剤例　釣藤散・羚羊鈎藤湯

4．補遺

　菊花には軽度ながら清熱解毒の効能がある。

　癰疽疔癤すなわち皮膚化膿症に，連翹・金銀花・黄連・黄芩・山梔子などと用いる。この効能は野菊花がすぐれている。

[常用量]　6 〜 15 g

[使用上の注意]

　①寒証には用いない。

　②桑葉と効能が似るが，桑葉は疏風・清肺潤燥にすぐれ肺燥の咳嗽に適し，菊花は清熱にすぐれている。一般に風熱には両者を併用する。

　③薄荷とも効能が似るが，薄荷は発汗の効果がはるかにつよい。白菊花は養肝にも働くので，長期間用いても弊害がない利点がある。

野菊花（のぎくか）

[別　名] 野菊
[基　原] キク科のシマカンギクの頭花。
[性　味] 苦・辛，涼
[帰　経] 肺・肝
[効　能] 清熱解毒

臨床応用

　野菊花は消炎・化膿抑制・抗菌に働く（清熱解毒）ので，皮膚化膿症によく用いられる。一般に金銀花・連翹・黄芩などを配合する。

　　方剤例　五味消毒飲

[常用量]　9 〜 15 g

[使用上の注意]

　苦味がつよく胃を障害するので，長期間服用してはならない。

枳実（きじつ）　枳殻（きこく）

[基　原] ミカン科のダイダイ・ナツミカンなどの未成熟果実が枳実で，成熟果実が枳殻。

両者はほぼ同様の効能をもつが，枳実の方が作用がつよく，「破気」に働くとされ，枳殻は作用がマイルドで虚証にも用いられ用途が広い。日本では枳実・枳殻の区別が明確ではなく，一般には枳殻を枳実として使用しているようである。

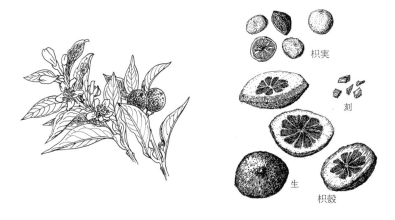

枳実（きじつ）

［別　名］小枳実・生枳実・炒枳実
［性　味］苦，微寒
［帰　経］脾・胃・大腸
［効　能］破気消積・化痰消痞・排膿

> 備考　生用すると作用がつよく，炒した炒枳実はやや作用がマイルドになる。

臨床応用

1．破気消積

枳実は「脾胃の気分薬」で「降気」を主り，気滞を破り積滞を除き，痞塞を解消し痰湿を行らす。胃腸の蠕動を増強・加速して気滞による痞え・腹満・腹痛・便秘など（胃・腸管の緊張やけいれんによる症候）を改善し，さらに気道・胆道などのけいれん・ジスキネジーを緩和するのが「破気」に相当する。

食滞・湿熱などによる腹満・腹痛・曖気・胸苦しい・上腹部の痞え・便秘あるいは下痢してすっきりしないなどの脾胃気滞の症候に，健脾の白朮・茯苓や降逆の半夏・生姜，あるいは瀉下の大黄・芒硝や清熱の黄連・黄芩，さらに理気の厚朴・麦芽などと用いる。

> 方剤例　枳朮丸・枳実消痞丸・枳実導滞丸

熱結（裏実）の腹満・腹痛・上腹部の痞え・便秘あるいは悪臭のある下痢・高熱・発汗・舌苔が黄・脈が滑数あるいは沈実などの症候に，清熱瀉下の大黄・芒硝や理気の厚朴などと用いる。半表半裏証に裏実をともなう場合も，さらに柴胡・黄芩などを配合して使用する。

> **方剤例** 大承気湯・小承気湯・大柴胡湯

このほか，大腸湿熱の下痢・腹痛・テネスムスには木香・檳榔子・黄芩などと，寒凝気滞の腹満・痞え・腹痛などには乾姜・生姜・橘皮などと，気滞血瘀の疼痛には桃仁・紅花・蘇木・延胡索などと，さまざまな気滞に広く用いる。

２．破気化痰

枳実は平滑筋の緊張・けいれんなどを緩解して管腔の通過をよくし，「気行れば痰も行る」の効果をあげ，祛痰・溜飲の除去などを補助するので，痰飲・湿によく用いられる。

胃の溜飲で，上腹部膨満・水様物の嘔吐・胃部の痞え・振水音などがみられるとき（幽門けいれんによる）に，利水の茯苓・蒼朮などと用いる。

> **方剤例** 茯苓飲・茯苓飲合半夏厚朴湯

胸痺（痰・血瘀などによる）の胸痛・胸苦しい・動悸などの症候に，通胸陽の薤白・桂枝・栝楼仁などと用いる。

> **方剤例** 枳実薤白桂枝湯

痰濁 上 擾 のめまい・悪心・嘔吐・不眠・痰が多い・舌苔が膩などの症候に，半夏・竹筎・茯苓などと用いる。

> **方剤例** 温胆湯・竹筎温胆湯・滌痰湯

熱痰の咳嗽・痰が喀出しにくいなどの症候に，胆南星・栝楼仁・黄芩などと用いる。

> **方剤例** 清気化痰丸

３．理気

枳実の理気の効能により気滞を改善する。肝気鬱結の憂うつ・抑うつ感・いらいら・胸脇部の脹った痛み・脈が弦などの症候に，柴胡・白芍・香附子などと用い，疏肝をつよめる。

> **方剤例** 四逆散・大柴胡湯

便秘に，大黄・芒硝・麻子仁・杏仁・厚朴などと用い，腸管の蠕動をつよめて排便を促進する。

> **方剤例** 大承気湯・小承気湯・麻子仁丸・潤腸湯

４．補遺

癰疽 疔 癤すなわち皮膚化膿症に，清熱薬と用い排膿を促進する。

> **方剤例** 清上防風湯・排膿散及湯

［常用量］ ３〜９ g

［使用上の注意］

①作用がつよいので気虚・陽虚には用いない。

②破気の効果を目的とする以外は，炒用するか枳殻を用いた方がよい。

③妊婦には禁忌である。

枳殻（きこく）

[別　名] 川枳殻

[性　味] 苦・酸，微寒

[帰　経] 脾・肺

[効　能] 理気・昇提

臨床応用

1．理気

枳殻は，胃腸の蠕動を調整して腹満を除き消化吸収を促進し，平滑筋のけいれん・緊張を解除し，諸機能を円滑に推進するので，理気薬のうちで最も応用範囲が広く，さまざまな気滞に広く用いられる。

気滞をともなう感冒には，紫蘇・葛根・羌活・前胡・桔梗・杏仁などと用いる。

　　方剤例　参蘇飲・人参敗毒散・荊防敗毒散・杏蘇散

肝鬱気滞の憂うつ・抑うつ・いらいら・胸脇部の脹った痛み・脈が弦などの症候には，柴胡・白芍・香附子などと用いる。

　　方剤例　柴胡疏肝散・柴胡疏肝湯

肝胆湿熱のいらいら・怒りっぽい・口が苦い・胸脇部の疼痛・舌苔が黄・舌質が紅・脈が弦数などの症候には，柴胡・黄芩・鬱金・山梔子・竜胆草などと用いる。

　　方剤例　清胆行気湯・清胆利湿湯・胆道排石湯・蒿芩清胆湯

気滞血瘀の疼痛には，桃仁・紅花・当帰・川芎などと用いる。

　　方剤例　血府逐瘀湯・膈下逐瘀湯・舒筋活血湯

このほか，気滞の原因を問わずさまざまに応用される。

2．昇提

枳殻は，弛緩した筋肉の緊張をつよめる作用があるので，アトニーにも用いられる。

　　方剤例　加減補中益気湯

[常用量]　3〜9g。昇提には15〜30g。

[使用上の注意]

気滞には寒熱・虚実・燥湿を問わずに広く用いてよい。

亀板（きばん）

[修　治] 以下の違いがある。
　①生亀板：生のもの。滋陰潜陽・清虚熱の効能がつよい。
　②亀板（敗亀板・炙亀板・炒亀板）：砂とともに熱処理したもの。滋陰の効能がつよい。
　③醋炙亀板：醋で炙したもの。滋陰・止血の効能がつよい。
　④亀板膠：亀板を煎じつめて膠にしたもの。滋陰の効能が亀板よりすぐれている。

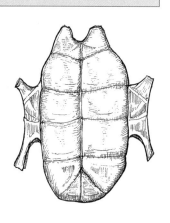

[別　名] 亀殻・亀甲
[基　原] イシガメ科のクサガメなどの腹甲。
[性　味] 鹹・甘，寒
[帰　経] 腎・心・肝
[効　能] 滋陰潜陽・補腎健骨・清虚熱・涼血・養心補心

1．滋陰

　亀板は腎陰を滋補し肝陰も補うので，肝腎陰虚に適する。また，清虚熱・潜陽などの効能をもつので，陰虚火旺・陰虚陽亢に適し，熱病の傷陰にも用いられる。

❶滋陰・清虚熱

　肝腎陰虚で虚熱がつよく（陰虚火旺），腰や膝がだるく無力・つよい熱感・潮熱・手のひらや足のうらのほてり・いらいら・盗汗・舌質が紅で乾燥・舌苔は少あるいは無苔・脈が細数などがみられるときに，生地黄・熟地黄・枸杞子などの滋陰薬や知母・牡丹皮・黄柏などの清熱薬と用いる。

　　方剤例　大補陰丸・河車大造丸・鼈甲養陰煎

❷滋陰潜陽

　亀板（とくに生）は，滋陰して陽気の亢進をしずめる（潜陽）ので，陰虚陽亢や内風に有効である。

　肝腎陰虚・肝陽上亢の頭痛・頭のふらつき・耳鳴・のぼせ・不眠・いらいらなどの症候，あるいはめまい・目がくらむ・手足のふるえ・筋肉のひきつりなどの肝陽化風（内風）の症候がみられるときに，生地黄・熟地黄・白芍・鼈甲・牡蛎・竜骨などと用いる。

　　方剤例　鎮肝熄風湯・大定風珠・三甲復脈湯

温熱病の後期で，熱邪による傷陰が生じ，筋肉のけいれん・ひきつりなどがみられるときにも，生地黄・白芍・麦門冬・牡蛎などと用いる。

> **方剤例** 大定風珠・小定風珠・三甲復脈湯

２．滋陰補腎・健骨

亀板は補腎によって筋肉や骨を強化する。

腎虚の腰や膝がだるく無力・骨粗鬆・筋力がよわいなどの症候や，小児の泉門閉鎖遅延・歯の発生遅延などに，熟地黄・枸杞子・鎖陽などと用いる。

> **方剤例** 虎潜丸・河車大造丸・左帰丸

腎陰陽両虚にも，鹿茸・菟絲子などと用いる。

> **方剤例** 亀鹿二仙膠・蓯蓉河車丸

３．涼血固経

亀板は腎陰を補って任脈を固め，涼血止血に働く。

陰虚血熱による不正性器出血などに，生地黄・阿膠・地楡などと用いる。

> **方剤例** 清熱止崩湯・固経丸

[常用量] 亀板は９〜30ｇ，亀板膠は３〜９ｇ。

[使用上の注意]

①亀板は砕いて先に煎じる。亀板膠は煎湯に溶かして服用する。

②滋膩で消化されにくく腹にもたれるので，脾虚には用いない。湿証にも使用しない。

③腎陰虚で熱証を呈する場合に適する。腎陰陽両虚にも用いるが，腎陽虚には使用しない。

④外感病で病邪が残っているときには，邪をとどめるので用いてはならない。

⑤鼈甲と効能が似るが，亀板の方が滋補腎陰の効能がつよく，鼈甲は清虚熱の力がつよく破瘀散結にも働く。

姜（きょう）

[基　原] ショウガ科のショウガの根草。

姜（しょうが）は修治の違いや部位によって効能が異なるので区別する必要がある。また，日本と中国では同じ名称で別のものを指すことがあるので，注意を要する。

①生姜：生のひねしょうが。中国では「生」のものだけを生姜という。解表・止嘔の効能がつよい。

②乾姜：生姜の乾燥品。日本では「生姜」「乾生姜」と呼ぶ。散寒・補陽の効能がつよい。

③乾姜（日本）：生姜を蒸したもの。散寒・補陽に働くが，乾燥品よりも辛味が

緩やかである。

④淡乾姜・泡姜・均姜：生姜を湯通ししたもの。散寒・止嘔の効能をもつ（生姜より温性がつよい）。

⑤炮姜・生姜炭・黒姜：乾姜を黒くなるまで加熱し，辛味を除いたもの。温中散寒・止血に用いる。

⑥煨姜：生姜を紙に包んで濡らし，熱灰中で蒸し焼きにしたもの。生姜より散寒の効能がややつよい。

⑦生姜皮：生姜の外皮。利水の効能をもつ。

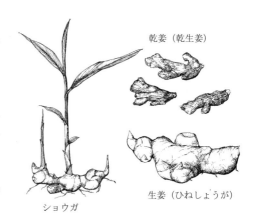

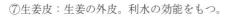

乾姜（かんきょう）

［別　名］干姜・乾生姜。日本では生姜・ショウキョウと呼ぶ
［性　味］大辛，大熱
［帰　経］心・肺・脾・胃
［効　能］補陽散寒・回陽救逆・温肺化痰

臨床応用

1．補陽散寒

乾姜は，補陽と散寒の両面の効能をもつので，陽虚にも実寒にも使用される。

❶補陽

乾姜は補陽に働くが，熱性がつよいので，寒証が明らかな陽虚寒盛（陽虚陰盛）に適している。

胃陽虚の反胃（朝食べたものを夜に，夜食べたものを朝に吐く）・上腹部痛・食べられない・悪心・嘔吐・舌質が淡で胖・舌苔が薄白・脈が沈遅弱などの症候に，降逆の半夏・呉茱萸・丁香や補気の人参・党参・白朮などと用いる。

　　方剤例　乾姜人参半夏丸・丁香茱萸湯

脾陽虚の食欲不振・寒がる・腹部の冷えや鈍痛・四肢の冷え・泥状〜水様便・浮腫・舌質が淡白で胖大・舌苔が白滑・脈が沈遅弱などの症候に，人参・白朮・茯苓・炙甘草などと用いる。

> **方剤例**　人参湯（理中湯）・附子人参湯（附子理中湯）・木香乾姜枳朮丸

このほか，他臓の陽虚で寒証がつよい場合にも，附子・肉桂などと同様に使用する。

❷ 散寒

乾姜は大熱・大辛で，腹中をつよく温めて寒邪を駆逐する効能をもつので，寒邪の侵襲による「中寒」，すなわち冷たい飲食物や寒冷の環境による冷え・疼痛に用いる。

臓肺の中寒で，激しい腹痛・腹の冷え・つばやよだれが湧く・頻回少量の泥状便あるいは下痢あるいは便秘・腹鳴・蠕動亢進あるいは固縮などを呈するときに，白朮・茯苓・炙甘草などの健脾薬や止痙の当帰・白芍，さらに山椒・附子などの散寒薬とともに用いる。悪心・嘔吐など胃寒の症候には，半夏・生姜・呉茱萸などと用いる。

> **方剤例**　甘草乾姜湯・人参湯・当帰湯・大建中湯・厚朴温中湯

経絡の中寒で関節痛・四肢の冷えなどを呈するときは，附子と同様に使用する。ただし，経絡に対しては体表部の血管を拡張する生姜が主に用いられる。

寒湿で，冷え・疼痛・むくみ・身体が重いなどの症候を呈するときには，白朮・蒼朮・茯苓などの利水薬とともに用いる。

> **方剤例**　苓姜朮甘湯・五積散

2．回陽救逆

乾姜は陽気をつよく振奮させ，身体を温め循環をつよめてショック状態を改善する「回陽救逆」の効能をもつ。

亡陽（ショック）で四肢の冷え・チアノーゼなどの循環不全を来したときに，人参・附子などと用いる。

> **方剤例**　四逆湯・通脈四逆湯・四逆加人参湯・茯苓四逆湯

3．温肺化痰

乾姜は，肺中を温めて痰の生成を抑制するので，肺の寒飲に適するが，辛散の効能がつよいために五味子と配合することが多く，乾姜の散と五味子の収斂・潤性が補い合って，化痰・平喘の効能がつまる。

肺の寒飲で，つよい咳嗽・うすい水様の痰・背部の冷え・舌苔が白滑・脈が沈などの症候に，半夏・細辛・五味子・杏仁・麻黄などと用いる。

> **方剤例**　小青竜湯・苓甘姜味辛夏仁湯・苓甘五味姜辛湯

4．補遺

寒熱互結による脾胃不和に，清熱薬とともに用いる。

脾胃不和，すなわち悪心・嘔吐・上腹部の痞えなどの胃気逆と，腹痛・腹鳴・下痢などの脾気下降の症候がみられるときに，黄連・黄芩などの清熱薬と降逆の半夏に散寒の乾姜を加えて，脾胃を調和させる。

> **方剤例**　半夏瀉心湯・生姜瀉心湯・甘草瀉心湯・黄連湯

姜（きょう）　57

[常用量]　1〜9g

[使用上の注意]

　①熱証・陰虚には禁忌。妊婦には用いない方がよい。

　②胃に対し刺激性があるので，甘草・大棗などを配合して刺激性を緩和する必
　　要がある。

　③生姜とほぼ同様の効能もあるが，生姜は辛散にすぐれ解表・止嘔によく用い，
　　乾姜は温中にすぐれている。

　④附子とも効能が似るが，附子は温腎に乾姜は温脾に重点がある。

炮姜（ほうきょう）

[別　名]　黒姜・生姜炭

[性　味]　辛・苦，大熱

[帰　経]　乾姜と同じ

[効　能]　補陽散寒・止血

臨床応用

　乾姜とほぼ同様に用いるが，温裏・止血の効果が強い。とくに陽虚の出血に適
し，温中止血する。

　　　方剤例　姜附固衝湯・生化湯

淡乾姜（たんかんきょう）

[別　名]　泡姜・均姜

[性　味]　辛苦，温

[帰　経]　乾姜と同じ

[効　能]　温中散寒・止嘔

臨床応用

　生姜より温性がつよく，止嘔の効能もあるので，胃寒の悪心・嘔吐に用いる。

乾姜（日本）（かんきょう）

性味は辛苦・熱で，乾姜とほぼ同様に用いるが，散寒の効能はややマイルドである。

生姜 （しょうきょう）

[別　名] 鮮生姜・ひねしょうが
[性　味] 辛，微温
[帰　経] 肺・脾・胃
[効　能] 辛温解表・化痰燥湿・温中止嘔・解毒

臨床応用

1．辛温解表

生姜は辛散の性質をもち，煎汁を温服すると発汗作用があるので，表証に使用する。ただし補助薬として配合される。

風寒表証（表寒）の悪寒・発熱・頭痛・身体痛・無汗あるいは自汗・脈が浮などの症候に，麻黄・桂枝・紫蘇葉・白芷・荊芥・防風などの補助として用いる。

2．温中止嘔

悪心・嘔気に対する主薬で，「姜は嘔家の聖薬」ともいわれる。温性であるところから胃寒に適し，生姜汁として服用しても有効である。一般には，半夏と組み合わせて用い，半夏の毒性を緩和するとともに制吐作用をつよめる。

胃気虚の悪心・嘔吐・食べられない・食べるとすぐに上腹部が脹る・舌苔が白薄・舌質が淡・脈が弱などの症候に，半夏・縮砂・橘皮などと用いる。「胃は通降をもって補となす」との認識による。

　　方剤例　小半夏湯・橘皮枳実生姜湯

胃寒の悪心・嘔吐・上腹部痛・舌苔が白滑などの症候には，半夏・縮砂・丁香・桂枝などと用いる。

　　方剤例　小半夏湯・小半夏加茯苓湯・橘皮枳実生姜湯

胃熱の悪心・嘔吐で，口が苦い・胸やけ・舌質が紅・舌苔が黄膩などを呈する場合にも，黄連・竹筎などを主体に生姜を補助的に用いる。

3．化痰燥湿

生姜は，痰の生成を抑制し，消化管内の水分の吸収をつよめて「燥湿」する効能をもつので，痰・湿にも補助的に用いられる。

湿証や痰証で，悪心・口がねばる・腹満・痰が多い・舌苔が膩などを呈するときに，蒼朮・茯苓・陳皮・半夏などの化痰・化湿・利水の薬物の補助として用いる。

　　方剤例　二陳湯・平胃散

脾胃不和（寒熱互結による）で悪心・嘔吐・腹痛・下痢を呈する場合も，腹鳴・水様便など腸管内の水分が多い症状がみられるときは，半夏瀉心湯に生姜を配合する。

方剤例 生姜瀉心湯

４．解毒

半夏・天南星などの毒性・刺激性を緩和したり，生魚やカニなどの中毒に紫蘇葉などと煎じて用いる。

５．補遺

生姜の効能を利用して，以下のように用いられることもある。

❶通陽

生姜は，胃腸の梢動を調整して吸収を高め，さらに血管拡張・血行促進に働くので，通陽（陽気を疏通する）して他薬の効能をつよめる目的で，多くの方剤に配合される。

飲や水腫にも，生姜の通陽と軽度の利水の効能を利用し，利水薬の補助として用いる。皮つきの生姜（帯皮生姜）の方が利水の効果がつよい。

❷散寒

乾姜よりも散寒の効能は劣るが，主に体表部の血管を拡張し循環を促進するので，経絡の中寒に補助的に用いる。当帰四逆加呉茱萸生姜湯などがこの例である。

❸開胃

胃腸の蠕動を促進し消化吸収を高めて食欲を増進する（開胃）ので，大棗・炙甘草などとともに多くの方剤に配合される。

❹調和営衛

生姜と大棗の配合は，養営補脾の大棗によって営（陰液の原料）を補い，生姜の辛温で衛気を振奮し，理気化湿の生姜が大棗の満中（腹満を生じる）の副作用や滋潤の行きすぎを抑え，養営の大棗が衛気を生化し，営と衛のバランスをとり，陰液と陽気の平衡を回復させる。多くの方剤を服用する場合に「姜棗湯で和す」と指示されていることや，方剤に生姜・大棗が組みこまれているのは，調和営衛を目的としている。

[常用量] ３〜９ g

[使用上の注意]

　　①胃陰虚の乾嘔には禁忌である。

　　②熱証には，通陽の目的で少量を加える以外は禁忌である。

　　③燥性があるので陰虚・燥証には用いない。

　　④含有する精油が有効成分として重要であるから，長時間煎じてはならない。

生姜皮（しょうきょうひ）

［性　味］辛，涼
［効　能］利水消腫

臨床応用

浮腫に用いる。

> 方剤例　五皮飲

煨姜（わいきょう）

［性　味］辛，温

臨床応用

　生姜とほぼ同じ効能をもつもので，生姜と同様に用いるが，散寒の効能がややつよく，胃寒の悪心・嘔吐に適する。

姜黄（きょうおう）

［別　名］片姜黄・ウコン
［基　原］ショウガ科のウコン，ハルウコンの根茎。
［性　味］苦・辛，温
［帰　経］脾・肝
［効　能］活血化瘀・通経・理気止痛・祛風湿

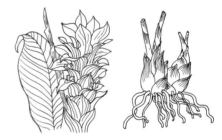

臨床応用

1．活血化瘀・通経・理気止痛

　姜黄は辛散・温通して，活血化瘀するとともに理気に働き，「破血にかねて血中の気滞を理す」といわれ，気滞血瘀に使用される。
　気滞血瘀の固定性の脹った痛み（胸痛・胸脇痛・腹痛・月経痛など）・舌質が紫〜暗あるいは瘀斑・脈が弦細あるいは渋などの症候に，香附子・延胡索・枳実・

桃仁・紅花などと用いる。月経痛には，当帰・白芍・川芎などを配合する。

　　方剤例　姜黄散

２．祛風湿・止痛

　姜黄は辛温で，「外は風寒を散じ，内は血を行らす」で，祛風湿に働く。とくに肩背〜上肢の筋脈を通利するとされ，肩背・上肢の疼痛によく用いられる。

　寒湿痺の肩背〜上肢の冷え・痛み・しびれなどに，桂枝・羌活・当帰・防風などと用いる。

　　方剤例　舒筋湯

３．補遺

　姜黄は疏肝に働いて，精神情緒を安定させるので，肝気鬱結にも用いられる。

　肝気鬱結のいらいら・憂うつ・抑うつ感・胸脇部の脹った痛み・月経痛・月経不順・脈が弦などの症候に，柴胡・白芍・香附子などの補助として用いる。

[常用量] ３〜９g

[使用上の注意]

　①寒証を呈する場合に適する。

　②虚弱者には慎重に用いる。

　③鬱金と効能が似るが，鬱金は寒性で活血化瘀にすぐれ，姜黄は温性で理気にすぐれる。日本では，鬱金と姜黄の区別があいまいである（鬱金の項参照）。

羌活（きょうかつ）

[別　名] 川羌活・西羌活

[基　原] セリ科のキョウカツの根および根茎。

[性　味] 辛・苦，温

[帰　経] 膀胱・肝・腎

[効　能] 散寒解表・祛風湿・止痛

臨床応用

１．散寒解表

　羌活は辛温で気味が雄烈であり，上昇してつよい発散の効能をもち，化湿・止痛にも働くので，寒湿のつよい疼痛をともなう表証に適する。

　表寒・表湿（風寒・風湿・風寒湿の表証）の頭痛・発熱・悪寒・身体痛・脈が浮などの症候で，しめつけられるような頭痛・激しい身体痛・むくみ・身体が重いなどの湿証が顕著な場合に，防風・白芷・独活・荊芥・細辛・川芎などと用いる。

　　方剤例　荊防敗毒散・人参敗毒散・九味羌活湯・羌活勝湿湯・川芎茶調散

２．祛風湿・止痛

羌活はつよい祛風湿の効能をもち，関節を通利して止痛するので，痺証には常用の薬物である。とくに上半身の督脈の痺痛に有効であり，引経薬としても用いられる。独活が下半身に有効であり，羌活と配合すると相乗効果があるところから，よく同時に用いられる。

風湿痺・風寒湿痺の関節痛・しびれ・むくみ・運動障害などに，独活・防風・川芎・麻黄・防已・秦艽などと用いる。風湿の邪による顔面神経麻痺（ベル麻痺）に使用してもよい。

> 方剤例　羌活勝湿湯・荊防敗毒散・疎経活血湯・二朮湯・大防風湯

３．補遺

羌活を以下のように使用することがある。

❶止痛

羌活のつよい止痛の効能を利用し，頭痛・歯痛などに用いる。一般に，防風・川芎・白芷・細辛・蔓荊子などの止痛薬を配合する。

> 方剤例　清上蠲痛湯・川芎茶調散

❷祛風化湿

羌活の発散・止痒・化湿（滲出抑制）の効能を利用する。

風湿の皮疹でかゆみ・滲出などをともなう場合（湿疹など）に，防風・荊芥・薄荷・蟬退などと用いる。

> 方剤例　消風散

[常用量] ３～９ｇ

[使用上の注意]

① 臭い・味が濃厚なので，用量が多いと嘔吐を引き起こすことがある。虚弱者には用いない方がよい。

② 羌活・独活をよく同時に用いるが，羌活は祛風解表による発汗・解熱にすぐれ，独活は緩和で化湿にすぐれている。羌活は上半身に，独活は下半身に有効である。

③ 羌活・桂枝は祛風散寒に働くが，羌活は頭・項・背部の風寒に有効で，桂枝は肩～手の風寒に有効といわれている。

④ 防風と同様に祛風に働くが，防風よりも効果がつよい。

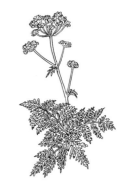

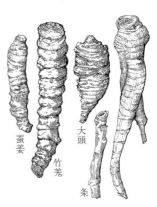

蚕姜　竹羌　大頭　条

杏仁（きょうにん）

[別　名] 北杏仁・北杏・苦杏仁・苦杏・光杏仁・光杏
[基　原] バラ科のホンアンズ，アンズなどの成熟種子。
[性　味] 苦・辛，温，小毒
[帰　経] 肺・大腸
[効　能] 止咳平喘・化痰・潤腸通便

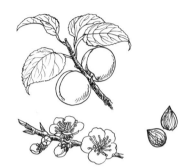

臨床応用

1．止咳平喘・化痰

杏仁は肺経気分に入り辛散・苦泄・下気に働く。咳（咳嗽）・喘（呼吸困難）をしずめるので，喘咳に広く用いられるが，主としてシアンなどによる中枢性の抑制効果によると考えられており，大量には用いず補助薬として配合される。化痰にも働くが，やはり補助的である。

寒証の喘咳には，麻黄・桂枝・生姜・細辛・乾姜などの散寒薬と用いる。

　　方剤例　三拗湯・桂枝加厚朴杏仁湯・杏蘇散

熱証の喘咳には，石膏・桑白皮・黄芩などの清熱薬と用いる。

　　方剤例　麻杏甘石湯・五虎湯

燥証の喘咳には，沙参・麦門冬・阿膠・人参などの生津薬と用いる。

　　方剤例　桑杏湯

2．潤腸通便

杏仁は豊富な油性成分を含み，腸管内を潤滑にして通便する。

腸燥便秘，すなわち老人・産後・虚弱者などの血虚・陰虚による糞便の乾燥に，麻子仁・桃仁・郁李仁などの潤腸薬や，熟地黄・当帰などの滋陰・補血・潤腸薬，あるいは大黄・厚朴などを配合して用いる。

　　方剤例　五仁丸・麻子仁丸・潤腸湯

3．補遺

杏仁は，「肺の宣散をつよめることにより水道を通調する」とされ，軽度の利水の効果を示すので，湿証にもよく用いられている。ただし，補助的なものである。

❶化湿

湿困脾胃の腹部膨満感・悪心・嘔吐・口がねばる・身体が重だるい・下痢などの症候に，藿香・厚朴・陳皮・茯苓などの化湿・利水薬と用いる。

　　方剤例　一加減正気散・六和湯

❷ 止咳・化痰・化湿

杏仁は，肺気を宣散し，止咳・化痰・発散に働くので，湿温に用いられる。

湿温の発熱・身体が重だるい・胸苦しい・咳嗽・身体の熱感・尿が濃い・舌苔が膩・脈が軟数などの症候に，滑石・黄連・黄芩・薏苡仁・厚朴などの補助として用いる。

> 方剤例　杏仁滑石湯・三仁湯

❸ 利水

湿痺のしびれ痛み・むくみ・関節の運動障害などの症候に，防已・薏苡仁・防風・桂枝などの補助として用いる。

> 方剤例　麻杏薏甘湯

このほか，風水すなわち突発性の血管透過性亢進による浮腫に，麻黄・石膏の利水の補助として用いる。うっ血性の浮腫にも有効で，痔核などにも応用される。

> 方剤例　大青竜湯・小青竜加石膏湯・麻杏甘石湯・五虎湯

[常用量]　3〜12g

[使用上の注意]

①多量の服用によりシアン中毒を来すことがあるので，注意が必要である。
②皮つきの方が効果がつよい。
③肺虚の喘咳には用いない。一般には外感病に使用する。

玉竹（ぎょくちく）

[別　名] 葳蕤（いずい）・萎蕤
[基　原] キジカクシ科アマドコロの根茎。
[修　治] 以下のような修治が行われる。
　①玉竹・肥玉竹：生のもの。清熱生津に働く。
　②製玉竹：蒸したもの。生津に働く。
　③炒玉竹：炒いたもの。生津に働く。
[性　味] 甘，微寒
[帰　経] 肺・胃
[効　能] 滋陰潤燥・補心気

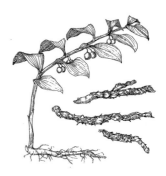

臨床応用

1．滋陰潤燥

玉竹は甘潤で滋陰潤燥・生津止渇に働き，邪をとどめないので，以下のように使用される。

❶生津・養胃・潤肺

肺胃陰虚（津虚）の乾咳・無痰〜少痰・口渇・水分を欲する・飢餓感・上腹部不快感・乾嘔・便が硬いなどの症候に，麦門冬・栝楼根などと用いる。熱病の回復期で脱水が残っている状態によく使われる。

方剤例 玉竹麦門冬湯・沙参麦門冬湯・益胃湯・養胃湯

胃陰虚・肺陰虚にも同様に用いる。

❷ **滋陰解表**

陰虚の表熱で，無汗・発熱・軽度の悪寒・咳嗽・咽の乾き・口乾・脈は浮数などの症候がみられるときに，薄荷・淡豆豉・葱白などの解表薬や清熱の白薇と用いる。

陰虚体質のものは津液不足のために汗の生成源がなく無汗を呈する。生津の玉竹が汗の生成源を補充し，解表薬が発汗によって表証を除くが，玉竹は滋膩でないので祛邪を妨げず，陰虚を滋養するとともに発汗による傷津を防止する意味で使用されるのである。

方剤例 加減葳蕤湯

２．補心気・生津

玉竹には補心気の効能もあるので，心気陰両虚にも用いられる。

心気陰両虚の脈の結代・動悸・口乾・舌質が乾燥などの症候に，党参・麦門冬・丹参などと用いる。

方剤例 参竹浸膏

［常用量］ 9 〜 15 g

［使用上の注意］

　①湿盛には禁忌。

　②麦門冬とほぼ同じ効能をもつが，麦門冬は清心にも働く。天門冬ともほぼ同等の効能をもつが，天門冬は滋陰補腎にも働き滋膩で吸収されにくい。

魚腥草（ぎょせいそう）

［別　名］十薬・重薬・蕺菜（じゅうさい）

［基　原］ドクダミ科のドクダミの花期から果実期にかけての全草。

［性　味］辛，微寒

［帰　経］肺・腎・膀胱

［効　能］清熱解毒・消癰腫・化湿・利水通淋

臨床応用

１．清熱解毒・消癰腫

魚腥草は，消炎・化膿の抑制に働き，とくに「肺癰（はいよう）」に用いるほか，化膿症全般

に使用する。

肺癰（肺化膿症）には，桔梗と用いたり葦茎湯に配合して使用する。

> 方剤例　魚腥草桔梗湯

肺熱の咳嗽・黄痰・胸痛・舌苔が黄・脈が数などの症候（肺炎・気管支炎など）に，桔梗・杏仁・芦根・冬瓜仁・麻黄などと用いる。

> 方剤例　銀葦合剤

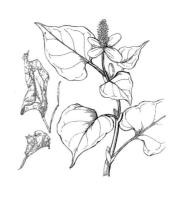

癰疽 疔 癤すなわち皮膚化膿症に，単独であるいは他の清熱解毒薬と用いる。

2．清熱化湿

魚腥草は消炎・滲出抑制に働く。

大腸湿熱の下痢・テネスムスや，膀胱湿熱の頻尿・排尿痛・尿の混濁などにも，当該の処方中に配合して用いる。

［常用量］　9～30 g

［使用上の注意］

①長時間煎じてはならない（精油を含む）。

②生では強烈な臭気があるが，乾燥させたのち煎じると，芳香があり苦味もなく胃にも刺激性がなく，非常に服用しやすい。

金銀花（きんぎんか）

［別　　名］双花・銀花・二宝花・二花・忍冬花
［基　　原］スイカズラ科のスイカズラの花蕾。
［性　　味］甘，寒
［帰　　経］肺・胃・心・脾
［効　　能］清熱解毒・涼血止痢

> 備　考　忍冬（スイカズラ）の花蕾が金銀花で，茎が忍冬藤である。

臨床応用

1．清熱解毒

金銀花は，甘寒清熱して胃を障害せず，消炎・化膿抑制に働き（清熱解毒），化膿性炎症によく用いられる。また，「軽微宣散」の効能があり，発散に働くので，表熱の解表にも用いられ，さらに温病の気分証・営分証にも透熱達表で熱邪を発散

する目的で使用される。とくに，「営に入りて透熱転気す」といわれるように，営分証から気分証に病態を軽減させる目的でも配合されている。

❶ 透表清熱（疏散風熱）

風熱表証（表熱）の頭痛・軽度の悪寒・発熱・咽痛・舌質は偏紅・脈が浮数などの症候に，薄荷・連翹・荊芥・牛蒡子などと用いる。

> **方剤例** 銀翹散・銀翹敗毒散

❷ 清気・清営

温病の気分証の高熱・口渇・熱感・発汗・脈が洪大・舌質が紅などの症候や，営分証の激しい熱感・午後～夜間の高熱・口乾・舌質が深紅で乾燥・舌苔が少・脈が細数で無力などの症候に，石膏・知母・連翹・生地黄・玄参・麦門冬などと用いる。

> **方剤例** 銀翹白虎湯・清営湯

❸ 解毒消癰

癰疽 疔 癤すなわち皮膚化膿症に，連翹・牛蒡子・蒲公英・山梔子・黄連・黄芩などと用いる。

> **方剤例** 五味消毒飲・銀花解毒湯・仙方活命飲・銀翹敗毒散

耳・咽の化膿性炎症には，玄参・桔梗・牛蒡子・連翹・射干などと用いる。

> **方剤例** 銀翹馬勃散

乳癰（乳腺炎）には。黄耆・当帰・甘草などと用いる。

> **方剤例** 銀花湯

腸 癰（虫垂炎など）には，薏苡仁・黄芩・玄参・牡丹皮などと用いる。

> **方剤例** 清腸飲・闌尾清解湯

２．涼血止痢

金銀花は，消炎による止血の効果と，軽度の化湿の効能があるので，湿熱の膿血下痢に使用する。

湿熱の膿血下痢・テネスムス・発熱・腹痛などの症候に，葛根・黄連・黄芩・白頭翁・赤芍などと用いる。炒炭にした方が止血効果がつよい。

[常用量] 9～15ｇ。化膿性疾患には30～150ｇ。

[使用上の注意]

①寒証には用いない。

②虚寒の下痢・陰証の瘡には禁忌。

忍冬藤（にんどうとう）

[別　名] 銀花藤・忍藤

［性　味］［帰　経］金銀花と同じ。
［効　能］清熱解毒・通経活絡

臨床応用

　金銀花よりやや効能が劣るが，ほぼ同様に使用してよい。大量に用いる必要がある。

　皮膚化膿症（ 方剤例 治頭瘡一方）に，あるいは通経活絡の効能を利用して関節炎などによく用いる。

［常用量］15〜30 g

枸杞子（くこし）

［別　名］枸杞・杞子・杞果・甘枸杞・甘杞子
［基　原］ナス科のクコ，ナガバクコの成熟果実。
［性　味］甘，平
［帰　経］肝・腎・肺
［効　能］滋補肝腎益精・養肝明目

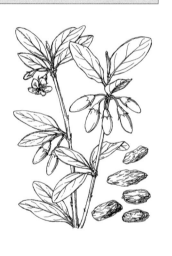

臨床応用

1．補腎益精

　枸杞子は平性・潤性で補腎益精に働くので，腎虚に適する。

　腎精不足（腎虚）の腰や膝がだるく無力・記銘力減退・頭のふらつき・遺精・早漏・不妊・帯下などの症候に，熟地黄・山茱萸・山薬などと用いる。

　　　方剤例 　左帰飲・左帰丸・大補元煎

　腎陽虚で，四肢の冷え・寒がるなどの虚寒の症状をともなうときは，附子・肉桂・菟絲子などをさらに配合して用いる。

　　　方剤例 　右帰飲・右帰丸・贊育丹

2．滋養肝腎・明目

　枸杞子は1味で滋補肝腎し，肝腎両虚の主薬である。視力減退にも有効である（明目）。

　肝腎両虚の目がかすむ・目がくらむ・視力低下・頭がふらつく・腰や膝がだるく無力などの症候に，熟地黄・山茱萸・甘菊花などと用いる。とくに甘菊花と枸杞子

の配合が重要である。

>方剤例　杞菊地黄丸・菊晴湯

　肝腎陰虚で胸腹痛・いらいら・脈が弦数などの気滞の症候がみられるときは，潤性・大寒の疏肝薬である川楝子と配合して用いる。

>方剤例　一貫煎

[常用量]　6～18g
[使用上の注意]
　①平補の薬物であるが，陰虚火旺には用いない。
　②脾虚の泥状～水様便には使用しない方がよい。
　③効能は菟絲子・潼蒺藜（甘，温で蒺藜子と異なる）に似て滋養肝腎に働くが，菟絲子・潼蒺藜は補陽が主体で，枸杞子は滋陰が主体である。

苦参（くじん）

[別　名] 苦骨・川参
[基　原] マメ科のクララの根。
[性　味] 苦，寒
[帰　経] 心・脾・大腸・小腸・肝・腎
[効　能] 清熱燥湿・祛風殺虫

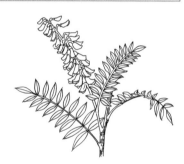

臨床応用

1．清熱燥湿

　苦参は苦寒で沈降下行し，小便を通利するので，下焦の湿熱に適する。

　湿熱の下痢・腹痛・テネスムスには，木香・葛根・赤芍・黄芩などと用いる。

>方剤例　香参丸・治痢散・苦参止痢煎

　湿熱の黄疸には，竜胆草・山梔子などと用いる。

>方剤例　竜胆苦参湯

　湿熱の帯下や産後の子宮感染などに，黄芩などと用いる。

>方剤例　三物黄芩湯

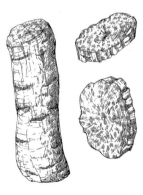

2．祛風殺虫

　苦参は，消炎（清熱）・炎症性滲出の抑制（燥湿）とともに止痒（祛風）に働き，さらに白癬菌・トリコモナスなどを抑制する（殺虫）ので，かゆみをともなう皮

膚・粘膜の炎症に適している。

　湿熱の皮疹で発赤・熱感・膨疹・水疱・滲出物が多い・かゆみなどの症候がみられるときに，防風・荊芥・蝉退・白鮮皮などと用いる。

　　　方剤例　苦参散・消風散

　湿熱による陰部瘙痒・帯下など（トリコモナスなど）にも，蛇床子・黄芩などと用いる。

　　　方剤例　三物黄芩湯・苦参散

　外用してもよい。

[常用量] 3〜9 g

[使用上の注意]

　肝腎陽虚には禁忌である。

桂（けい）

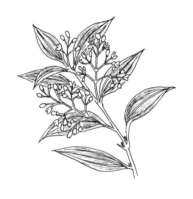

　肉桂と桂枝は，同じ桂樹の異なった部位であり，効能にもやや違いがあるので，現在の中国では区別して用いられている。ただし，《傷寒論》《金匱要略》の桂枝が現在の桂枝と肉桂のいずれに相当するのかは明確ではなく，後世の記載もいずれか不明であることも少なくない。それゆえ，区別をする必要がないと考える人もあり，とくに日本のエキス剤では桂皮のみを用いているところから，事情はやや複雑である。現在の状況は以下のようである。

①肉桂（中国）：桂の樹皮。日本では別植物の根皮を肉桂と称していたが，現在は用いられていない。

②桂皮（日本）：桂の樹皮であるが，中国の肉桂とは別の植物ともいわれる。

③桂心（中国）：肉桂の周皮を除いたものである。上品。

④桂枝・桂枝尖：桂樹の若い細枝。先端部が桂枝尖である。《傷寒論》には「桂枝，皮を去る」と記載されているが，現在の桂枝には去る皮部はないので問題がある。張錫純は「若い細枝は均一であり，皮を去るとあるのは，細枝でも木部と皮部が分かれている下品を使うなということである」とも述べている。現在では若い細枝のみを桂枝という。

肉桂（にっけい）

［別　名］桂・上肉桂・官桂・桂心・桂皮
［基　原］クスノキ科のケイの樹皮。
［性　味］甘・辛，大熱
［帰　経］肝・腎・心・脾・胃
［効　能］温中補陽・散寒止痛・温通経脈

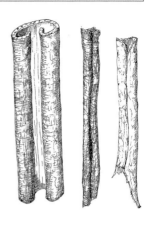

臨床応用

1．温中補陽

　肉桂は，補陽に働いて元気をつけ興奮性を増し，また腹中を暖める温中の効果があるので，陽虚の元気がない・疲れやすい・四肢の冷え・寒がる・舌質は淡白で胖大・脈は沈遅で無力などの症候に用いる。熱性がつよいので，陽虚で寒証がつよい陽虚寒盛（陽虚陰盛）に適している。

　腎陽虚で腰や膝がだるく無力・インポテンツ・頻尿・排尿困難・夜間多尿などがみられるときは，熟地黄・何首烏・山茱萸・山薬などの補腎薬と用いる。

　　方剤例　右帰飲・右帰丸・桂附八味丸・八味丸

　脾陽虚で食欲不振・腹部の鈍痛・泥状～水様便などがみられるときは，人参・白朮・茯苓などと用いる。

　　方剤例　桂附理中湯・桂枝人参湯

2．散寒止痛

　肉桂は熱性がつよく，血行を促進して身体を温め，また鎮痛にも働くので，寒邪の侵襲による「中寒」，すなわち冷たい飲食物や寒冷の環境などによる冷え・疼痛などに用いる。

　臓腑の中寒で，腹痛・下痢・悪心・嘔吐・腹部の冷えなどがみられるときは，白朮・茯苓などの健脾利水薬や半夏・小茴香・呉茱萸・縮砂などの理気降逆薬などを配合して用いる。

　　方剤例　桂苓丸・安中散・五積散

　経絡の中寒で，四肢の冷え・関節の疼痛や拘縮などがみられるときに，当帰・白芍などの止痙薬とともに用いる。とくに，寒滞肝脈で下腹～内股・陰部の肝経に沿った冷えや痛みに適している。

　　方剤例　暖肝煎・五積散・当帰四逆湯・当帰湯

3．補遺

　肉桂の効能を利用し，以下のように使用することもある。

❶ 散寒通経

肉桂の血行促進の効能を利用して，月経を改善する。

衝任虚寒の稀発月経・月経痛・下腹部の冷えなどに，当帰・川芎・白芍・艾葉などを配合して使用する。

> **方剤例** 少腹逐瘀湯・桂附四物湯・艾附暖宮丸

❷ 気血双補の補助

気血双補の方剤に肉桂を補助的に加え，食欲増進・吸収促進の効能により気血双補をつよめる。また，陰疽癰癘，すなわち陽虚や気血両虚などで回復力・抵抗力が低下したための慢性の皮膚潰瘍・寒冷膿瘍・化膿傾向に乏しい慢性の化膿症などに，黄耆・当帰・鹿茸・熟地黄などの生肌の効能をもつ薬物とともに用いる。

> **方剤例** 陽和湯・十全大補湯・保元湯・黄耆建中湯・帰耆建中湯

❸ 引火帰原

陽虚の戴陽・格陽，すなわち体内や四肢の冷え・元気がない・脈は無力などの虚寒の症候がありながら，頬部の紅潮・のぼせ・口渇・体表部の熱感などの仮熱の症候がみられるとき（真寒仮熱）に，附子・乾姜・人参などとともに用いて補陽を強力に行うと，仮熱をしずめることができる。

陰虚火旺で，のぼせ・ほてり・熱感などがつよく，滋陰降火の薬物を用いても有効でない場合に，少量の肉桂を加えると効果がある。辛温の肉桂は，胃腸の蠕動をつよめて滋膩の滋陰薬の吸収を促進するとともに，血行を促進して滋陰薬が全身に散布する助けになることによって，有効に働くものと考えられている。

❹ 反佐

上記のように，陰虚火旺に熱薬の肉桂を加えて熱証をしずめるような使用法を「反佐」という。

このほか，心火ののぼせ・いらいら・不眠などの症候に瀉火の黄連を用いるが，黄連の苦寒性を和らげ胃腸の吸収を高める目的で肉桂を併用することがあり，これも熱証に熱薬を用いる反佐である。

> **方剤例** 交泰丸

[常用量] 0.5 〜 3 g

[使用上の注意]

　①陰虚・熱証には，少量を反佐として用いる以外は禁忌である。出血を来すことがある。

　②発汗作用もあるので，亡陽に対する回陽救逆としては禁忌である。

　③妊婦には用いない。出血にも禁忌である。

　④有効成分に精油を含むので，煎剤としては用いず，別に泡服（茶碗に入れて湯に溶かす）するか，沖服（粉末を溶かす）すべきである。

桂（けい）　73

桂枝（けいし）

[別　名] 桂枝尖・川桂枝
[基　原] クスノキ科のケイの若枝。
[性　味] 辛・甘，温
[帰　経] 肺・心・脾・肝・腎・膀胱
[効　能] 辛温解表・通陽・散寒止痛・温通経脈

臨床応用

1．辛温解表

　桂枝は，体表血管を拡張し発汗に働いて表証を解除するので，風寒表証（表寒）の悪寒・頭痛・発熱・身体痛・脈は浮などの症候に用いる。

　表実で悪寒・無汗・脈は浮緊を呈するときには，麻黄を配合してつよく発汗する。

　　方剤例　麻黄湯・葛根湯・小青竜湯

　表実に口渇・煩躁・咽痛などの裏熱の症候をともなうときは，麻黄と同時に清熱の石膏を配合して，表裏双解する。

　　方剤例　大青竜湯

　表実に腹痛・腹の冷え・下痢などの裏寒の症候をともなうときには，乾姜・当帰・麻黄・白芷・人参などを配合して，表裏双解する。

　　方剤例　五積散・桂枝人参湯

　表虚で悪風・自汗・脈は浮緩を呈するときには，生姜・桂枝で衛気を振奮すると同時に白芍・大棗・炙甘草などを配合して養営生津し，軽度に発汗して祛邪するとともに陰液を保護する。この効果を「解肌」といい，調和営衛とも呼ぶ。

　　方剤例　桂枝湯

2．通陽

　桂枝は辛温で，陽気を疏通する「通陽」の効能をもつ。自律神経系の興奮・血管拡張・血行促進に働いて，一時的に機能を促進する効果と考えられる。この効能を利用して，以下のさまざまな治法に組み合わせる。

　利水の白朮・茯苓・猪苓・沢瀉・防已などに配合し，利水の効果を高めて，胃腸内の溜飲・浮腫・下痢を消退させる。これを「通陽化飲」「通陽利水」と言う。

　　方剤例　苓桂朮甘湯・五苓散・木防已湯

　利水消腫の麻黄・細辛・杏仁・生姜などに配合し，粘膜下浮腫・滲出・漏出などを止め，鼻水や痰の生成をおさえる。

　　方剤例　小青竜湯・五積散

　通心陽の薤白などを用い，胸痺の狭心痛を改善する。冠動脈の拡張に働くと考え

け

られる。

> **方剤例** 枳実薤白桂枝湯

補気生津の炙甘草・人参などに配合し，脈の結代・動悸などを改善する。

> **方剤例** 炙甘草湯

疏肝の柴胡・白芍などに配合して疏肝の効能をつよめる。

> **方剤例** 柴胡加竜骨牡蛎湯・柴胡桂枝湯

活血化瘀の桃仁・紅花・牡丹皮・赤芍などに配合し，活血化瘀の効能をつよめる。

> **方剤例** 桂枝茯苓丸・桃核承気湯・折衝飲・牛膝散

補腎の熟地黄・枸杞子・山茱萸・山薬などに配合し，補腎の効能をつよめる。

> **方剤例** 八味丸

このほか，軟堅散結薬に配合して効果をつよめたり，滋陰・清熱の薬物に少量を反佐として加え，効果を高めることもある。

３．散寒止痛

桂枝は，血管拡張により血行を促進して身体を温め，鎮痛に働く。

❶ 温経散寒・温中散寒

中寒に用いるが，散寒の効果は肉桂の方がつよい。肉桂は下焦・体内を温めるのに対し，桂枝は体表・上部を温めるとされ，経絡の中寒によく桂枝が用いられる。

> **方剤例** 当帰四逆湯・当帰湯・桂枝加朮附湯

胃寒の上腹部痛や膨満感・舌苔が白滑・脈が遅などの症候，あるいは胃陽虚の上腹部痛には，白芍・生姜・大棗などと用いる。

> **方剤例** 桂枝加芍薬湯・小建中湯

衝任虚寒の月経痛・無月経などに，当帰・芍薬・川芎・桃仁などと用いる。

> **方剤例** 温経湯

❷ 散寒・祛風湿

寒湿痺（リウマチなど）のしびれ痛み・冷え・むくみ・運動障害などの症候に，祛風湿の白朮・蒼朮・防風・羌活・独活や，止痙の白芍・当帰・葛根などを配合して用いる。桂枝はとくに上半身の痛みに有効とされる。

> **方剤例** 桂枝加朮附湯・桂枝加苓朮附湯・桂枝附子湯

熱痺あるいは寒熱錯雑の痺証には，石膏・知母などとともに用いる。

> **方剤例** 白虎加桂枝湯・桂芍知母湯

❸ 通血痺

血痺（気虚による血行障害で生じるしびれなど）に，黄耆・白芍などと用いる。

> **方剤例** 黄耆桂枝五物湯

４．補遺

桂枝の効能を利用し，以下の状況にも用いる。

❶ 調和営衛

辛散の桂枝・生姜と酸甘の白芍・大棗・炙甘草などを組み合わせ，辛甘扶陽・酸甘斂陰の効果をもたらす。辛温の桂枝・生姜は陽気を行らせ衛気を振奮して酸甘の薬物が養営・生津・滋陰するのを助け，酸甘の白芍・大棗・炙甘草は陰液を補充して陽気（衛気）の生成を補助するとともに陽気の亢進を抑制し，陰液と陽気・営と衛が「相反相成」によってバランスをとれるようにし，次第に人体の平衡を回復させる。これを「調和営衛」といい，すべての処方の基本となる配合である。

　　　方剤例　桂枝湯・桂枝加芍薬湯・小建中湯

❷ 定悸

動悸に対し，茯苓・大棗・炙甘草・竜骨・牡蛎などと用いる。

　　　方剤例　桂枝甘草湯・苓桂甘棗湯・苓桂朮甘湯・桂枝加竜骨牡蛎湯

❸ 止痛

頭痛・胃痛などに対する鎮痛の目的で，処方中に配合することがある。

[常用量] 3〜9g。解表には3〜6g。祛風湿にはやや大量。

[使用上の注意]

①熱証・陰虚には，反佐として少量を用いる以外は禁忌。熱証の出血には禁忌。妊婦・月経過多には注意して用いる。

②解表薬として用いる場合には，適度に発汗させなければ効果がない。発汗がない場合には，身体を物理的に温めたり，分量や服用回数を増やす必要がある。しかし，発汗過多になると無効有害であるので注意がいる。

荊芥（けいがい）

[別　名] 荊芥穂

[薬用と修治] 使用部位・炮製の違いにより以下のものが区別される。

①荊芥：花穂をつけた茎枝。生用。祛風解表の効能をもつ。

②荊芥穂：花穂。生用。荊芥よりも祛風解表の効能がつよく，血暈(けつうん)に対する効果もつよい。

③炒荊芥：荊芥を微黄色に炒したもの。解表の効能がよわめられる。

④荊芥炭：荊芥を黒色に炒したもの。止血に働く。

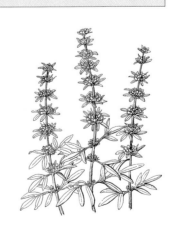

[基　原] シソ科のケイガイの花穂をつけた茎枝あるいは花穂。

[性　味] 辛，温
[帰　経] 肺・肝
[効　能] 袪風解表・止痒・止血・透疹・消瘡・止血暈

臨床応用

1．袪風解表

荊芥は辛温で芳香を有し袪風解表する。温性であるが燥性がないので，風寒にも風熱にも使用できる利点がある。また，麻黄ほどのつよい発汗作用がないので安全でもある。

表寒（風寒表証）の悪寒・発熱・頭痛・身体痛・脈が浮などの症候には，防風・紫蘇葉などと用いる。湿証をともない頭重・身体が重だるい・つよい身体痛などを呈するときは，羌活・独活・茯苓などを配合する。

> **方剤例**　荊防敗毒散・川芎茶調散・止嗽散

表熱（風熱表証）の軽度の悪寒あるいは熱感・発熱・咽痛・頭痛・口乾・舌質が尖紅・脈が浮数などの症候には，薄荷・淡豆豉・桑葉・金銀花・連翹などと用い，発汗力をつよめる。

> **方剤例**　銀翹散

2．袪風

荊芥は軽揚疏散で血分に入り，血分の風熱を除く。身体上部・体表部に作用し，止痒・透疹・散結消瘡する。

❶袪風止痒・透疹

荊芥の発散と止痒の効能を利用する。

風湿による皮疹で，瘙痒がつよい湿疹・じんましんなどに，蒼朮・白鮮皮・蟬退・防風などと用いる。

> **方剤例**　消風散・治頭瘡一方・荊防敗毒散

麻疹・風疹などで発疹の透発が不十分な場合に，辛涼解表の葛根・薄荷・升麻・蟬退などの補助として用い，透疹をつよめる。

> **方剤例**　竹葉柳蒡湯

なお，血虚生風のかゆみにも，補血薬と用いて止痒をつよめる。

> **方剤例**　当帰飲子

❷袪風熱・消瘡

荊芥の血分の風熱を除く効能を利用する。

癰疽疔癤すなわち皮膚化膿症の初期に，薄荷・防風・白芷などと用いて発散をつよめ，清熱の連翹・黄連・黄芩・山梔子などを配合して消炎する。

> **方剤例**　十味敗毒湯・清上防風湯

やや慢性化した場合には，当帰・白芍・地黄などの補血薬を配合する。

方剤例　荊芥連翹湯・防風通聖散

３．止血

　荊芥炭は「苦渋」で止血に作用するので，各種の出血に使用する。

　血便には地楡・槐花炭などと，鼻出血には藕節・山梔炭・茅根などと，不正性器出血・月経過多には当帰・益母草・続断などと用いる。

　　　方剤例　槐花散・生蒲黄湯

４．補遺

　荊芥は「止血暈」という特殊な効能をもつ。

　血暈，すなわち産後・出血のあとや血虚の体質などでみられるめまい感に，単味であるいは補血薬とともに用いる。荊芥穂が適する。

［常用量］３〜９ｇ

［使用上の注意］

　①紫蘇葉と同じく発汗解表に働くが，紫蘇葉は散寒の力がつよく気分に入って理気寛中の効能をもつ。

　②荊芥と防風を同時に用いることが多く，麻黄・桂枝の配合に似るが，発散の力は麻黄・桂枝よりもよわい。荊芥は防風より発汗力がつよく，防風は祛風止痛にすぐれている。

決明子（けつめいし）

［別　名］草決明

［基　原］マメ科のエビスグサ，コエビスグサの成熟種子。

［性　味］甘・苦・鹹，微寒

［帰　経］肝・胆・腎

［効　能］明目・清肝瀉火・祛風熱・益腎・潤腸通便

　　備考　軽く炒し，砕いて使用する。

臨床応用

１．明目・清肝・祛風熱・益腎

　決明子は「明目」の効能をもち，視力を改善する（作用機序は明らかではないが，含有するカロチンなども関係するらしい）。「祛風熱」の効能により外因性の結膜の炎症を改善し，「清肝」の効能で自律神経系の興奮などによる目の充血や眼球内部の炎症を鎮静し，「益腎」の効能で栄養状態の悪化による視力減退を改善するものと考えられる。

　目の充血・腫脹・羞明・流涙などの症候に使用するが，風熱による急性の炎症

（急性結膜炎など）には蝉退・菊花・木賊・蔓荊子などと，肝火のいらいら・頭痛などをともなうときには柴胡・黄連・山梔子などと用いる。

<small>方剤例</small>　決明子散・決明子湯

　肝腎陰虚の視力障害には，枸杞子・菊花・地黄・白芍・女貞子などに配合して用いる。

<small>方剤例</small>　決明丸

２．清肝瀉火

　決明子は鎮静に作用するので，肝火・肝風に用いられる。

　肝火・肝風のいらいら・怒りっぽい・頭痛・耳鳴・目の充血・ふらつき・めまい・胸脇部の脹った痛み・舌質が紅・舌苔が黄・脈が弦数で有力などの症候に，竜胆草・柴胡・蒺藜子・釣藤鈎などと用いる。

３．潤腸通便

　決明子は腸内を滋潤して通便する。

　熱秘，すなわち身体の熱感・口渇・舌質が紅・舌苔が黄・脈が数などの熱証をともなう便秘に用いる。

　腸燥便秘にも，単独であるいは麻子仁・郁李仁などと用いる。

［常用量］　6〜15g

［使用上の注意］

　①軟便〜下痢には用いない。

　②寒証には禁忌である。

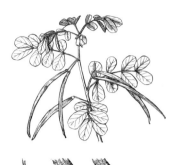

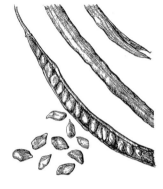

牽牛子（けんごし）

［別　名］牽牛

［基　原］ヒルガオ科のアサガオの成熟種子。

［品　種］黒色のものを黒牽牛子（黒牽牛・黒丑），白色のものを白牽牛子（白牽牛・白丑），白色と黒色を等分に混ぜたものを黒白丑（二丑）と言うが，いずれも効能に差はなく，一般に区別せずに用いられる。

［性　味］苦，寒。小毒

［帰　経］肺・腎・大腸

[効　能] 逐水消腫・祛痰逐飲・平喘・殺虫攻積・瀉下

> 臨床応用

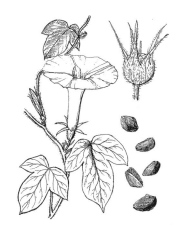

１．逐水

牽牛子は苦寒・性降で通瀉の力がつよく，三焦を通じて気分に入り，水湿の邪を大・小便として排出する。

❶逐水消腫

水腫（浮腫・関節水腫・腹水・胸水など）に，牽牛子の粉末１〜2.5ｇを体質の強弱に応じて１日１回あるいは２〜３日に１回湯で服用させると，利尿・下痢が生じて水腫が改善する。甘遂・芫花・大戟・檳榔子などの逐水薬や大黄・枳実・青皮などの瀉下・理気の薬物を配合して効果をつよめるのもよい。

> 方剤例　舟車丸・禹功散・牽牛散・消水方

❷祛痰逐飲・平喘

牽牛子は逐水の効能により，下痢・利尿を通じて余剰の水分を排除し，肺水腫を改善（祛痰逐飲）して呼吸困難をしずめる（平喘）。

胸中の痰飲（肺水腫・胸水）による呼吸困難に，葶藶子・杏仁・桑白皮・陳皮などと用いる。

> 方剤例　牽牛散

２．瀉下

牽牛子は瀉下通便に働く。少量では通常の通便に作用するが，大量では水様下痢となる。

❶殺虫攻積・瀉下

牽牛子のもつ腸内寄生虫の殺虫作用と瀉下作用を利用し，回虫症などに用いる。檳榔子などを配合するとよい。

❷瀉下攻積

牽牛子のもつ瀉下作用を利用し，食滞や湿熱下痢に用いて，腸管内の不消化物や腐敗物を除去する。檳榔子・大黄・黄連・黄芩などと用いる。

> 方剤例　木香檳榔丸

[常用量] ３〜９ｇ。散では1.5〜３ｇ。

[使用上の注意]
　①煎じると薬力が減じる。
　②妊婦には禁忌。

③虚弱者・老人には補益薬とともに用いる（攻補兼施）か，間隔をあけて使用する。
④腹満・便秘がみられない場合には使用しない方がよい。
⑤常用量で中毒症状は生じないが，大量を使用すると嘔吐・腹痛・出血などが生じる。

芡実（けんじつ）

[別　名] 芡実米・南芡実・蘇芡実・北芡実・鶏頭・鶏頭米
[基　原] スイレン科のオニバスの成熟種子。
[性　味] 甘・渋，平
[帰　経] 脾・腎
[効　能] 補腎固精・健脾止瀉・扶脾・化湿止帯

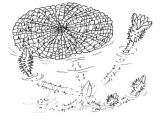

臨床応用

1．補腎固精

芡実は固精・縮尿に働き，また補腎益精の効能ももっている。

腎精不足の遺精・滑精・早漏・頻尿・多尿などに，金桜子・蓮子・菟絲子・桑螵蛸などと用いる。

　方剤例　水陸二味丸・金鎖固精丸

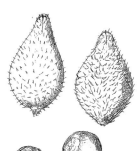

2．健脾止瀉

芡実は，脾を補って運化をつよめ，また収渋により水様便を改善する。

脾気虚の泥状〜水様便に，党参・白朮・茯苓・山薬などと用いる。

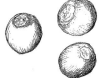

3．化湿止帯

芡実は化湿の効能により帯下を止める。

湿熱による黄色帯下に，黄柏・車前子などと用いる。

　方剤例　易黄湯

4．扶脾（滋補脾陰）

芡実は脾陰を補う効能をもつ。

脾陰虚の食べると腹が張る・食欲不振・手足のほてりなどの症候に，山薬の補助として用いる。

[常用量] 6〜18g
[使用上の注意]
効果の発現が遅いので，長期間続ける必要がある。

玄参（げんじん）

[別　名] 元参・烏元参・烏玄参・黒玄参
[基　原] ゴマノハグサ科のゴマノハグサの根。
[性　味] 苦・鹹，寒
[帰　経] 肺・胃・腎
[効　能] 滋陰生津・清熱解毒・涼血瀉火・利咽・散結消腫・潤腸通便

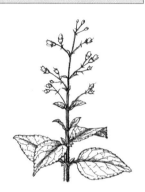

臨床応用

1．滋陰清熱

玄参は滋陰生津するとともに清熱に働くのが特徴である。

❶清熱瀉火・涼血・解毒・滋陰

玄参は，清熱瀉火・解毒によるつよい消炎・抗菌・解熱の作用をもつとともに，滋陰生津して体液を滋潤するので，温熱病の高熱や発汗による傷陰に適している。

温熱病の営分証・血分証，すなわち炎症性脱水・栄養不良などによる口渇・熱感・高熱・焦躁感・甚だしければ意識障害・発疹・皮下出血・舌質が深紅で乾燥・脈が細数などの症候に，生地黄・麦門冬・黄連・連翹・金銀花などと用いる。

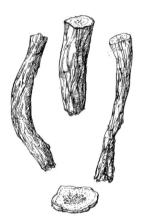

　方剤例　清営湯・清宮湯・化斑湯

❷滋陰生津・清熱・潤腸通便

玄参は，陰液を滋補するとともに，腸管内を潤して糞便を軟化し通便に働く。

熱盛傷津，すなわち炎症性の脱水で，口渇・多飲・身体の熱感・皮膚の乾燥・舌質が紅で乾燥・舌苔が黄・脈が細数などの症候に，清熱生津の生地黄・麦門冬などと用いる。

　方剤例　増液湯

熱証がつよく腹満・腹痛が明らかなら，大黄・芒硝などを配合する。

> **方剤例** 増液承気湯・新加黄竜湯

❸ 滋腎清熱

玄参は腎陰を補い，さらに清熱に働くので，腎陰虚・火旺に適する。

腎陰虚・火旺の腰や膝がだるく無力・記銘力減退・身体の熱感・のぼせ・ほてり・舌質が紅・少苔～無苔・脈は細数などの症候に，生地黄・地骨皮・知母・黄柏などと用いる。

> **方剤例** 両地湯・加減清経湯

肝腎陰虚で乾咳・少痰～無痰などをともなうときは，麦門冬・貝母・桔梗などを配合して用いる。

> **方剤例** 百合固金湯・養陰清肺湯

心腎陰虚で眠りが浅い・多夢・不安感・焦躁感などをともなうときは，酸棗仁・茯苓・遠志・丹参などを配合して用いる。

> **方剤例** 天王補心丹

肝腎陰虚でふらつき・めまい・ふるえなどの内風をともなうときは，竜骨・牡蛎・亀板などを配合して用いる。

> **方剤例** 鎮肝熄風湯

２．清熱解毒

玄参は消炎・抗菌に作用する。

❶ 清熱解毒・利咽

玄参は，咽喉の腫脹・疼痛によく奏効し，風熱による咽痛にも，陰虚火旺による咽痛にも用いられる。

風熱による急性の咽痛で，軽度の悪寒・脈が浮数などをともなう場合には，薄荷・升麻・牛蒡子・山梔子・黄芩などの辛涼解表薬と用いる。

> **方剤例** 玄参解毒湯・玄参升麻湯

陰虚による慢性の咽痛で，熱感・舌質が紅で乾燥・脈が細数などがみられるときは，生地黄・沙参・麦門冬などと用いる。

> **方剤例** 玄参治咽湯・養陰清肺湯

❷ 清熱解毒・涼血

最近の経験によると，血栓性動脈炎の壊死に，玄参の消炎・抗凝血などの効果を利用し，金銀花・当帰・甘草を配合すると有効である。

> **方剤例** 四妙勇安湯

３．清熱・散結消腫

玄参は消炎するとともに，しこり・結節などを軟化する作用をもつ。

瘰癧・痰核，すなわちリンパ節炎・しこりなどに，牡蛎・貝母などの軟堅薬と用いる。

> **方剤例** 玄参牡貝湯・消瘰丸

4．補遺

玄参の潤腸通便の効能を利用し，腸燥便秘に生地黄・麦門冬などと用いる。

> 方剤例 増液湯・増液承気湯

［常用量］9～12 g

［使用上の注意］

①脾虚の泥状～水様便や寒証には禁忌である。

②生地黄と効能が似るのでよく両者を同時に用いる。玄参は瀉火解毒・利咽に
　すぐれていて，熱証に広く用いられ，滋陰には長期的に使用されないのに対
　し，生地黄は涼血生津・滋陰にすぐれ，滋陰補腎に長期的に用いられる。

③陰虚でも火旺が明らかでない場合には使用しない。

膠飴（こうい）

［別　名］飴糖

［基　原］イネ，サツマイモ，トウモロコシ，ジャガイモなどのデンプンを糖化し
　たもの。

［性　味］甘，微温

［帰　経］脾・胃・肺

［効　能］補中緩痛・潤肺止咳

臨床応用

1．補中緩痛

膠飴は脾を補い，軽度の鎮痛作用をもつ。

中気不足の寒痛で，鈍痛があり温めたり圧すると楽になる腹痛に，桂枝・白芍・
当帰などの補助として用いる。気虚が明らかなら黄耆・党参などとともに用い，補
中を補助する。

> 方剤例 小建中湯・黄耆建中湯・当帰建中湯・大建中湯

2．潤肺止咳

膠飴は潤性で，肺を潤して止咳に働く。

肺虚の乾咳に補助的に用い，肺を潤して鎮咳する。

［常用量］30～60 g

［使用上の注意］

①煎湯に溶かして服用する。あるいは膏剤・丸剤として用いる。

②甘味で停滞の性質があり脹満を生じやすいので，湿熱・悪心や嘔吐のあるも
　の・腹満などには用いない。

紅花（こうか）

[別　名] 杜紅花・川紅花
[基　原] キク科のベニバナの管状花。
[性　味] 辛，温
[帰　経] 心・肝
[効　能] 活血化瘀・通経・止痛

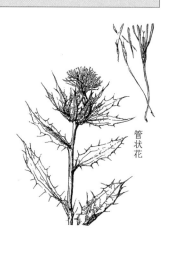
管状花

臨床応用

1．活血通経

紅花は婦人科で最もよく使用される活血化瘀薬である。微小循環を改善するとともに，子宮筋に緊張性・律動性の収縮をおこさせて月経を発来する。

月経異常，とくに月経痛（月経開始後に多い）・凝血塊がある・月経量が少ない・月経が遅れる・甚だしければ無月経などに，当帰・川芎・白芍・熟地黄・延胡索・香附子などと用いる。

> 方剤例　桃紅四物湯・過期飲・血府逐瘀湯・膈下逐瘀湯

産後の悪露排出不全で，悪露の持続・下腹痛などがみられるときに，桃仁・当帰・牛膝・赤芍などと用いる。

> 方剤例　脱花煎・折衝飲

死胎の排出にも，当帰・川芎・牛膝・桃仁・大黄・芒硝などと用いる。

> 方剤例　脱花煎・通導散

2．活血化瘀・止痛

紅花は，量を多く用いると「破血祛瘀」に働いて血瘀を除く。一般には桃仁とともに使用して効能をつよめる。

血瘀の持続性疼痛・反復する静脈性出血・うっ血・充血・癒着・増殖性病変・腫瘤・血管拡張・舌質が暗～紫あるいは瘀斑・脈が渋などの症候に，桃仁・赤芍・丹参・当帰・川芎などと用いる。一般には，気滞をともなうので柴胡・香附子・枳実・枳殻・延期索・桂枝などの理気・通瘀の薬物を配合する。

> 方剤例　血府逐瘀湯・膈下逐瘀湯・折衝飲・冠心Ⅱ号方

血虚・陰虚で，皮膚につやがない・目がしょぼつく・目がかすむ・筋肉のひきつり・月経異常・舌質が淡暗・脈が細などをともなうときには，当帰・白芍・熟地黄・何首烏などを配合する。

> 方剤例　桃紅四物湯・血府逐瘀湯

気虚で，元気がない・疲れやすい・舌質が淡白で胖大・脈が軟などをともなうときは，黄耆・党参・白朮などを配合する。

方剤例 補陽還五湯

打撲・捻挫・手術などによる内出血・疼痛・腫脹で，つよい活血化瘀が必要なときは，乳香・没薬・枳実・青皮・桂枝などの理気・通陽薬や大黄・芒硝などの瀉下薬を配合する。

方剤例 七厘散・舒筋活血湯・通導散

このほか，寒証をともなうときは散寒薬を，熱証をともなうときは清熱薬を配合するなど，さまざまな病態に適合させて用いる。なお，脳卒中後遺症の麻痺や痺証の疼痛などにも，活血通絡の目的で使用する。

3．補遺

紅花は，「少量を用いると活血養血に働く」とされ，血瘀で「新血」が生じないために血虚を呈する場合に，血瘀を除いて新血を生じさせる目的で八珍湯・十全大補湯などの補血剤に少量配合する。

［常用量］3～9g

［使用上の注意］

①妊婦には禁忌である。

②月経過多・出血傾向には用いない。

③温性であるから，熱証に用いる場合には大量の清熱薬に配合する必要がある。

④桃仁と効能が似ており，よく併用される。平性の桃仁はすべての血瘀に用いられ，温性の紅花は熱証にはあまり使用されない。また，桃仁は「局部・有形」の血瘀に適し，紅花は「散在・全身無定処」の血瘀に適するともいわれる。両者を併用することにより効果が促進される。

番紅花（ばんこうか）

［別　名］蔵紅花・西紅花・サフラン
［基　原］アヤメ科のサフランの柱頭および花柱。
［性　味］甘，寒
［帰　経］心・肝
［効　能］活血化瘀・通経・涼血解毒

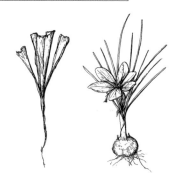

臨床応用

番紅花は非常に高価なために一般に臨床

に用いることは少ないが，紅花とほぼ同様に使用できる。ただし，紅花が温性であるのに対し，番紅花は寒性であり，熱証に偏るものに適する。

このほか，清熱涼血の効能を利用し，温熱病の営分・血分証や，発熱・麻疹などに用いられる。

[常用量] 1.5～3 g

香附子（こうぶし）

[別　名] 香附・香附米・莎草
[基　原] カヤツリグサ科ハマスゲの根茎。
[性　味] 辛・微苦・微甘，平
[帰　経] 肝・三焦
[効　能] 疏肝解鬱・理気止痛・調経

> 備考　一般には，黄酒・醋などと蒸煮した製香附子を用いる。

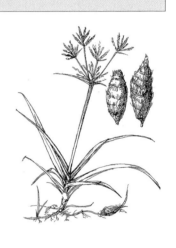

臨床応用

1. 理気解鬱

香附子は「辛散・苦降・甘緩」に働き，芳香性を有し，寒熱に偏せず「平性」であるところから，「気病の総帥」「一切の気を主る」といわれ，理気薬として最もよく用いられる。

❶疏肝解鬱・理気止痛

香附子は疏肝解鬱の効能をもち，情緒の抑うつ・緊張とこれにともなう自律神経系の失調を改善して，機能を円滑にする（理気）。さらに鎮痛にも作用する。

肝気鬱結・気滞の憂うつ感・緊張・いらいら・ヒステリックな反応・胸脇部が脹る・腹満・胸脇痛・腹痛・排便不調・乳房が脹る・月経不順・脈が弦などの症候に，柴胡・青皮・厚朴・紫蘇などと用いる。ただし，一般には肝気鬱結にともなうさまざまな症候に対する配慮を行う。

たとえば，血瘀の固定性疼痛・舌質が暗あるいは瘀点などをともなうときには桃仁・紅花・当帰・川芎などを配合し，痰湿の多痰・咳嗽・むくみ・悪心・舌苔が白膩などをともなうときは半夏・陳皮・茯苓などを配合し，熱証ののぼせ・ほてり・口が苦い・舌質が紅・脈が数などをともなうときは川楝子・黄芩・黄連・山梔子・牡丹皮などを配合し，寒証の冷え・けいれん痛・脈が遅などをともなうときは烏薬・延胡索・乾姜・当帰などを配合する。

> 方剤例　柴胡疏肝散・柴胡疏肝湯・疏肝解鬱湯・香蘇散・女神散

なお，肝脾不和（肝鬱脾虚）の精神的要因により生じる食欲不振・腹鳴・腹痛・下痢などの症候には，六君子湯などに配合して用いる。

方剤例 香砂六君子湯

❷理気止痛

香附子の理気止痛の効能を利用して，気滞によるさまざまな疼痛・膨満感に用いる。とくに胸腹痛・胃痛によく使用する。

胃寒による胃痛・悪心・つばが多い・膨満感・冷えなどの症候には良姜・呉茱萸などと，胃熱による胃痛・口が苦い・呑酸・舌苔が黄などの症候には山梔子・黄連などと用いる。

方剤例 良附丸・香附散

このほか，気滞血瘀には活血化瘀薬と，寒証の気滞には散寒薬と，熱証の気滞には清熱薬と，痰湿の気滞には化痰利湿薬と，さまざまに配合し用いる。

❸理気解表

生香附子は「胸膈に上行し，皮膚に外達す」といわれ，軽度の発散の効果をもつので，気滞の表証に用いる。

表寒の悪寒・発熱・頭痛・脈が浮などの症候とともに，悪心・腹満などの気滞をともなうときに，紫蘇葉・陳皮などと用いる。

方剤例 香蘇散

湿温の初期で発熱・熱感とともに脇痛・悪心・咳嗽などを呈するときに，旋覆花・半夏・薏苡仁・茯苓などと用いる。

方剤例 香附旋覆花湯

２．調経止痛

香附子は「女科の専薬」と言われ，婦人科で常用される。とくに肝気鬱結にともなう月経異常に適している。

肝気鬱結の症候とともにみられる月経周期の異常（早くなったり遅くなったり一定しない）・月経困難（とくに月経開始時の疼痛）・乳房が脹って痛む・脈が弦などに，当帰・白芍・川芎・熟地黄（四物湯）と用いる。月経期の腹痛・凝血塊・舌質が暗あるいは瘀点などの血瘀をともなうときは紅花・桃仁などを，冷え・脈が遅などの寒証をともなうときは肉桂・乾姜・延胡索・烏薬などを，熱感・ほてり・のぼせなどの熱証をともなうときは牡丹皮・赤芍・山梔子などを，それぞれ配合して使用する。

方剤例 柴胡疏肝湯・膈下逐瘀湯・艾附暖宮丸・四烏湯・過期飲・芎帰調血飲・
香附芎帰湯

［常用量］ 6〜15g

［使用上の注意］

気・陰を消耗する恐れがあるので，気虚・陰虚には単独で用いてはならない。

粳米（こうべい）

[別　名] 米
[基　原] イネ科のイネの穎果。
[性　味] 甘，平
[帰　経] 脾・肺・胃
[効　能] 養胃健脾

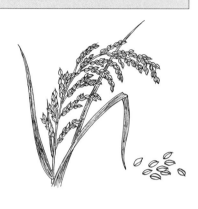

臨床応用

　粳米は，東洋人が普段食する「米」であり，古代には薬用となったと考えられるが，現在では薬効が著しいとは認めがたい。
　一般には，補気健脾の補助として，あるいは清熱薬（とくに石類の薬物）に対する胃の保護として用いる。
[常用量] 5～15g
[使用上の注意]
　特異な臭いがあるので，大量に用いると悪心・嘔吐を引き起こすことがある。
　一般には，古米（陳瘡米）を用いた方が味がよい。

厚朴（こうぼく）

[別　名] 川朴・和厚朴
[基　原] モクレン科のカラコウボク，ホウノキの樹皮。
[性　味] 苦・辛，温
[帰　経] 脾・胃・肺・大腸
[効　能] 理気燥湿・寛中除満・平喘

臨床応用

1．理気燥湿

　厚朴は「苦で下気し，辛で散結し，温で燥湿する」といわれ，消化管内の水分の吸収を促進するとともに，胃腸の蠕動を調整（理気）して脾の運化をつよめ，止瀉・止嘔にも働くので，湿証に広く用いられる。
　湿困脾胃の悪心・嘔吐・口がねばる・腹満・下痢・身体が重い・むくみ・舌苔が白膩・脈が滑などの症候に，蒼朮・茯苓・半夏・生姜・陳皮などと用いる。

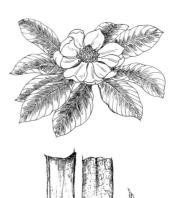
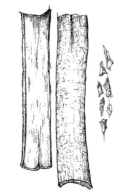

> 方剤例　平胃散・藿香正気散・半夏厚朴湯

寒湿で冷え・腹痛・舌苔が白滑・脈が遅などをともなうときは，さらに乾姜・草果・草豆蔻・附子などを加える。

> 方剤例　厚朴温中湯・四加減正気散・実脾飲

湿熱で舌苔が黄膩・脈が滑数・尿が濃いなどの症候をともなうときは，黄連・黄芩・山梔子・滑石などと用いる。

> 方剤例　連朴飲・三加減正気散・黄芩滑石湯

湿温の初期で，頭痛・発熱・軽度の悪寒・身体が重い・悪心・尿量が少ない・下痢・舌苔が膩・脈が浮滑などの症候がみられるときは，藿香・紫蘇葉・杏仁・薏苡仁・滑石・通草などと用いる。

> 方剤例　滑石藿香湯・藿朴夏苓湯・三仁湯

2．寛中除満

厚朴は理気寛中の効能をもち，腸蠕動を調整して腹満を除く（除満）ので，腹が脹る場合や蠕動を調整する目的でよく用いる。一般に実脹（邪実による腹満）に適し，虚脹（脾胃気虚の蠕動無力による腹満感）にはあまり用いない。

便秘・腹満・腹痛がみられる場合に，大黄・芒硝・枳実などと用いる。

> 方剤例　大承気湯・厚朴三物湯

腸燥便秘（習慣性・老人・産後など）にも，麻子仁・杏仁・桃仁などの調腸薬と用いる。

> 方剤例　麻子仁丸・潤腸湯

脾胃気滞の腹満・腹痛などに，橘皮・枳実・檳榔子・半夏・木香などと用いる。

> 方剤例　九味檳榔湯・枳実消痞丸

なお，気滞血瘀にも桃仁・紅花・大黄・当帰などと用いる。

> 方剤例　通導散

3．平喘

厚朴は理気平喘の効能をもち，気管支平滑筋のけいれんを緩解して呼吸困難を止める（平喘）ので，喘咳にもよく用いられる。

喘咳（呼吸困難・咳嗽）には，麻黄・蘇子・杏仁・半夏などと用いる。

方剤例　桂枝加厚朴杏仁湯・神秘湯・厚朴麻黄湯

4．補遺

　厚朴は軽度の解鬱の効能をもち，憂うつ・抑うつに有効である。

　痰気鬱結の梅核気で，憂うつ・抑うつ・咽の閉塞感・胸苦しいなどの症候に，半夏・柴胡などと用いる。

　　　方剤例　半夏厚朴湯・四七湯・紫蘇散

[常用量] 3〜9 g

[使用上の注意]

　①気虚・陽虚あるいは妊婦には慎重に用いる。

　②熱証には用いない。湿熱に使用するときは大量の清熱薬に配合する。

藁本（こうほん）

[別　名] 川藁本・香藁本
[基　原] セリ科のコウホンの根茎および根。和藁本はセリ科のヤブニンジンの根。
[性　味] 辛，温
[帰　経] 膀胱
[効　能] 散寒解表・止痛・祛風湿

臨床応用

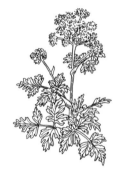

1．散寒解表（辛温解表）

　藁本は辛温でつよい香りを有し，祛風・散寒・化湿・止痛に働き，発汗して解表するので，風寒湿の表証に適する。とくに止痛に作用するので頭頂部・腰部の疼痛をともなうものに適する。

　風寒・風寒湿の表証（表寒）で，悪寒・発熱・頭痛・身体痛・脈が浮などの症候があり，とくに頭痛が強い場合に，羌活・防風・蔓荊子・独活などと用いる。

　　　方剤例　羌活勝湿湯

2．祛風止痛

　藁本は太陽経に入り督脈を通じ，発散・組織間の水分除去・血行促迫に働き，つよい鎮痛効果を示す。

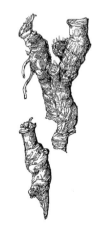

❶祛風湿

　風湿痺の関節痛・しびれ・むくみ・運動障害などに，

羌活・独活・川芎・蒼朮などと用いる。

> 方剤例　羌活勝湿湯

❷ 止痛

頭痛（偏頭痛・頭頂痛）に用いる。

鼻炎・副鼻腔炎などの頭痛には，蒼耳子・白芷・川芎などと用いる。

3．補遺

藁本は風寒による下痢にも有効である。

また，等量の白芷とともに粉末にした煎薬を塗ると「ふけ」に奏効し，藁本の煎汁を外用すると疥癬にも効果がある。

[常用量]　3～9 g

[使用上の注意]

温燥で昇散の性質があるので，血虚頭痛・陰虚火旺・熱証には用いない。

牛膝（ごしつ）

[別　名] 牛夕

[基　原] ヒエ科のイノコヅチ属植物の根。

[品　種] 産地によって，以下の区別がある。

①懐牛膝・准牛膝：滋補肝腎・強筋骨にすぐれている。

②川牛膝：活血化瘀にすぐれている。

ただし，一般には明確な区別はないとされ，同様に用いることが多い。

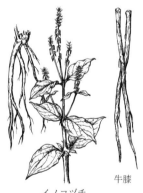

イノコヅチ　　牛膝

[性　味] 苦・酸，平

[帰　経] 肝・腎

[効　能] 活血通経・祛風湿・引血下行・利水

臨床応用

1．活血通経

牛膝は，活血化瘀に働いてうっ血を改善し，経脈を通じさせる（循環改善）。

血瘀の疼痛・うっ血・出血・冷えのぼせ・舌質が暗紫あるいは瘀斑・脈が渋などの症候，あるいは月経痛・月経遅延や無月経・経血が暗あるいは凝血塊などの症候に，桃仁・紅花・当帰・延胡索などと用いる。打撲・捻挫などによる腫脹・疼痛にもよい。多くは気滞をともなうので，枳実・厚朴・柴胡などの理気薬を配合する方がよい。

> 方剤例　血府逐瘀湯・生化通経湯・折衝飲・牛膝散

なお，胎盤の残留にも，冬葵子とともに使用すると有効である。

２．祛風湿

牛膝は，リウマチ性のしびれ痛みを止め，また循環改善（活血化瘀）にも働くので，風湿痺に使用される。

痺証のしびれ痛みに，防風・独活・蒼朮などと用いる。肝腎両虚をともなう場合に適し，また下行の性質があるので，下半身の痛みによく用いる。

> 方剤例　独活寄生湯・三痺湯・大防風湯・疎経活血湯

３．引血下行（引経薬）

牛膝は「引血下行」するとされ，下半身の血行を促進して，薬効を下方に導き，さらに上部の充血を改善するので，この効能を利用してさまざまに用いられる。

肝腎陰虚でめまい・ふらつき・手足のふるえ・頭痛などの内風の症候がみられるときに，牛膝の柔肝の効能と下行の性質を利用し，滋補肝腎・熄風の薬に配合して用いる。

> 方剤例　天麻鉤藤飲・鎮肝熄風湯・建瓴湯

歯齦の腫脹・疼痛にも，牛膝の下行・止痛の効能を利用し，黄連・牡丹皮・知母・石膏などと用いる。陰虚をともなうときは熟地黄・麦門冬などを加える。

> 方剤例　加味清胃散・玉女煎

このほか，上部の出血・下部の疼痛などにも配合応用する。

４．利水

牛膝は利水（「通調水通」といわれる）の効能により，組織中の余剰水分を血中に吸収して利尿作用によって除くので，以下のように用いられる。

❶利水通淋

炎症性の排尿困難（淋）に，牛膝の利水の効能を利用する。

淋証の排尿困難・排尿痛・血尿などの症候に，清熱・利水の黄芩・滑石・通草・瞿麦などと用いる。

> 方剤例　牛膝湯

❷滋腎利水

牛膝の補腎の効能と利水の働きを利用する。

腎陽虚の浮腫（寒湿）で，腰や膝がだるく無力・冷え・記銘力減退・尺脈が弱などをともなうときに，熟地黄・山茱萸・山薬などの補腎薬と補腎利水の車前子を配合して用いる。

> 方剤例　牛車腎気丸

❸清熱化湿

牛膝の下行・活血・利水の効能を利用する。

湿熱蘊結による下腿や膝関節の発赤・腫脹・疼痛・熱感と舌苔が黄膩・脈が滑数などの症候に，蒼朮・黄柏・薏苡仁などと用いる。

方剤例　三妙丸（散）・四妙丸（散）
5．補遺
❶滋補肝腎・強筋骨・止痛
　牛膝は，肝腎を滋補して筋骨をつよめ腰腿痛を改善するので，肝腎両虚によく用いる。この効能には下行の働きも関与している。
　腎虚・肝腎両虚の腰や膝がだるく痛む・下半身の無力感などの症候に，杜仲・桑寄生・続断・熟地黄などと用いる。
　　方剤例　虎潜丸・河車大造丸・左帰丸
❷柔肝
　牛膝は肝陰を滋潤して肝陽を抑制し，肝の疏泄機能を潤整する「柔肝」の働きをもつ。肝陽上亢・肝風内動などには，この効能を利用している。
[常用量] 3～9g
[使用上の注意]
　①潤腸の効能をもつので，脾虚の泥状～水様便には用いない。
　②生用すると活血化瘀の効能がつよく，熱用（加熱）すると滋補肝腎の効能がつよくなる。
　③不正性器出血・月経過多・妊婦には用いない。
　④滋補肝腎の効能を過大評価してはならない。

呉茱萸（ごしゅゆ）

[別　名] 呉黄・淡呉黄
[基　原] ミカン科のゴシュユの未成熟果実。
[性　味] 辛・苦，熱。小毒
[帰　経] 肝・腎・脾・胃
[効　能] 散寒止痛・下気止嘔・疏肝下気・止瀉・殺虫
　　備考　塩水や甘草水で炒して用いる。

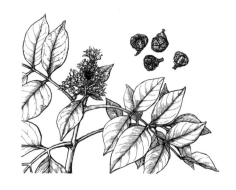

臨床応用

1．散寒止痛
　呉茱萸は「厥陰の寒邪を温散する」とされ，鎮痛にも働くので，主に肝経や下焦の寒証に用いられる（疏肝下気の効能もあるためである）。厥陰頭痛にもよく奏効

する。

寒滞肝脈，すなわち寒冷による四肢の冷え・下腹両側～陰部～大腿内側の冷え痛み・脈が微細などの症候に，当帰・桂枝・細辛・延胡索・川楝子・烏薬などと用いる。

方剤例 当帰四逆加呉茱萸生姜湯・呉茱木瓜湯・呉茱萸加附子湯

下焦の虚寒による月経痛・月経の遅れ・不妊などの症候に，当帰・白芍・川芎などと用いる。

方剤例 温経湯・当帰四逆加呉茱萸生姜湯・艾附暖宮丸

厥陰頭痛，すなわち頭頂～側頭にかけての反復する頭痛発作（偏頭痛が多い）で，悪心・嘔吐・冷えなどをともなうものに，党参・生姜などと用いる。

方剤例 呉茱萸湯

2．下気止嘔

呉茱萸は「辛開苦降」してつよい下気の効果を示し，幽門のけいれんを除き胃の蠕動を正常化して悪心・嘔吐を止め，鎮痛にも作用する。

❶散寒下気

呉茱萸は熱性で胃に作用するので，胃寒に適する。また，胃陽虚の虚寒にも補気薬とともに使用するが，「胃は通降をもって補となす」で，呉茱萸の下気の効能が結果的に補胃陽に働くからである。

胃寒，すなわち寒冷の環境や飲食物による上腹部の冷えで，悪心・嘔吐・胃痛・胃部膨満感・舌苔が滑・脈が遅などの症候に，生姜・乾姜・半夏・良姜などと用いる。

方剤例 呉茱萸湯・丁萸理中湯

胃陽虚の悪心・嘔吐・食べられない・反胃（朝食べたものを夜に，夜食べたものを朝に嘔吐する）・よだれが多い・手足の冷え・舌質が淡・舌苔が滑・脈が沈遅で無力などの症候に，人参・乾姜・白朮・炙甘草などと用いる。

方剤例 呉茱萸湯・丁萸理中湯・萸連丸

❷疏肝下気

呉茱萸は疏肝下気の効能をもち，肝気を疏通し胃気上逆を抑えて悪心・嘔吐を止めるので，肝鬱による胃気上逆すなわち肝胃不和に用いられる。ただし，呉茱萸の熱性を除き疏肝下気の効能のみを利用するために，寒性の黄連・山梔子などを配合して使用する。

肝火犯胃の悪心・嘔吐・呑酸・口が苦い・いらいら・胸脇部の疼痛・胸やけ・口内炎・舌質が紅・脈が弦数などの症候に，大量の黄連・山梔子に少量の呉茱萸を配合して用いる。

方剤例 左金丸・梔萸丸

なお，胃火・肝火がつよくなく胃気上逆が主体の場合は，上記の呉茱萸と黄連・山梔子の分量を逆にして用いる（反左金丸といわれる）。

３．補遺

呉茱萸の効能を利用して，以下のようにも使用する。

❶利水

呉茱萸の利水の効能を利用する。

浮腫に檳榔子・茯苓などと用いる。

> 方剤例　九味檳榔湯・鶏鳴散

胃の溜飲に茯苓と用いる。

> 方剤例　呉仙散

❷止瀉

呉茱萸は軽度の止瀉の効能をもつ。

脾腎陽虚の水様下痢に，肉豆蔲・五味子・補骨脂などと用いる。

> 方剤例　四神丸

湿熱下痢に，黄連・白芍などと用いる。

> 方剤例　戊己丸

❸殺虫

蟯虫に，呉茱萸単味で有効である。

❹引火下行

呉茱萸の粉末を醋で練って足底に貼ると，口内炎に有効である。

[常用量]　３〜９ g

[使用上の注意]

①燥熱には用いない。

②大量に使用すると，激しい咽の乾燥感が生じる。

牛蒡子（ごぼうし）

[別　名]　牛蒡・牛子・大力子・鼠粘子
[基　原]　キク科のゴボウの成熟種子。
[性　味]　辛・苦，寒
[帰　経]　肺・胃
[効　能]　疏散風熱・清利咽喉・祛痰止咳・清熱解毒・透疹

臨床応用

１．疏散風熱・祛痰止咳

牛蒡子は辛散苦泄して邪毒を外透する。軽度の発汗作用しかもたないが，薄荷と併用することにより発汗・解表に働き，風熱に用いられる。また咽喉痛を止め（清

利咽喉），痰の喀出を容易にして咳嗽を軽減し（祛痰止咳），さらに炎症を抑える（清熱解毒）ので，風熱の咽痛・咳嗽・痰がきれにくい・高熱などを目標に使用するとよい。なお，豊富な油性成分を含み，腸管を順滑にして，通便するところから，便秘傾向のものに適する。

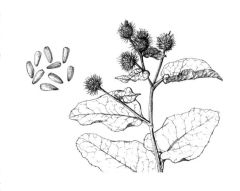

　表熱（風熱表証）の軽度の悪寒あるいは熱感・発熱・頭痛・目の充血・つよい咽痛・咳嗽・痰がきれにくい・脈が浮などの症候に，薄荷・菊花・連翹・金銀花・桔梗などと用いる。

　　方剤例　銀翹散・牛蒡湯・薄荷湯

2．清利咽喉

　風熱・熱毒などの咽喉痛・発赤・腫脹に，連翹・金銀花・射干・玄参・桔梗などと用いる。

　　方剤例　銀翹馬勃散・牛蒡湯・銀翹散

3．宣肺透疹

　牛蒡子の発散の効能を利用する。

　麻疹の透発不全に，葛根・蟬退・薄荷などと用いる。

　　方剤例　竹葉柳蒡湯

4．清熱解毒・消腫

　牛蒡子は発散・消炎・化膿の抑制に作用する。

　癰疽疔癤すなわち皮膚化膿症に，金銀花・連翹・黄連・黄芩・山梔子などと用いる。

　　方剤例　銀翹馬勃散・加減普済消毒飲・普済消毒飲・柴胡清肝湯

　湿疹で炎症がつよい場合にも用いる。

　　方剤例　消風散

［常用量］　3～9 g

［使用量の注意］

　①潤腸通便の効能があるので，脾虚の泥状～水様便には用いない。

　②排膿後やうすい排膿には使用しない。

胡麻（ごま）

[別　名] 胡麻仁・黒芝麻・黒脂麻・巨勝子・芝麻
[基　原] ゴマ科のゴマの成熟種子。
[性　味] 甘，平
[帰　経] 肺・脾・肝・腎
[効　能] 滋補肝腎・潤腸通便

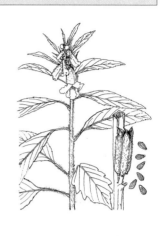

臨床応用

1．滋補肝腎

胡麻は，肝血を補い腎陰を滋潤する。

肝腎陰虚のめまい感・ふらつき・目がかすむ・耳鳴・しびれ感などの症候に，熄風の桑葉とともに用いる。

　　方剤例　桑麻丸

肺腎陰虚の乾咳に，補助的に配合し滋陰する。

　　方剤例　清燥救肺湯

2．潤腸通便

血虚・陰虚の腸燥便秘に用い，胡麻の豊富な油性成分によって腸管を潤し通便する。胡麻だけ，あるいは胡桃肉・蜂蜜・麻子仁などと用いる。

3．補遺

❶補血潤燥

胡麻の補血・潤燥の効能を利用する。

血虚生風，すなわち血虚・陰虚による皮膚の乾燥・皸裂・かゆみなどの症候に，当帰・熟地黄・白芍などの補助として用いる。

湿熱の皮疹で，かゆみ・滲出・発赤などがあり，皮膚乾燥・痂皮形成などの乾燥の局面が生じた場合にも，清熱化湿薬に配合することがある。

　　方剤例　消風散

❷滋補脾陰

胡麻は「甘・平」の滋潤薬で，脾にも帰経する。また，葉天士は脾燥による「傷中虚羸（きょるい）」を胡麻のみで治療している。以上のことから，胡麻は脾陰を滋補すると考えられる。

[常用量]　9〜30 g

[使用上の注意]

脾気虚の泥状〜水様便には用いない。

五味子（ごみし）

[別　名] 五味・北五味・北五味子
[基　原] マツブサ科のチョウセンゴミシの成熟種子。
[性　味] 酸，温
[帰　経] 肺・心・腎
[効　能] 斂肺止咳・平喘・固表止汗・生津止渇・固精止瀉

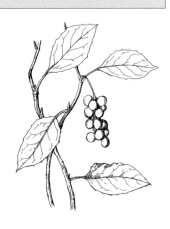

臨床応用

1．斂肺止咳・平喘

五味子は酸味で収斂性をもち，かなりつよい平喘止咳（呼吸困難・咳嗽をしずめる）の効能をもつので，以下のように用いられる。

❶斂肺滋潤

五味子の滋腎・生津の効能と平喘止咳の働きを利用する。

肺腎両虚の慢性咳嗽・痰が少ない・吸気性呼吸困難・腰や膝がだるく無力・尺脈が弱などの症候に，熟地黄・山茱萸・山薬・麦門冬などと用いる。

　　方剤例　都気丸・麦味地黄丸（八仙長寿丸）

肺虚の慢性咳嗽・呼吸困難には，人参・麦門冬・款冬花・紫菀・貝母などと用いる。

　　方剤例　五味子湯・補肺湯

虚弱者（気血両虚など）の慢性咳嗽には，八珍湯などを基礎に五味子を配合する。

　　方剤例　人参養栄湯

❷温肺化痰・止咳平喘

寒飲の咳嗽に，平喘止咳の五味子と辛散の細辛・乾姜を配合し，五味子の収斂により邪をとどめる弊害を辛散で防止し，逆に辛味で温性の乾姜・細辛による過度の発散を収斂で防止し，「一散一収」で調和をとり，さらに止咳平喘と散寒の両面の効果が得られるようにする。

寒飲の咳嗽・呼吸困難・うすい痰・背部の冷感・舌苔が滑・脈が遅滑などの症候に，乾姜・細辛・半夏・麻黄などと用いる。

　　方剤例　小青竜湯・苓甘姜味辛夏仁湯・苓甘五味姜辛湯

2．固表止汗

五味子は表を固めて止汗に働く。

陰虚の盗汗や陽虚・気虚の自汗のいずれにも有効で，白朮・牡蛎・麻黄根などと

用いる。

> 方剤例　柏子仁丸

3．生津止渇

亡陰（脱水）のショックに，人参・麦門冬などの生津薬とともに用いる。

> 方剤例　生脈散

気津両傷（気陰両虚）の口渇・水分を欲する・元気がない・疲れやすいなどの症候に，人参・黄耆・麦門冬・栝楼根などとともに用いる。

> 方剤例　麦門冬飲子・黄耆湯・玉液湯

4．固精止瀉

腎虚による遺精・滑精・頻尿・多尿などに，桑螵蛸・菟絲子・竜骨・牡蛎などと用いる。

> 方剤例　五子衍宗丸・桑螵蛸丸

脾腎陽虚の慢性下痢や五更泄瀉（夜明け前の下痢）に，肉豆蔲・補骨脂などと用いる。

> 方剤例　四神丸

5．補遺

五味子は以下のように使用できる。

❶滋腎（陰陽双補）

腎陰虚・腎陽虚に補腎固精の目的で配合される。滋陰・補陽の両面の効能をもつが，温性であるところから腎陽虚・腎陰陽両虚に用いる方がよい。

> 方剤例　菟絲子丸

❷養心安神

五味子の安神（精神安定）の効能を利用する。

心血虚・心陰虚の健忘・不眠・不安感などに，熟地黄・酸棗仁・柏子仁・茯神などと用いる。

> 方剤例　養心湯・天王補心丹・人参養栄湯

［常用量］1.5〜9 g

［使用上の注意］

実熱の咳嗽には用いない。陽虚・寒証に偏るものに適している。

南五味子（なんごみし）

［基　原］マツブサ科のサネカズラの成熟果実。

味は苦辛・性は温で，北五味子より止咳平喘にすぐれ滋補の効能に劣る。風寒の咳嗽に適する。

柴胡（さいこ）

[別　名] 北柴胡・南柴胡・竹葉柴胡
[基　原] セリ科のミシマサイコの根。
[性　味] 苦・微辛，微寒
[帰　経] 心包・肝・三焦・胆
[効　能] 疏肝解鬱・理気・清熱透表・昇発清陽

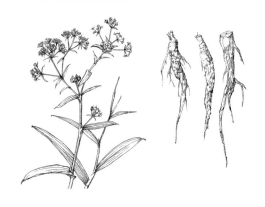

臨床応用

1. 疏肝解鬱・理気

　柴胡は，つよい疏肝解鬱・理気の効能をもち，抑うつ・緊張状態を緩解し，自律神経系を調整して諸機能を円滑にするので，肝気鬱結には必ず用いられる。ただし，柴胡のみを用いると「疏泄」の過度によって気・津液を消耗するので，柔肝の薬物を配合すべきである。一般には柴胡・白芍の配合を用い，白芍によって柴胡の刺激性を和らげ気津の消耗を防止し，白芍の柔肝で柴胡の疏肝解鬱の効能をつよめる。

　肝気鬱結の抑うつ感・憂うつ・緊張・ヒステリックな反応・ため息・胸脇部の脹った痛み・脈が弦などの症候に，柔肝の白芍と理気の枳実などを配合して用いる。

　　　方剤例　四逆散

　四逆散は疏肝解鬱・理気の基本方であり，四逆散をもとに多くの加減を行う。

　肝気鬱結で胸脇部の痛み・腹満・月経痛・腰痛などの気滞の症候がつよいときには，香附子・青皮・川芎・鬱金などを配合する。

　　　方剤例　柴胡疏肝散・柴胡疏肝湯

　肝鬱化火し，いらいら・怒りっぽい・目の充血・頭痛・口が苦い・舌質が紅・舌苔が黄・脈が弦数などの熱証をともなうときは，竜胆草・黄連・黄芩・山梔子・牡丹皮などの清熱薬を配合する。

　　　方剤例　竜胆瀉肝湯・大柴胡湯・加味逍遙散

　肝鬱脾虚（肝脾不和）や肝鬱血虚で，食欲不振・泥状便・元気がないなどの脾虚の症候や，顔色が悪い・月経不順などの血虚の症候がみられるときは，白朮・茯苓・当帰・熟地黄などを配合する。

　　　方剤例　逍遙散・黒逍遙散・加味逍遙散・柴芍六君子湯

　このほか，柴胡の疏肝解鬱・理気の効能を利用して，他の治法の方剤に補助的に加えることも多い。心脾両虚の肝鬱に対する加味帰脾湯，肝鬱の喘咳や痰に対する

神秘湯・柴朴湯，肝鬱の水滞に対する柴苓湯，平肝熄風の抑肝散・抑肝散加陳皮半夏，安神の柴胡加竜骨牡蛎湯・柴胡桂枝乾姜湯，気滞血瘀に対する血府逐瘀湯などがこの例で，他にもさまざまな方剤に配合されている。

　なお，柴胡は傷津の弊害があるので陰虚には禁忌であるが，陰虚で肝気鬱結をともなう場合に，大量の滋陰補血薬に配合して用いることがある（一般に陰虚では肝火旺を呈して肝気鬱結が生じることが少ない）。

　　　方剤例　滋水清肝飲

２．清熱透表

　柴胡は，清熱の効能により消炎・解熱し，さらに透表の効能により熱を皮膚から発散するとともに軽度の発汗作用をもち，さらに疏肝理気の効能により自律神経系を調整し機能を円滑にするという特殊な働きがあるので，熱証によく用いられる。とくに，半表半裏の熱邪を清熱・透表によって除き，往来寒熱を緩解するので，半表半裏証（少陽病）には必ず用いられる。さらに，体表部の熱証（皮膚の炎症）や肝胆の熱証（肝・胆経の走行部位にある肝臓・胆嚢・泌尿生殖器などの炎症）にもよく使用する。ただし，柴胡の清熱の効能はつよくないので，黄芩・黄連などを配合する必要がある。

❶和解半表半裏

　半表半裏証（少陽病）の往来寒熱・発熱・胸脇部の脹った痛み・食欲不振・胸苦しい・悪心・口が苦い・咽の乾燥感・目がくらむ・脈が弦などの症候に，柴胡・黄芩で清熱透表し，半夏・生姜で和中止嘔し，人参・大棗・炙甘草で正気を振奮するという配合を用いる。

　　　方剤例　小柴胡湯

　小柴胡湯は和解半表半裏の基本方で，兼証や変証に応じてさまざまな加減が行われる。表証をともなうときは桂枝湯を配合した柴胡桂枝湯を，裏熱・裏実をともなうときは大黄・芒硝・枳実などを加えた柴胡加芒硝湯・大柴胡湯を，煩驚をともなうときは竜骨・牡蛎・鉛丹などを加えた柴胡加竜骨牡蛎湯を，口渇・腹痛をともなうときは生津の栝楼根や桂枝・乾姜を加え半夏・生姜を除いた柴胡桂枝乾姜湯を，喘咳をともなうときは厚朴・桔梗などを加えた柴胡枳桔湯・柴平湯などを，熱痰をともなうときは栝楼仁・黄連などを加えた柴陥湯を，水滞・下痢をともなうときは五苓散を加えた柴苓湯を，湿をともなうときは平胃散を加えた柴平湯を用いるなどであり，このほかさまざまな加減が行われている。

❷清泄肝胆

　柴胡は清熱に働くとともに肝胆を疏泄するので，肝胆の熱証によく用いられる。とくに現代医学的病態の関連で，大柴胡湯の加減がよく使われる。

　清膵湯などを急性膵炎に，清胆行気湯・清胆利湿湯・清胆瀉火湯などを急性胆嚢炎に，柴苓湯の加減方の加減柴苓湯を腎盂腎炎に用いるなど，多くの経験方がつく

られて効果をあげている。

❸ 透表泄熱

癰疽疔癤すなわち皮膚化膿症にも，柴胡の透表清熱の効能を利用し，清熱の黄連・黄芩・山梔子・連翹や祛風の防風・荊芥などと用いる。

> **方剤例** 十味敗毒湯・柴胡清肝湯・荊芥連翹湯

3．截瘧

柴胡は瘧（悪寒・発熱と熱感・解熱の発作をくり返す疾患）を改善する効能をもつので，草果・青皮などと用いられる。

> **方剤例** 柴胡達元飲

4．昇挙陽気

柴胡は，肝の疏泄をつよめることにより陽気を昇発し，下陥した気を引きあげるとされ，気虚下陥のアトニーに用いられる。

気虚下陥の内臓下垂・脱肛・子宮脱・起立性失調などの症候に，昇提の黄耆・人参などの補助として，あるいは柔肝の白芍・当帰などとともに用いる。

> **方剤例** 補中益気湯・昇陥湯・升麻黄耆湯・乙字湯

5．補遺

柴胡の透表と疏泄の効能を利用して発散をつよめ，「火鬱はこれを発す」という治法に用いる。

鬱火，すなわち熱証であるにもかかわらず，疏泄の減弱などによって体表部が鬱阻され，体内に熱がこもって体表部に熱証が現れにくい状態で，反復して持続する微熱・往来寒熱・咽痛・頭痛・胸内苦悶・体内の熱感・四肢の冷え・頭汗・舌質がやや紅・脈が弦数あるいは沈弦などの症候を呈するときに，升麻・葛根・防風などの透表清熱の薬物と用いる。

> **方剤例** 火鬱湯

≪傷寒論≫で少陰病の四逆に四逆散を用いているのも，これに近い病態である。

[常用量] 6～9g。清熱には15～20g。

[使用上の注意]

①寒証には用いない。

②陰虚には用いないか，大量の滋陰補血薬とともに注意して用いる。陰虚火旺には禁忌である。肝風内動で陰虚をともなうものにも禁忌である。

③柴胡を大量で長期間使用すると，疏泄過多による耗気・傷津の恐れがあるので，柔肝の白芍・地黄・当帰などを必ず配合すべきである。

④肝気虚と肝気鬱結は症候がよく似ており，肝気鬱結には柴胡が主薬であるが，肝気虚には禁忌あるいは少量を補助的に用いる程度であるので，注意して鑑別する必要がある（舌・脈が異なる）。

⑤柴胡は安全な薬物ではないので，柴胡の腹証を盲信したり，慢性病を少陽病

細辛（さいしん）

と勝手に解釈したり，よく使われているといった理由で，安易に用いてはならない。

[別　名] 北細辛・遼細辛
[基　原] ウマノスズクサ科のウスバサイシン，ケイリンサイシンの根および根茎。
[性　味] 辛，温
[帰　経] 肺・腎
[効　能] 散寒解表・祛風止痛・温肺化飲・止咳

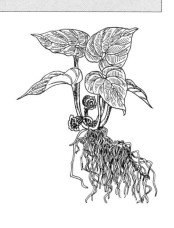

臨床応用

1．散寒解表（辛温解表）

　細辛は辛温で性質が激烈であり，発汗・解表に働く。ただし大量を用いると中毒をおこすことがあり，少量を配合して麻黄・桂枝などを補助し，表寒に使用する。また，裏を温める性質もあり，附子の補助として用いると補陽温腎をつよめるので，陽虚の表寒にも応用される。

　一般には，細辛の化飲・止咳・通鼻・止痛の効能を利用し，うすい多量の痰・咳嗽・鼻閉・疼痛などが顕著な場合に使用する。

　表寒の悪寒・発熱・頭痛・身体痛・鼻閉・鼻水・咳嗽・多痰・くしゃみ・脈が浮などの症候に，麻黄・桂枝・杏仁などと用いる。

　　方剤例　小青竜湯・五積散

　風寒湿による表証で，つよい頭痛・頭重・身体が重だるい・つよい関節痛・むくみなどがみられるときは，羌活・防風・白芷・蒼朮などと用いる。

　　方剤例　九味羌活湯・川芎茶調散

　陽虚の表寒で，寒がる・冷える・眠い・横になっていたい・発熱・舌苔が白滑・舌質が淡白・脈が沈などを呈するときには，麻黄・附子と用いる。

　　方剤例　麻黄附子細辛湯

2．温肺化飲・止咳

　細辛は鎮咳作用（止咳）をもち，肺中を温めて伏飲を除く温肺化飲の効能を有し（気管支粘膜の血管を拡張させて循環を正常化し，静脈系の無力性拡張による水分漏出をブロックし，粘膜下の浮腫を軽減させるものと推測する），寒飲・多痰・咳嗽を軽減する。一般には辛散の細辛と収斂・平喘の五味子を併用し，発散と収斂・

燥と潤という相反した効能を組み合わせて相互の行きすぎを抑制し，平喘（呼吸困難の改善）と止咳の効果をつよめる。

寒飲による喘（呼吸困難）・咳（咳嗽）で，うすい痰・多量の痰・喘鳴・口渇がない・背部の冷感・舌苔が白滑などの症候を呈するときに，乾姜・麻黄・五味子・半夏・紫菀・款冬花などと用いる。

> **方剤例** 小青竜湯・苓甘姜味辛夏仁湯・苓甘五味姜辛湯・射干麻黄湯

なお，寒飲の喘咳発作が反復したり慢性化すると化熱の側面が生じるので，さらに清熱の石膏・射干・桑白皮などを加える方が有効である。

> **方剤例** 小青竜加石膏湯・小青竜湯合麻杏甘石湯・射干麻黄湯・厚朴麻黄湯

３．祛風止痛

細辛は辛香走竄で血行を促進し，つよい鎮痛作用をもつので，以下のように使用する。

❶祛風湿・止痛・散寒

細辛は鎮痛・血行促進・組織間の水分排除などの作用によって痺証に効果を示す。散寒に働くので寒証を呈する場合に使用する。

寒湿痺の関節痛・冷え・運動障害・むくみ・しびれなどの症候に，蒼朮・防風・羌活・川芎・附子・麻黄などと用いる。

> **方剤例** 九味羌活湯・当帰四逆湯・当帰四逆加呉茱萸生姜湯・独活寄生湯

❷止痛

細辛のつよい鎮痛作用を，頭痛・眼痛・歯痛などに応用する。なお，細辛には局所麻酔作用もあるので，歯痛には口内にふくむと直接的な鎮痛効果を示す。

> **方剤例** 立効散・川芎茶調散・清上蠲痛湯

炎症がつよい歯痛には石膏・黄連などと使用し，口内炎にも応用する。

４．補遺

細辛は以下のようにもよく使用される。

❶温経散寒・止痛

細辛は血管拡張・血行促進によって冷え・ひきつりなどを軽減し（温経散寒），さらに鎮痛（止痛）に働く。一般に肝経に沿った症候に有効とされ，寒滞肝脈に用いられることが多い。このほか，散寒の目的で補助的に配合されることもある。

寒滞肝脈，すなわち寒冷によって生じる四肢の冷えやチアノーゼ・下腹両側～大腿内側の冷えやひきつり・陰嚢が縮む・疼痛・脈が弦細あるいは沈細で微弱などの症候に，当帰・桂枝・附子・呉茱萸・烏薬などと用いる。

> **方剤例** 当帰四逆湯・当帰四逆加呉茱萸生姜湯・済生通脈四逆湯

寒冷によって生じる腰痛・腹痛・下痢などにも，乾姜・肉桂・白芍・当帰・蒼朮・茯苓などと用いる。

> **方剤例** 五積散

このほか，寒秘すなわち冷えによる蠕動固縮で生じる便秘に，附子・大黄などと用いる。

　　方剤例　大黄附子湯

❷散寒・通鼻

寒冷による鼻閉・くしゃみ・鼻水などの発作（アレルギー性鼻炎など）に，麻黄・桂枝などと用いる。

　　方剤例　小青竜湯・麻黄附子細辛湯

❸利水

細辛は軽度の利水の効能をもつので，麻黄・石膏の補助として水腫（浮腫・関節水腫・肺水腫など）に用いる。

　　方剤例　小青竜加石膏湯

❹開竅

細辛の粉末を鼻に吹き込み，くしゃみをさせることにより，意識を覚醒させる。

[常用量] 1～3g

[使用上の注意]

①細辛は辛烈であるから，多量に用いるべきではない。古人は3gを超えてはならないとしており，15gで中毒が生じたとの報告もある。中毒症状としては運動麻痺・呼吸麻痺を来して死亡に至る。

②熱証の疼痛には，大量の清熱薬に配合して用いる。

③陰虚火旺・気虚の多汗には禁忌。

山楂子（さんざし）

[別　名] 山楂・山査・楂肉・山楂肉
[基　原] バラ科のサンザシ，オオミサンザシの成熟果実。
[性　味] 酸・甘，微温
[帰　経] 脾・胃・肝
[効　能] 消食導滞・破気・活血化瘀・止瀉
　　備　考　生用（生山楂・生楂肉）すると消食・活血化瘀の効能がつよく，炒用（焦山楂・焦楂肉・山楂炭）すると消食理気・止瀉の効能がつよい。

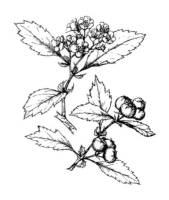

106

臨床応用

1．消食導滞

　山楂子は，消化酵素を含み主に肉類・油脂の消化を促進し，胃腸の蠕動を促進して消化吸収をつよめ，下痢を止める。

　食滞の腹満・腹痛・下痢してすっきりしない・腐臭のある噯気・舌苔が厚・脈が滑などの症候に，神麴・麦芽・莱菔子・半夏・陳皮などと用いる。

　　　方剤例　保和丸

　脾胃気虚の食滞あるいは消化不良には，さらに党参・白朮・茯苓などを配合する。

　　　方剤例　啓脾湯・健脾丸・資生湯

2．止瀉

　山楂子を炒炭すると，止瀉に働き腸蠕動を調整してけいれんを除くので，下痢に使用する。

　大腸湿熱の下痢・腹痛・テネスムスなどに，木香・枳実などの補助として用いる。

3．破気・活血化瘀

　山楂子は血分に入り血瘀を除き，気滞を行らせるので，気滞血瘀に使用する。

　産後の悪露排出不足・腹痛や月経痛に，桃仁・紅花・川芎・当帰などと用いる。

　このほか，活血化瘀薬とともに血瘀に広く使用するとよい。

4．補遺

　山楂子は「止疝痛」の効能をもつ。

　疝痛，すなわち寒冷による下腹部〜陰部〜大腿内側の疼痛（肝経の寒痛）に，小茴香・呉茱萸・烏薬・当帰などと用いる。

［常用量］　6 〜 15 g

［使用上の注意］

　多量あるいは長期間の服用で脾胃を障害するので，脾胃気虚には慎重に用いる。

山梔子（さんしし）

［別　　名］梔子・山梔・山枝・枝子

［修　　治］生用すると清熱瀉火・解毒の効能がつよく，外皮が黒色になるまで炒す（炒山梔・焦山梔・黒山梔）と涼血止血に働く。

［基　　原］アカネ科のクチナシの成熟果実。

［性　　味］苦，寒

［帰　　経］心・肝・肺・胃・三焦

［効　　能］清熱瀉火・涼血止血・燥湿解毒・除煩

臨床応用

1．清熱瀉火・除煩

山梔子は「苦寒清降」で，心・肺・肝・三焦の火をさますので，上・中・下の三焦全般の熱証に使用される。

❶清気分熱

山梔子の消炎・抗菌・解熱・鎮静の作用を利用し，気分証に使用する。

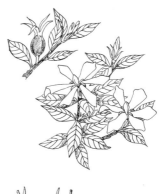

気分証の初期で，発熱・胸苦しい・胸部の不快感や熱感・不眠・舌苔が微黄・寸脈が有力などの症候がみられるときに，淡豆豉とともに用い，胸中の鬱熱を淡豆豉で発散するとともに山梔子で清熱する。悪心・嘔吐があれば生姜を，腹満があれば厚朴・枳実を，息ぎれがあれば炙甘草を加える。

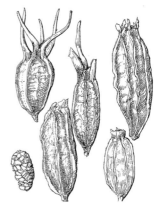

> **方剤例** 梔子豉湯・梔子生姜豉湯・梔子厚朴湯・梔子甘草豉湯

温熱病・気分証の熱盛で，高熱・うわごと・輾転反側・舌質が紅・舌苔が黄・脈が数で有力などの症候を呈するときは，黄連・黄芩・石膏・知母・牛黄などと用いる。

> **方剤例** 黄連解毒湯・清瘟敗毒飲・安宮牛黄丸・涼膈散・防風通聖散

❷清肺熱・清心火・清肝火

山梔子は肺・心・肝の実火（実熱）を清する。消炎・鎮静作用を利用するのである。

肺熱の咳嗽・黄色〜粘稠な痰・咽痛・胸痛・舌質が紅・舌苔が黄・脈が数などの症候に，桑白皮・栝楼仁・貝母・桔梗・黄芩などと用いる。

> **方剤例** 清金化痰湯・清肺湯

肝胆実火（肝火）のいらいら・怒りっぽい・激しい頭痛・耳鳴・突発性難聴・目の充血・胸脇部が脹って苦しい・口が苦い・舌の尖辺が紅・脈が弦数などの症候に，竜胆草・柴胡・黄芩・黄連などと用いる。

> **方剤例** 竜胆瀉肝湯・当帰竜薈丸・黄連解毒湯

心火の焦躁感・不眠・動悸・口内炎・舌尖が紅・脈が数などの症候には，黄連・大黄などと用いる。

> **方剤例** 黄連解毒湯

心肝火旺がやや慢性化し，血虚・陰虚をともなったり月経異常がみられるときに

は，さらに熟地黄・生地黄・白芍・当帰などを配合する。脾虚の食欲不振・軟便などがみられるときは，さらに人参・白朮・茯苓などを加える。

> **方剤例** 温清飲・柴胡清肝湯・加味逍遙散・加味帰脾湯

肝陽化風のふらつき・めまい・手のふるえなどをともなうときは，天麻・釣藤鈎・石決明・黄芩などと用いる。

> **方剤例** 天麻鈎藤飲

２．清熱燥湿

山梔子は清熱するとともに化湿に働く。利尿・利胆などの作用があり，熱邪を胆汁や尿として除くほか，尿量を増して排尿痛を改善する。以上のことから湿熱に使用される。

肝胆湿熱のいらいら・怒りっぽい・口が苦い・口がねばる・胸脇部が脹って苦しい・胸脇痛・悪心・甚だしければ黄疸・舌苔が黄膩・脈が弦滑数などの症候に，茵蔯蒿・黄柏・竜胆草・黄芩・大黄・芒硝などと用いる。

> **方剤例** 茵蔯蒿湯・梔子柏皮湯・梔子大黄湯・大黄硝石湯・清胆利湿湯・清胆瀉火湯

脾胃湿熱の悪心・嘔吐・腹満・下痢・舌苔が黄膩・脈が滑数などの症候に，半夏・厚朴・黄連などと用いる。

> **方剤例** 連朴飲

膀胱湿熱の排尿痛・排尿困難・頻尿・残尿感・混濁尿などの症候に，木通・車前子・滑石・沢瀉・茯苓などと用いる。

> **方剤例** 五淋散・竜胆瀉肝湯・八正散

湿熱痺の関節痛・発赤・熱感・むくみ・舌苔が黄膩などの症候に，薏苡仁・防已などと用いる。

> **方剤例** 宣痺湯

３．清熱涼血・止血

山梔子は消炎・血管収縮（清熱）に働いて炎症性の血管透過性亢進による出血を止める。

血熱の鮮紅色で勢いのある出血・発疹・皮下出血・舌質が紅・脈が数などの症候に，黄連・黄芩・牡丹皮などの清熱涼血薬や大薊・小薊・茅根・茜草根などの止血薬と用いる。

> **方剤例** 十灰散・小薊飲子・黄連解毒湯

やや慢性化して血虚・陰虚をともなうときは，さらに地黄・白芍・阿膠などを配合する。

> **方剤例** 温清飲・柴胡清肝湯

４．補遺

山梔子の清熱解毒（消炎・化膿抑制）の効能を利用する。

癰疽疔癤すなわち皮膚化膿症に，金銀花・連翹・黄連・黄芩・大黄・防風・荊芥などと用い，やや慢性化して血虚・陰虚をともなう場合には地黄・白芍・当帰などを加える。

　　方剤例　黄連解毒湯・清上防風湯・防風通聖散・温清飲・柴胡清肝散・荊芥連翹湯

[常用量] 3～9g
[使用上の注意]
　①山梔子は軽度の通便の効能をもつので，脾虚の軟便～下痢傾向のものには注意が必要である。
　②寒証には禁忌である。

山茱萸（さんしゅゆ）

[別　名] 茱萸・山萸肉・萸肉・浄萸肉・棗皮
[基　原] ミズキ科のサンシュユの成熟果肉（偽果）。
[性　味] 酸・渋，微温
[帰　経] 肝・腎
[効　能] 補益肝腎・固精・止汗・固経止血
　備考　蒸して用いる。

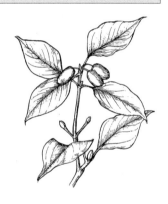

臨床応用

1．補益肝腎・固精（陰陽双補）

　山茱萸は，補腎益精し陰陽を平補する薬物で，陰虚・陽虚ともに使用でき，さらに収斂・固渋に働くのが特徴である。ただし，補益性は収斂・固渋よりよわい。
　腎精不足（腎虚）の腰や膝がだるく無力・記銘力減退・頭がふらつく・耳鳴・遺精・滑精・帯下・頻尿・夜尿などの症候に，熟地黄・山薬などと用いる。
　　方剤例　左帰飲・左帰丸
　腎陰虚・陰虚火旺で，ほてり・のぼせ・身体の熱感・口乾・舌質が紅・脈が細などの虚熱をともなうときは，さらに牡丹皮・知母・黄柏などを加えて用いる。
　　方剤例　六味丸・河車大造丸・知柏地黄丸
　腎陽虚で，四肢の冷え・寒がる・舌質が淡白・脈が沈遅などの虚寒の症候をともなうときには，さらに附子・肉桂・巴戟天・肉蓰蓉などを加えて用いる。
　　方剤例　八味丸・右帰飲・右帰丸
　肝腎両虚で，目がかすむ・目がくらむ・頭がふらつくなどの症候をともなうとき

には，さらに枸杞子・菟絲子・甘菊花などを加えて用いる。

> 方剤例　杞菊地黄丸

2．止汗

気虚・陽虚の自汗には黄耆・党参・白朮・附子などと，陰虚の盗汗には白芍・知母・牡丹皮などと用いる。

発汗による亡陰にも，竜骨・牡蛎・白芍などと用いる。

> 方剤例　来復湯

3．固経止血

山茱萸は酸渋で収摂し，出血を止める。

気虚・血虚など体質虚弱者の不正性器出血・月経過多に，補益薬・止血薬とともに山茱萸を大量に配合して用いる。

> 方剤例　固衝湯

［常用量］　3～9 g

［使用上の注意］
　①表証には用いない。
　②湿熱の尿量減少には用いない。

山椒（さんしょう）

［別　名］蜀椒・川椒・花椒・椒紅・椒皮・巴椒
［基　原］ミカン科のサンショウの成熟果皮。
［性　味］辛，大熱。小毒
［帰　経］脾・胃・肺・腎
［効　能］散寒止痛・燥湿・殺虫

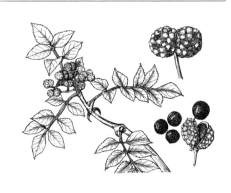

> 臨床応用

1．散寒止痛・燥湿

山椒は，辛辣で温性であり寒邪を温散する。寒冷による胃腸の蠕動亢進やけいれん・拘縮を改善して，蠕動を正常化し鎮痛に働く。

中寒，すなわち寒冷による腹中の冷えで，激しい腹痛・腹満・蠕動亢進・頻回下痢あるいは便秘を呈するときに，乾姜・呉茱萸・附子・当帰などと用いる。一般に山椒の刺激性を和らげるために膠飴を配合する。また，気虚・陽虚の中寒には，人参・黄耆・白朮などを配合する。

方剤例　蜀椒丸・大建中湯・当帰湯

陽虚の慢性的な腹痛・下痢には，乾姜・附子とともに用いる。

方剤例　椒附湯

2．殺虫

山椒は回虫など腸内寄生虫を麻痺・殺傷するので，腸内寄生虫症に用いる。

方剤例　烏梅丸・大建中湯

[常用量] 1.5～5 g

[使用上の注意]

陰虚・熱証には禁忌。

椒目（しょうもく）

［基　原］ミカン科のサンショウの成熟種子。
［性　味］苦，微温
［帰　経］腎
［効　能］利水・平喘

備考　山椒をついて外殻をとり除く。

臨床応用

痰飲による喘・浮腫などに，葶藶子・防已・大黄などと用いる。

方剤例　己椒藶黄丸

[常用量] 3～9 g

山豆根（さんずこん）

［別　名］苦豆根・広豆根
［基　原］マメ科のクララ属植物の根。
［性　味］苦，寒
［帰　経］心・肺・胃
［効　能］清熱解毒・利咽消腫

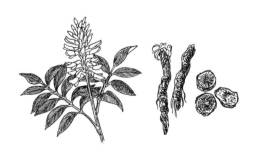

臨床応用

山豆根は苦寒で清熱解毒（消

炎・化膿の抑制）に働き，心・肺・胃の熱を清する。とくに「咽喉腫痛」によく使用される。

熱毒による咽喉の腫脹・発赤・疼痛・化膿・嚥下困難などに，玄参・桔梗・生甘草・金銀花・連翹などと用いる。

このほか，肺熱の咳嗽にも黄芩・栝楼仁・貝母・桔梗などと用いる。

皮膚潰瘍・子宮頸部のびらん・口内炎などに，内服あるいは粉末を外用する。

[常用量] 3〜9 g

[使用上の注意]

①大量（30 g）に用いると嘔吐・下痢・動悸などが生じる。

②脾胃気虚の軟便には使用しない。風寒には用いない。

③抗がん作用がみとめられているが，あくまでも現代医学的な観点としてとらえる必要がある。

酸棗仁（さんそうにん）

[別　名] 棗仁

[基　原] クロウメモドキ科のサネブトナツメの成熟種子。

[性　味] 甘・酸，平

[帰　経] 心・脾・肝・胆

[効　能] 補血・滋陰・安神・止汗

> 備考　生の生棗仁と，炒って少し焦した炒棗仁があり，一般には炒棗仁が用いられる。効能にはほとんど差がない。

臨床応用

1．補血・滋陰・安神

酸棗仁は「酸収甘補」で補血・滋陰するとともに，安神（精神安定）に働く。

血虚・陰虚（心・肝）の眠りが浅い・多夢・よく目が覚める・動悸・不安感などに，主薬として用いる。一般には，熟地黄・白芍・竜眼肉・遠志・柏子仁・茯苓・五味子などの補血・滋陰・安神の薬物を配合し，いらいら・のぼせ・ほてりなどの虚火の症候をともなうときは知母・生地黄・丹参などを，不眠・動悸がつよければ竜骨・牡蛎・真珠などの重鎮安神薬を加える。

> 方剤例　酸棗仁湯・補肝湯・天王補心丹・真珠母丸・帰脾湯・加味帰脾湯

2．滋陰・止汗

酸棗仁は斂汗するので虚証の多汗に使用する。

陰虚の盗汗や気虚・陽虚の自汗に，五味子・竜骨・牡蛎・浮小麦などと用いる。

[常用量] 6〜18g

[使用上の注意]

①砕いて使用した方が効果がある。つき砕くかコーヒーミルなどを利用する。

②最大量で30gまでにすべきである。大量で昏睡・知覚喪失を来したとの報告もある。

③「炒すと不眠に，生は多眠に有効」との説があったが，両者の効能は同じである。炒棗仁は脾胃気虚や虚寒に，生棗仁は陰虚の虚熱に，それぞれ使い分けるのがよい。

④実熱や湿盛には用いない。

山薬（さんやく）

[別　名] 薯蕷・淮山薬・淮山・懐山薬・懐山
[基　原] ヤマノイモ科のヤマノイモ，ナガイモの周皮を除いた根茎。
[性　味] 甘，平
[帰　経] 脾・肺・腎
[効　能] 健脾・扶脾・補腎益精・補肺・固精・止瀉・止帯

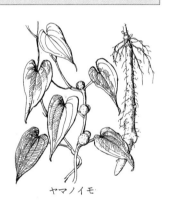

ヤマノイモ

臨床応用

1．健脾・止瀉・止帯

山薬は，補して滞らず「中気を補う和平の品」といわれる。健脾の効能によって消化吸収をつよめるので，補気薬の補助として脾虚に用いる。

脾気虚の食欲不振・泥状〜水様便・白色帯下・味がない・元気がない・疲れやすいなどの症候に，党参・白朮・茯苓・黄耆などに配合して用いる。

方剤例　参苓白朮散・啓脾湯・山薬湯

2．扶脾（滋補脾陰）

山薬は滋補して膩でなく，温・燥の性質もなく，さらに健脾に働くので，脾陰虚には最も適した代表薬である。

脾陰虚の食べると腹が脹る・食欲不振・手足のほてり・舌質が紅・脈が数などの

症候に，山薬を主薬とし蓮子・扁豆・薏苡仁などと用いる。脾陰虚の多くは脾気虚に随伴するので，黄耆・党参・白朮・炙甘草などを配合するのが一般的である。胃陰虚をともなうときには麦門冬・石斛・沙参などを配合し，他臓の陰虚に脾陰虚が併発した場合は，滋陰薬に山薬を配合して用いる。

> **方剤例** 一味薯蕷飲・参苓白朮散・資生湯・啓脾湯・慎柔養真湯・玉液湯・珠玉二宝粥

3．補腎益精・固精

山薬は益精するとともに，渋性によって固精する。

腎精不足の腰や膝がだるく無力・遺精・滑精・頻尿・多尿などの症候に，熟地黄・山茱萸・竜骨・牡蛎・桑螵蛸などと用いる。

> **方剤例** 六味丸・左帰飲・左帰丸・八味丸・右帰飲・右帰丸

4．補肺・止咳

山薬は補肺気・滋肺陰の効能をもつので，肺気・肺陰をともに補い止咳する。

肺虚の慢性咳嗽に，五味子・山茱萸・麦門冬・党参・杏仁・貝母などと用いる。

> **方剤例** 和肺飲・月華丸・参麦湯

［常用量］ 5 〜 30 g

［使用上の注意］

①長時間煎じると薬効がよわくなる。

②長期間服用すると気滞を生じることがあるので，陳皮・縮砂などを配合する方がよい。

③湿熱の下痢・熱証には使用しない。

④養陰に渋性を兼ね，湿を助長する一面があるので，脾陰虚の便秘以外に，便が硬い場合は慎重に使用する。

三棱（さんりょう）

［別　　名］荊三棱・醋三棱・黒三棱

［基　　原］ミクリ科のミクリあるいはカヤツリグサ科のウキヤガラの塊根。

［性　　味］苦，平

［帰　　経］肝・脾

［効　　能］破血化瘀・消積軟堅・理気止痛

> **備　考** 切片にして醋炒して用いる。

臨床応用

1．破血行気・消積軟堅

三棱は「苦平降泄」で，肝脾の血分に入り，主として破血祛瘀に作用するので，「有形堅積」に用いられる。つよい活血化瘀の効能すなわち「破血」に働いて，血腫・凝血塊などを溶解・吸収して除き，血瘀による腫瘤を軟化させる。理気の効能もあるが，一般に理気の働きがつよい莪朮とともに用いられる。

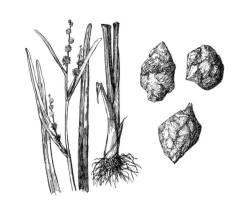

血瘀の月経痛・無月経・腹腔内腫瘤（子宮筋腫・肝腫・脾腫など）・舌質が暗〜紫あるいは瘀斑・脈が渋などの症候に，莪朮・川芎・当帰・赤芍・牡丹皮・鼈甲・檳榔子などと用いる。気虚をともなうときには，人参・白朮などを配合する。

> 方剤例　三棱丸・莪棱通経湯・莪棱逐瘀湯

打撲による内出血にも，活血化瘀薬と用いる。

2．消積止痛

三棱は理気の効能をもち，胃腸の蠕動を促進して食物残渣やガスを排出（消積）し，鎮痛に作用する。

食滞の腹満・腹痛・腐臭のある噯気・舌苔が厚などの症候に，檳榔子・香附子・青皮・大黄などと用いる。

> 方剤例　木香檳榔丸・三棱煎

このほか，気滞血瘀に適宜配合して使用する。

[常用量]　3〜9g

[使用上の注意]

①月経過多・妊婦には禁忌である。

②薬性が峻烈で正気を消耗する恐れがあるので，虚弱者には補気健脾薬と用いるべきである。瘀滞がない場合は用いない。

③莪朮と効能が似ており，よく一緒に使用される。三棱は苦・平で肝脾の血分に入り，活血化瘀にすぐれており，「血中の気を破る」といわれる。莪朮は苦・辛・温で肝脾の気分に入り，理気消積にすぐれており，「気中の血を破る」といわれる。両者の効能を合すると「気行れば血また行る」という効果が得られ，効能が増強する。

地黄（じおう）

［基　原］ゴマノハグサ科のアカヤジオウ，カイケイジオウの肥大根。

地黄は鮮度・修治の違いにより以下の3つに大別できる。それぞれ効能が異なるので区別すべきである。

①鮮地黄：地黄の新鮮な塊根。季節によって入手可能であるが，一般には入手困難である。フリーザーなどに保存するとよい。

②生地黄：鮮地黄を日干しして乾燥させたもの。

③熟地黄：生地黄を酒を加えて蒸し日干しする過程をくり返したもの。

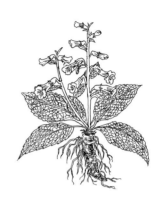

鮮地黄は清熱涼血に，生地黄は涼血滋陰に，熟地黄は補血滋陰に，それぞれ用いる。

熟地黄（じゅくじおう）

［別　名］熟地・大熟地

［修　治］

①砂仁拌熟地：縮砂と熟地黄を混合したもので，熟地黄が滋膩で消化されにくく腹にもたれるのを防ぐ目的でよく用いられる。一般にはこの形態が望ましい。

②熟地炭：熟地黄を炒って焦したもので，止血に用いる。

［性　味］甘，微温

［帰　経］心・肝・腎

［効　能］補血・滋陰・潤腸通便

臨床応用

1．補血

熟地黄は，甘温で味が濃く柔潤で，補血の常用薬として血虚に広く用いる。

肝血虚の顔色や皮膚につやがない・頭のふらつき・目がかすむ・四肢のしびれ感・筋肉のひきつり・月経過少・舌質は淡でやせる・少苔・脈は細などの症候に，当帰・白芍・何首烏などを配合して用いる。

方剤例　四物湯・補肝湯・小営煎

心血虚の不安・焦躁感・眠りが浅い・多夢・動悸などの症候には，酸棗仁・柏子仁・遠志・五味子などを配合して用いる。

方剤例　養心湯・人参養栄湯

血虚生風のかゆみ・皮膚の萎縮や亀裂・細かい落屑などには，防風・荊芥・蒺藜子・黄耆などを配合して用いる。

方剤例　当帰飲子・滋燥養営湯

気血両虚には，人参・黄耆・白朮などと用いる。

方剤例　八珍湯・十全大補湯・人参養栄湯

このほか，清熱・活血化瘀・疏肝解鬱などさまざまな方剤に，補血を目的としあるいは陰液を保護する目的で配合されるので，熟地黄を含む方剤は非常に多い。

２．滋陰（補腎益精・滋養肝陰）

熟地黄は滋陰養血し，かつ精・髄を生じ骨を強壮にするので，肝腎陰虚に対する滋陰の主薬となり，必ず配合される。他臓の陰虚にも用いるが，腎陰虚をともなう場合である。

腎精不足の腰や膝に力がなくだるい・記銘力減退・インポテンツ・遺精・不妊などの症候には，山茱萸・山薬・芡実・何首烏などを配合して用いる。

方剤例　左帰飲・左帰丸

腎陰虚で，腎精不足の症候以外に，のぼせ・ほてり・身体の熱感・口乾・咽の乾燥などの虚熱（火旺）の症候を呈するときには，牡丹皮・沢瀉・知母・黄柏などの清熱薬を配合する。また，滋陰清熱の生地黄を併用することも多い。

方剤例　六味丸・河車大造丸・大補陰丸

腎陽虚・腎陰陽両虚で，寒がる・四肢の冷えなどをともなうときには，さらに附子・肉桂・杜仲・肉蓯蓉などを配合する。

方剤例　八味丸・右帰飲・右帰丸・贊育丹・蓯蓉河車丸

肝腎陰虚で，頭のふらつき・目がかすむ・耳鳴・筋肉のけいれんなどをともなうときは，枸杞子・何首烏・白芍などを配合して用いる。

方剤例　杞菊地黄丸

心腎陰虚で，眠りが浅い・多夢・動悸・不安感などをともなうときは，酸棗仁・柏子仁・遠志などと用いる。

方剤例　養心湯・天王補心丹

肺腎陰虚で，乾咳・吸気性呼吸困難・少痰～無痰などをともなうときには，麦門冬・天門冬・百合・五味子などを配合して用いる。

方剤例　都気丸・麦味地黄丸・参麦地黄丸・百合固金湯・人参固本丸

気陰両虚には，人参・黄耆・白朮などと用いる。

方剤例　補中益陰湯・補陰益気煎・炙甘草湯・大補元煎

3．補遺

以下のように使用することがある。

❶柔肝

肝血・肝陰を滋養することにより肝の疏泄を調整して，肝気鬱結・肝火・肝陽上亢などを緩和させることを「柔肝」という。熟地黄は柔肝の目的でよく用いられるほか，疏肝解鬱薬と併用して，疏泄過多による肝陰の消耗を防止する。

> **方剤例** 黒逍遙散・滋水清肝飲

❷潤腸通便

熟地黄は腸管内を滋潤して排便を促すので，腸燥便秘に麻子仁・桃仁・杏仁などの補助として用いる。単に潤腸するだけでなく身体を滋潤するので，陰虚・血虚の腸燥便秘には本治になる。

> **方剤例** 潤腸湯

[常用量] 6～30g

[使用上の注意]

①滋膩で腹にもたれ吸収されにくいので，縮砂などを配合するのがよい。砂仁拌熟地が望ましい。酒で服用してもよい。

②脾胃気虚・陽虚の泥状～水様便や食欲不振には用いない。

③外感病には病邪排除の妨げになるので用いない。外感病の末期で肝腎陰虚を呈する場合には使用することがある。

④陰虚では，肝腎陰虚をともなう場合に用いる。

生地黄（しょうじおう）

[別　名] 生地・乾地黄・乾地・干地黄・干地

[性　味] 甘・苦，寒

[帰　経] 心・肝・腎・小腸

[効　能] 清熱滋陰・涼血・潤腸通便

臨床応用

1．清熱滋陰

生地黄は甘苦・寒で，清熱すると同時に滋陰生津に働く。

肝腎陰虚・火旺で，のぼせ・熱感・ほてり・口乾・咽痛・盗汗・舌質が紅で乾燥・舌苔が少・脈が細数などの虚熱の症候があきらかなときに，牡丹皮・知母・黄柏などと用い，滋陰をつよめるために熟地黄・亀板・鼈甲などを配合する。

> **方剤例** 両地湯・鼈甲養陰煎・青蒿鼈甲湯・当帰六黄湯

肺腎陰虚の乾咳・無痰～少痰・喀血などをともなうときには，麦門冬・貝母・玄参などと用いる。

> 方剤例　養陰清肺湯・滋陰降火湯

熱盛傷陰の営分証・血分証，すなわち高熱が持続して脱水・栄養不良など陰液の消耗を来し，高熱・意識障害・うわごと・輾転反側・出血や発疹・舌質が深紅で乾燥・舌苔は少あるいは剝苔・脈は細数などの症候を呈するときには，金銀花・連翹・黄連・赤芍・牡丹皮・犀角などの清熱薬と用いる。

> 方剤例　清営湯・犀角地黄湯

2．滋陰生津

生地黄は滋陰するとともに軽度の生津の効能がある。生津には鮮地黄がより適する。

熱盛傷津・傷陰で，熱邪（炎症）がほぼ消退し余熱は残るが，傷津・傷陰が主体の状態，すなわち口渇・咽の乾燥・微熱・舌質が紅で乾燥・脈は細などの症候に，玄参・麦門冬・沙参などの生津薬の補助として用いる。

> 方剤例　増液湯・加減復脈湯・瓊玉膏

熱結の高熱・腹痛・便秘とともに，口唇や口の乾燥・舌質が紅で乾燥・脈が細数などの傷津の症候がみられるときは，大黄・芒硝などを配合する。

> 方剤例　増液承気湯

3．涼血止血

生地黄は血分の熱をさまし止血に働く（消炎・血管透過性抑制・凝固促進に作用する）。

血熱による出血・発疹，すなわち炎症性の血管透過性増大に，赤芍・牡丹皮・茅根・丹参などと用いる。とくに陰虚火旺による血熱に適している。

> 方剤例　涼血地黄湯・犀角地黄湯・清経止血湯・清営湯・小薊飲子・四生丸

4．補遺

以下のように使用することがある。

❶柔肝

熟地黄とほぼ同様で，熱証をともなうときに用いる。

❷潤腸通便

熟地黄とほぼ同様である。増液承気湯に配合された生地黄は，この効能も利用している。

［常用量］　6～30g

［使用上の注意］

①滋膩で消化されにくく腹にもたれるので，縮砂・枳殻などを配合する方がよい。

②寒涼性であるから，気虚・陽虚・寒証には用いない。

③滋陰の効能は熟地黄に劣るので，清熱と滋陰を同時に行うときには，生地黄・熟地黄を併用する。

④肝腎陰虚でも火旺があきらかでない場合には使用しない。

⑤熱病の初期や傷津・傷陰があきらかでない場合は用いない。病邪の排除を妨げるからである。

鮮地黄（せんじおう）

[別　名] 鮮生地・鮮地
[性　味] 苦・甘，寒
[帰　経] 心・肝・腎
[効　能] 清熱涼血・生津

臨床応用

清熱涼血による止血の効果と，生津による体液滋潤の効能を利用し，主として温熱病に用いる。高熱とともに脱水・出血・発疹などがみられる営分証・血分証に適する。血熱の出血（炎症性出血）に用いてもよい。

方剤例　犀地清絡飲・導赤瀉心湯

[常用量] 15 ～ 60 g
[使用上の注意]

①滋膩で消化されにくく腹満を生じる。

②生地黄とほぼ同様に用いてよいが，入手困難であり保存も難しい。

紫菀（しおん）

[別　名] 紫菀・紫菀茸・紫菀頭
[基　原] キク科のシオンの根。
[性　味] 辛・苦，微温
[帰　経] 肺
[効　能] 止咳化痰

備　考　蜜炙する（炙紫菀・蜜炙紫菀）と，潤肺止咳に働くので，燥咳・陰虚などに有効である。

臨床応用

1．止咳化痰

紫菀は止咳化痰の要薬で，平喘（呼吸困難改善）にも働くほか，とくに化痰の効

能にすぐれている。「温にして不燥,肺鬱を開泄して降逆定喘する」とされ,寒熱・虚実を問わず使用してよい。ただし,滋養の効能はあまりない。一般には,止咳の効果をつよめるために款冬花と併用する。

風寒の喘咳(咳嗽・呼吸困難・喘息)には,麻黄・細辛・款冬花・生姜・荊芥などと用いる。

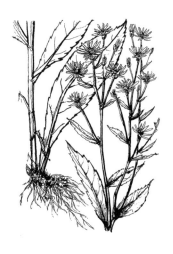

方剤例 止嗽散・射干麻黄湯

長期間咳嗽が止まないときは,款冬花・百部などと用いる。

方剤例 紫菀百花散

肺気虚の慢性咳嗽には,人参・黄耆などと用いる。

方剤例 済生紫菀湯

肺陰虚・肺気陰両虚の慢性咳嗽には,知母・貝母・阿膠・五味子・人参などと用いる。

方剤例 紫菀湯・補肺湯

2.補遺

紫菀は「肺気を開き,水道を通調して,小便を利す」という働きがあり,肺気が閉塞して尿量が少ないときに,茯苓・通草などと用いると効果がある。

[常用量] 3〜9g

[使用上の注意]

①外感の喘咳には生用,慢性の咳嗽には炙用する。痰が多いときに適する。
②温性であるから,陰虚や熱証がつよい場合には単独では使用しない。

地骨皮(じこっぴ)

[別 名] 枸杞皮
[基 原] ナス科のクコの根皮。
[性 味] 甘・淡,寒
[帰 経] 肺・肝・腎
[効 能] 清虚熱・清熱涼血

臨床応用

1. 清虚熱

地骨皮は甘寒清降して「骨蒸労熱」を清すので，陰虚火旺に用いられる。

陰虚火旺ののぼせ・手のひらや足のうらのほてり・身体の熱感（午後の潮熱）・両頬部の紅潮・盗汗・口乾・舌質が紅で乾燥・無苔〜少苔・脈が細数などの症候に，清虚熱の牡丹皮・銀柴胡・知母・青蒿や，滋陰の鼈甲・生地黄・天門冬・麦門冬・玄参などと用いる。

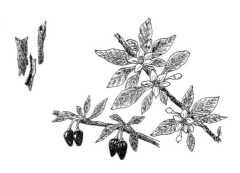

> 方剤例　清骨散・地骨皮湯・秦艽鼈甲散・加減清経湯・両地湯

2. 清熱涼血

地骨皮は清熱の効能をもち，炎症性の血管透過性亢進による出血を止める。

❶ 清肺熱

地骨皮は，肺熱をさまし止血に働くので，肺熱で咳嗽・痰に血がまじるなどがみられるときに用いる。

肺熱がやや慢性化し，咳嗽・粘稠な痰・ときに血が混じる・身体の熱感（夜間につよい）・舌質が紅・脈が細数などの症候を呈するときに，桑白皮・貝母・知母・牡丹皮などと用いる。

> 方剤例　瀉白散・滋陰至宝湯

❷ 清熱涼血・止血

血熱妄行すなわち炎症性の出血に，茅根・側柏葉・牡丹皮などと用いる。

[常用量]　6〜12g

[使用上の注意]

①外感病には用いない。熱証を呈さない場合にも使用しない。

②牡丹皮と効能が似るが，牡丹皮は肝熱に適し活血祛瘀にも働く。

　なお，牡丹皮は辛寒で清透に偏り，地骨皮は甘寒で清降に偏るところから，牡丹皮は無汗に適し，地骨皮は有汗に適するともいわれている。

紫根（しこん）

[別　名]　紫草・紫草根・紫草茸・老紫草・紅条紫草・硬紫根

[基　原]　ムラサキ科のムラサキの根。

[性　味] 甘, 寒
[帰　経] 心・肝
[効　能] 清熱涼血・解毒・透疹・通便

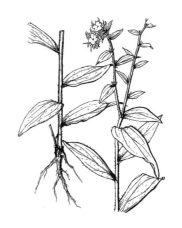

臨床応用

1. 清熱涼血・解毒・透疹

紫根は, 甘寒で心肝の2経に入り涼血活血するので,「血熱鬱滞」の斑疹に適する。通便の効能をもつので便秘をともなうものによい。

血熱の発疹（麻疹・水痘など）で, 発疹が透出せず暗色を呈し, 発熱・舌質が紅・脈が数などがみられるときに, 蟬退・牛蒡子・荊芥・連翹などと用いる。

　　方剤例　紫草消毒飲

気血両虚をともなうときは, 人参・白朮・当帰・白芍などと用いる。

　　方剤例　紫草快斑湯

麻疹の予防にもなるとされている。

皮膚化膿症, 切傷, 熱傷, 湿疹, 痔などに当帰などと膏薬にして外用する。

　　方剤例　紫雲膏

2. 滑腸通便

紫根は腸管内を滋潤して通便に働き, さらに利尿にも作用するので, 毒素の排泄に有利である。清熱解毒の効能も利用する。

癰疽疔癤すなわち皮膚化膿症で便秘をともなうときに, 金銀花・連翹・赤芍・牡丹皮などと用いる。

[常用量] 3～9 g

[使用上の注意]

①熱証以外には使用しない。

②泥状～水様便には用いない。

紫蘇子（しそし）

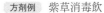

[別　名] 蘇子・杜蘇子・黒蘇子
[基　原] シソ科のシソ, チリメンジソの分果。
[性　味] 辛, 温
[帰　経] 肺・大腸

[効　能] 降気平喘・止咳・消痰・寛胸・寛腸潤燥

> 臨床応用

1．降気平喘・止咳・消痰・寛胸

　紫蘇子は，辛温で香気があり，潤性で下降に働き，降気平喘が主な効能である。気道からの漏出が増して痰が気道を閉塞した場合に，主に利尿作用によって漏出を防止して痰を少なくする（消痰）ものと考えられる。この結果，呼吸困難の改善・胸内苦悶の改善が得られ呼吸が楽になるので，降気平喘・寛胸といわれるのである。止咳の効能はつよくない。上記の効果をもつので，一般に肺水腫・気道粘膜浮腫（喘息など）の多痰に用いるべきである。

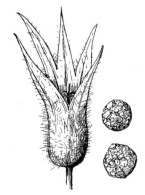

シソの萼　　　　分果
（中に分果がある）（種子を含む）

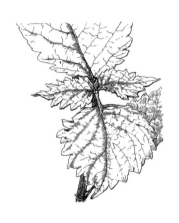

　喘証，とくに吸気性呼吸困難・胸苦しい・喘鳴・痰が多い・甚だしければ起坐呼吸・尿量減少などの症候に，紫蘇子を主薬とし半夏・厚朴・陳皮・沈香などと用い，気虚をともなうときには人参・白朮などを，陽虚をともなうときにはさらに肉桂・乾姜などを配合する。

　　　方剤例　蘇子降気湯・沈香降気湯・喘四君子湯

湿痰の喘咳には，白芥子・莱菔子などと用いる。

　　　方剤例　三子養親湯・寛中八宝散

なお，熱痰の喘咳にも桑白皮・黄芩などに消痰の補助として配合することがある。

2．補遺

紫蘇子には以下のような効能もある。

❶解鬱

軽度の抗うつ作用があり，憂うつ感・不安感などを改善する。

❷理気降逆

胃気上逆を改善する効能もある。

湿痰の胃気上逆で悪心・嘔吐・腹満などがみとめられるときに，半夏・陳皮・縮砂・莱菔子などと用いる。

　　　方剤例　三子養親湯・寛中八宝散

❸潤腸通便

腸燥便秘に，麻子仁・栝楼仁・杏仁などと用いる。

［常用量］3～9 g

［使用上の注意］

　①少々炒ってから砕いて用いるべきで，そのまま煎じても無効のことが多い。

　②気虚下陥には禁忌である。

　③脾虚の泥状～水様便には使用しない。用いる必要があれば，健脾利水薬を配合する。

蒺藜子（しつりし）

［別　名］白蒺藜・刺蒺藜・硬蒺藜
［基　原］ハマビシ科のハマビシの未成熟果実。
［性　味］辛・苦，微温
［帰　経］肝・肺
［効　能］平肝熄風・疏肝解鬱・祛風明目・止痒・理気活血

　備考　刺を除き，黄色に炒して用いる。

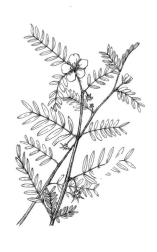

臨床応用

1．平肝熄風

　蒺藜子は平肝熄風の効能により内風をしずめ，ふらつき・めまいなどを止める。

　肝陽上亢・化風の頭のふらつき・頭痛・目がくらむ・口が苦い・いらいら・目の充血・舌質が紅・脈が弦数などの症候に，熄風の釣藤鈎・竜骨・牡蛎・代赭石および滋陰の天門冬・玄参・杜仲などと用いる。

　方剤例　平肝降圧湯

2．疏肝解鬱

　蒺藜子は苦泄温通・軽揚疏達し，肝気を疏泄して肝鬱を改善する。

　肝気鬱結のいらいら・憂うつ・抑うつ感・胸脇部が脹って苦しい・脈が弦などの症候，ならびに月経不順・乳房が脹って痛い・乳汁が出にくいなどの症状に，香附子・柴胡・鬱金・川楝子などと用いる。

　方剤例　通乳散結湯

3．祛風

蒺藜子は辛散苦泄して風を除き，明目・止痒に使用される。

❶祛風明目

風熱あるいは肝火による目の充血・眼痛・流涙・羞明・視力障害・角膜混濁などに，木賊・決明子・菊花などと用いる。

　　　方剤例　白蒺藜散

❷祛風止痒

風熱あるいは血虚生風の皮膚瘙痒に，防風・蟬退などの祛風止痒薬や，何首烏・当帰・地黄・白芍などの補血薬と用いる。

　　　方剤例　当帰飲子・蒺藜消風飲

4．理気活血

蒺藜子は温通活血して血行を促進し，疏肝理気にも働くので，気滞血瘀に使用される。

気滞血瘀による腫瘤・疼痛などに，延胡索・紅花・桃仁などと用いる。

[常用量] 3～9g

[使用上の注意]

気虚・妊婦には慎重に用いる。

柿蔕（してい）

[別　名] 柿銭・柿子把・柿丁
[基　原] カキノキ科のカキの成熟果実に宿存したガク。
[性　味] 苦，平
[帰　経] 胃
[効　能] 降気止嘔・止呃

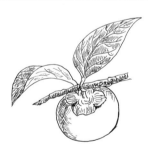

臨床応用

柿蔕は，止嘔・止呃の要薬で，とくに吃逆（呃逆）に有効である。

胃寒の吃逆あるいは嘔吐で，胃部の冷え・舌苔が滑・脈が遅などを呈するときに，丁香・生姜・乾姜などと用いる。胃腸虚をともない舌が淡白で胖大・脈が弱などを呈するときは，人参・白朮などを配合する。

　　　方剤例　柿蔕湯・丁香柿蔕湯

胃熱の吃逆・嘔吐で，舌苔が黄・脈が数などを呈するときは，竹筎・枇杷葉・黄連などと用いる。

> 方剤例 加味黄連蘇葉湯・降逆止呃湯

［常用量］ 3～9 g

炙甘草（しゃかんぞう）

甘草を参照（42頁）

芍薬（しゃくやく）

［基　原］ボタン科のシャクヤクの根。
　効能の違いがあるので，白芍と赤芍を区別する必要がある。
　①白芍：芍薬の根の周皮を除いたもの。
　②赤芍：芍薬の根。

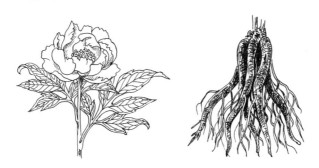

白芍（びゃくしゃく）

［別　名］白芍薬・杭芍薬・杭芍・大白芍
［修　治］①生白芍：生あるいは乾燥品。平肝の効能がつよい。
　　　　　②炒白芍：微黄になるまで炒したもの。補血斂陰の効能がつよい。
［性　味］酸・苦，微寒
［帰　経］肝・脾
［効　能］補血斂陰・調経・緩急止痛・柔肝・平肝

臨床応用

1. 補血斂陰・調経

白芍は補血の常用薬である。

肝血虚の顔色や皮膚につやがない・頭のふらつき・目がかすむ・四肢のしびれ感・筋肉のけいれん・月経過少・月経の遅れ・舌質が淡でやせる・舌苔が少・脈が細などの症候に，熟地黄・何首烏・当帰・阿膠などを用いる。

> 方剤例　四物湯・補肝湯・当帰芍薬散

気血両虚には，とくに当帰・白芍の組み合わせがよく用いられ，これに補気薬を配合して使用する。

> 方剤例　帰芍異功散・帰芍六君子湯・十全大補湯

なお，白芍は補血するとともに酸味の収渋により陰液の耗散を防ぐ（斂陰）ので，滋陰の補助となる。それゆえ，陰虚・陰虚火旺などに対する多くの滋陰剤に配合して用いられる。

2. 柔肝・平肝・斂陰

白芍は，補血斂陰の効能をもち，肝血を滋潤し肝陰の耗散を防いで保護することによって，肝陽を調整して肝気鬱結・肝陽上亢をしずめる（柔肝）ほか，肝火による肝血の消耗あるいは疏肝薬による傷陰などを防止する。さらに，肝風内動による四肢・躯幹のふるえ・けいれんをしずめる（平肝潜陽）効能ももつので，肝気鬱結・肝陽上亢・肝風内動などの肝の陽気・陰液の異常には必ず配合される。

肝気鬱結のいらいら・憂うつ・ヒステリックな反応・胸脇部の脹った痛み・脈が弦などの症候には，柴胡・鬱金・青皮・香附子などの疏肝解鬱薬に配合して用いる。とくに柴胡・白芍の組み合わせが重要で，白芍が柴胡の刺激性を和らげ，疏泄過多による傷津を防止し，白芍の柔肝により柴胡の疏肝の効果を補助するので，安全かつより有効となる。

> 方剤例　四逆散・柴胡疏肝湯・逍遙散

肝鬱脾虚（肝脾不和）で，精神的要因とともに腹痛・腹鳴・下痢がみられる場合には，白朮・茯苓・炙甘草などの健脾薬や疏肝の柴胡などと用いる。

> 方剤例　痛瀉要方・柴芍六君子湯・逍遙散

肝鬱による月経周期の不定・月経痛などには，白芍の調経・柔肝の効能を利用し，当帰・川芎・柴胡などと用いる。

> 方剤例　逍遙散

肝風内動の筋肉のひきつり・ふるえ・しびれ・ふらつきなどの症候に，熄風の釣藤鈎・石決明・竜骨・牡蛎・菊花・天麻などと用いる。肝風内動の「本」は血虚・陰虚であり，白芍は柔肝・平肝の効能によって本治を補助する。

> 方剤例　鎮肝熄風湯・七物降下湯・大定風珠

芍薬（しゃくやく）　*129*

肝気虚・肝陽虚にも，黄耆・党参・巴戟天・肉蓯蓉などに柔肝の目的で配合する。

　　　方剤例　黄耆建中湯・益気補肝湯・温陽補肝湯

３．緩急止痛

　白芍は，骨格筋・平滑筋のけいれんを緩解（緩急）して鎮痛するので，この効能を利用してさまざまなけいれんやけいれん性疼痛に用いられる。一般に炙甘草を配合して効果をつよめる。

　　　方剤例　芍薬甘草湯

　肝鬱をともなうときは，柴胡などを配合する。

　　　方剤例　四逆散・柴胡疏肝散・逍遙散

　寒証の冷えなどをともなうときは，附子・桂枝・当帰・川芎などを配合する。

　　　方剤例　芍薬甘草附子湯・桂枝加芍薬湯・当帰建中湯

　熱証をともなうときには清熱薬を配合するが，最もよく用いられるのは大腸湿熱の腹痛・下痢・テネスムスで，黄芩・黄連・木香・檳榔子・大黄などと用いる。

　　　方剤例　芍薬湯・黄芩湯・大柴胡湯

　このほか，膀胱湿熱の排尿痛にも清熱・利水の薬物とともに用いる。

　　　方剤例　五淋散

４．補遺

　白芍の効能を利用し，以下のように使用される。

❶調和営衛

　　①白芍は斂陰の効能をもち，陰液の漏出を防止する働きがある。

　　　表寒に麻黄・桂枝などを使用して発汗・解表するときに，白芍を配合して発散の行きすぎを抑制する（小青竜湯など）。また，表寒・表虚の悪風・自汗に対し，桂枝・生姜で衛気を振奮して発散・祛邪するとともに，白芍・大棗などと営陰を保護し自汗を止めるが，これを「解肌」あるいは「調和営衛」という。桂枝湯が代表方剤である。

　　②斂陰養営の白芍・大棗などと，辛散で衛気の振奮の効能をもつ桂枝・生姜などを配合し，衛気の振奮によって営を生じやすくさせ，養営斂陰によって衛気の行きすぎを抑制し，「一散一収」の配合により陰液と陽気のバランスを回復させることも，「調和営衛」と呼ばれる。

　　　この配合がすべての方剤の基本でもあり，代表方剤は桂枝加芍薬湯・小建中湯である。

❷扶脾（滋補脾陰）

　脾陰は「営」であり，白芍は斂陰養営によって脾陰を滋補するので，脾陰虚に用いられる。

[常用量]　5 〜 15 g

[使用上の注意]

①性が微寒であるから，陽虚には単独では用いてはならない。
②寒証の腹痛には，散寒薬とともに使用するか，酒炒して寒性を和らげて用いる。

赤芍（せきしゃく）

[別　名] 赤芍薬・京赤芍・紅芍
[性　味] 苦，微寒
[帰　経] 肝
[効　能] 清熱涼血・活血散瘀・止痛・清肝明目

臨床応用

1．清熱涼血

　赤芍は，血分に入って血熱を涼散し，瘀血を散じ経脈を通じる。消炎すると同時に血管透過性亢進を抑制して止血（涼血止血）し，さらに微小循環障害を改善する（散瘀）ので，炎症（熱証）によく用いる。

　熱病の営分証・血分証，すなわち高熱の持続による脱水・栄養不良などで，高熱・意識障害・発疹や皮下出血・舌質が深紅で乾燥・舌苔が少あるいは剝苔・脈が細数などがみられるときに，生地黄・玄参・牡丹皮などと用いる。

　　方剤例　犀角地黄湯

　血熱妄行，すなわち炎症性の血管透過性亢進による出血・発疹に，黄連・黄芩などと用いる。

　　方剤例　涼血地黄湯・犀角地黄湯

　このほか，癰疽疔癤すなわち種々の化膿症に，清熱薬の補助として用いる。

　　方剤例　排膿散及湯・仙方活命飲

2．活血散瘀・止痛

　赤芍は，活血化瘀により血瘀を消散するが，性は微寒で清熱の効能があるので，熱証にともなう血瘀（炎症性の微小循環障害）に適する。ただし，桂枝・当帰・川芎などの温通の効能をもつ薬物と配合すると，寒性が緩和されて血瘀一般に用いることができる。基本的に寒証の血瘀にはむかない。

　血瘀の疼痛・出血・腫瘤・うっ血・月経異常・舌質が紫暗あるいは瘀点・脈が渋などの症候に，桃仁・紅花などの活血化瘀薬，当帰・川芎・桂枝などの通陽・活血薬，あるいは枳実・乳香・没薬・柴胡などの理気薬と用いる。

　　方剤例　桂枝茯苓丸・折衝飲・牛膝散・血府逐瘀湯・膈下逐瘀湯・赤芍薬散

　気虚をともなうときは，黄耆を大量に配合する。

　　方剤例　補陽還五湯

血虚をともなうときには，熟地黄・当帰・白芍などを配合する。赤芍は軽度の補血の効能をもつので血虚血瘀に適するが，補血をつよめるには白芍を配合すべきである。

> 方剤例　桃紅四物湯

寒証をともなうときには，大量の散寒薬に補助的に配合する。

> 方剤例　少腹逐瘀湯

癰疽疔癤では炎症性の血行障害（血瘀）が必発であり，赤芍の清熱（消炎）と血行改善（活血化瘀）の効能を利用して，清熱剤に赤芍を配合することが多い。

3．清肝明目

赤芍は肝火をしずめ（清肝），目の充血を改善する（明目）効能をもつ。

肝火のいらいら・怒りっぽい・頭痛・目の充血・眼痛・舌質が紅・脈が弦数などの症候に，石決明・菊花・薄荷などと用いる。

> 方剤例　石決明散

[常用量] 5～15 g

[使用上の注意]
①寒証の血瘀には，十分量の散寒薬とともに用いる。
②補血の配慮を要する場合は，白芍とともに用いる。
③牡丹皮と効能が似るが，牡丹皮は清熱涼血の効果がつよく，赤芍は活血散瘀の働きがつよい。血熱の血瘀には両者を併用して効能を高める。

蛇床子（じゃしょうし）

[別　名] 野茴香
[基　原] セリ科のオカゼリの成熟果実。
[性　味] 辛・苦，温
[帰　経] 腎
[効　能] 温腎補陽・殺虫止痒

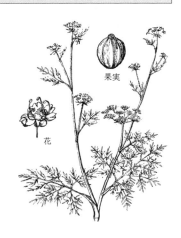

臨床応用

1．温腎補陽

蛇床子は温性で散寒補陽し，腎陽を温補するので，腎陽虚に適する。

腎陽虚のインポテンツ・不妊などに，菟絲子・五味子などと用いる。

> 方剤例　贊育丹（さんいくたん）

2．殺虫止痒

蛇床子は辛散で祛風し，苦燥で化湿するので，外用すると止痒に働き，トリコモナス・疥癬などを殺傷し，帯下を止める。

陰部の搔痒・湿疹に，煎汁を外用する。

［常用量］3～9 g

沙参（しゃじん）

［別　名］浜防風・北沙参・北条参・細条参
［品　種］一般に，沙参は北沙参（浜防風）を指すが，南沙参を用いることもある（清代以前は南沙参が用いられた）。南沙参と北沙参は植物が異なり，効能にも差がある。
　①北沙参：生津の効能がつよい。
　②南沙参：清熱化痰の効能がつよく，生津の効能はよわい。
［基　原］セリ科のハマボウフウの根および根茎。
［性　味］甘・苦，微寒
［帰　経］肺・胃
［効　能］生津養胃・潤肺止咳

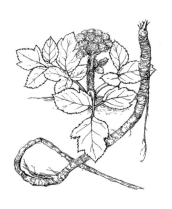

臨床応用

1．生津養胃

沙参は甘で生津し胃津を補うので，胃陰虚によく用いられる。

胃陰虚（胃津虚）の口渇・水分を欲する・咽の乾燥感・大便が硬い・乾嘔・上腹部不快感あるいは灼熱感・舌の乾燥などに，麦門冬・石斛などの生津薬と用いる。この状態は熱病の回復期・暑熱による脱水などでよくみられる。

　　方剤例　養胃湯・益胃湯・沙参麦門冬湯

肝腎陰虚などにも，生津の効能を目的に沙参を補助として配合する。

　　方剤例　一貫煎

2．潤肺止咳

沙参は肺陰を補い，止咳に働く。

温燥による急性の乾咳・咽や鼻腔の乾燥・少痰～無痰あるいは切れにくい粘痰・発熱・頭痛・軽度の悪風あるいは熱感などの症候に，桑葉・淡豆豉などの解表薬や貝母・杏仁などの化痰止咳薬と用いる。

> 方剤例　桑杏湯

肺陰虚の乾咳・咽の乾燥感・口乾・少痰〜粘稠白色の切れにくい痰・嗄声などの症候に，麦門冬・天門冬・栝楼根などと用いる。

> 方剤例　沙参麦門冬湯

3．補遺
沙参は脾陰を滋潤するので，脾陰虚にも使用してよい。

[常用量] 6〜15g

[使用上の注意]
肺寒・痰湿などには用いない。

南沙参（なんしゃじん）

[別　名] 大沙参・空沙参・白沙参
[基　原] キキョウ科のサイヨウシャジンの根。
[性　味] 甘，微寒
[帰　経] 肺・胃
[効　能] 清熱止咳・化痰・生津

臨床応用

北沙参とほぼ同じく使用できるが，生津の効能がよわいので，主として肺燥・肺熱の咳嗽に止咳化痰の目的で用いる。現在はあまり使用されない。

[常用量] 6〜15g

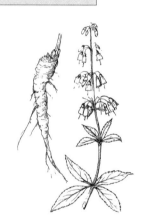

車前子（しゃぜんし）

[別　名] 車前実
[基　原] オオバコ科のオオバコの成熟種子。
[性　味] 甘，寒
[帰　経] 肝・腎・小腸・肺
[効　能] 清熱利水・通淋・消腫・止瀉・止帯・滋補肝腎・明目・止咳化痰

臨床応用

1．利水

車前子は甘淡利水で降泄に働く。主な効能は利水で，消化管内・組織間の余剰水分を血中に吸収し，利尿作用によって排出するが，付随する効能の違いを利用して，以下のような状況に使用する。

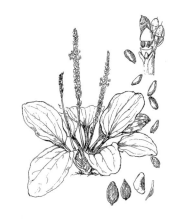

❶清熱利水・通淋

車前子の清熱（消炎）の効能を応用する。

湿熱下注による排尿困難・排尿痛・尿の混濁・舌苔が黄膩などの症候に，滑石・木通・沢瀉・黄芩・山梔子などと用いる。

　　方剤例　五淋散・竜胆瀉肝湯・八正散・石葦散・車前子散

心陰虚の焦躁感・眠りが浅い・多夢などの症候とともに，濃縮尿・排尿困難・排尿痛などが生じた「心が小腸に熱を移す」の症候には，蓮子・麦門冬・人参などと用いる。

　　方剤例　清心蓮子飲

❷補腎・利水消腫

車前子の腎を補い利水により浮腫を消退させる効能を利用する。

腎陽虚の浮腫・尿量減少・膝や腰がだるく無力・四肢の冷え・舌質が淡で胖大・脈が沈遅などの症候に，熟地黄・山茱萸・山薬などの補腎薬と附子・肉桂などの補陽薬とともに用いる。

　　方剤例　牛車腎気丸

このほか各種の水腫に，茯苓・沢瀉などと用いる。

❸利水止瀉・止帯

車前子の利水の効能を利用する。

湿盛の水様便や帯下に，白朮・薏苡仁・茯苓・猪苓・沢瀉などと用いる。

　　方剤例　異功散加車前子・完帯湯

2．清肝明目・補肝明目

車前子は肝に入り，降泄によって明目する。

肝火の目の充血・眼痛・いらいら・のぼせ・頭痛・脈が弦数などの症候に，竜胆草・決明子・菊花などと用いる。

　　方剤例　竜胆瀉肝湯・車前子散

肝腎陰虚の目がくらむ・目がかすむ・涙が出る・腰や膝がだるく力がない・舌質が紅で乾燥・脈が細数などの症候に，熟地黄・枸杞子・当帰・菟絲子などと用いる。

方剤例 駐景丸

3．止咳化痰

車前子は痰を稀釈し祛痰に働いて咳嗽を止める。

咳嗽・多痰に，杏仁・桔梗・紫蘇子などと用いる。一般には熱咳に適する。

［常用量］ 3 〜 15 g

［使用上の注意］

　①煎剤に用いるときは布に包んで用いる（包煎）。

　②利水には炒用，補肝腎には酒製する方がよい。

　③腎虚の遺精には禁忌。長期間服用すると下痢を来すことがある

車前草（しゃぜんそう）

　車前（オオバコ）の全草を乾燥したもので，性味・帰経・効能は車前子（車前の成熟種子）とほぼ同じである。車前子と同様に用いてよい。

［常用量］ 15 〜 30 g

熟地黄（じゅくじおう）

地黄を参照（116 頁）

縮砂（しゅくしゃ）

［別　　名］縮砂仁・砂仁・春陽砂仁・春砂仁・陽春砂

［基　　原］ショウガ科のシュクシャの種子団塊。

［性　　味］辛, 温

［帰　　経］脾・胃・腎

［効　　能］理気止痛・温胃止嘔・化湿止瀉・醒脾・安胎

　　備　考 弱火で焙り，使用前に砕いて用いる。

臨床応用

1．理気止痛

　縮砂は「温でつよい燥性がなく，行気して気を破らず，調中して中を傷らない」という特徴がある。胃腸の蠕動を調整して気滞（蠕動停滞）による腹満・腹痛を改

善する。

脾胃気滞の腹満・痞え(つか)・腹痛には，檳榔子・枳実・莱菔子・木香などと用いる。

　方剤例　香砂枳朮丸・寛中八宝散

脾胃気虚の蠕動無力による気滞（虚気）には，人参・白朮などの補気薬を主体に，半夏・陳皮などと用いる。

2．温胃止嘔

縮砂は温性で芳香を有し，胃中を暖めて悪心・嘔吐を止めるので，胃寒によく用いる。また，胃気を下降させて「胃は通降をもって補となす」の補胃気の効果を生むので，胃気虚・胃陽虚にも使用できる。

胃寒の悪心・嘔吐・空腹時痛には，良姜・桂枝・小茴香などと用いる。

　方剤例　安中散・香砂二陳湯

妊娠悪阻には，縮砂を嚙んで服用すると有効であり，半夏・竹筎などと用いてもよい。

胃気虚・胃陽虚の食べられない・悪心・嘔吐・舌質が淡・舌苔が薄白・脈が弱などの症候にも，半夏・生姜・人参などと用いる。

3．化湿止瀉・醒脾

縮砂は，腹中を温め蠕動を調整して吸収を促進し，消化管内の余剰水分を除いて下痢を止め（化湿止瀉），食欲を増す（醒脾）ので，湿証や脾胃気虚に適する。

湿困脾胃の悪心・嘔吐・腹満・口がねばる・下痢・身体が重い・むくみ・舌苔が白膩・脈が滑などの症候に，蒼朮・厚朴・陳皮・半夏・茯苓などと用いる。

　方剤例　香砂平胃散・和胃二陳湯・六和湯

脾胃気虚にともなう悪心・嘔吐・泥状〜水様便・腹満感などの内湿の症候に，人参・白朮・茯苓・炙甘草などの補助として用いる。虚寒の腹痛・水様便・冷えなどがみられるときは，乾姜・附子などを加える。

4．安胎

縮砂には安胎（流産防止）の効能があるので，妊娠時に用いられる。

妊娠中の下腹痛（流産の前兆）には，白朮・桑寄生・蘇梗などと用いる。

［常用量］1.5〜6 g

［使用上の注意］

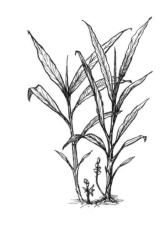

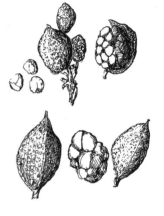

①精油を含むので長時間煎じてはならない。砕いて後下する方がよい。
②陰虚・実熱には使用しない。
③白豆蔻に効能が似るが，縮砂は止嘔の効能に劣り，温中燥湿に勝る。
④草豆蔻とほぼ同様の効能をもち，縮砂は止瀉・安胎にも働く。
⑤益智仁とも効能が似るが，益智仁は補腎にも働く。

朮（じゅつ）

基原植物と効能の違いにより，白朮と蒼朮が区別されている。ただし，両者は交配しやすく，明確に区別しがたい面もあるらしい。一般に，白朮は補気健脾に，蒼朮は燥湿利水に用い，併用することも多い。

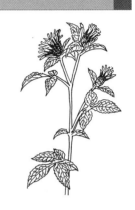

白朮（びゃくじゅつ）

[別　名] 朮・冬朮・于朮・於朮
[修　治] 効能の改変を目的に修治を加える。中国では一般に行われているが，日本ではこの認識に乏しい。
　①生白朮：生のまま用い，化湿・利水・止汗の効能を目的とする。
　②炒白朮・焦白朮：黄色くなるまで炒り，燥性をよわめる。焦白朮は炒白朮よりさらに黄変させたものである。いずれも補気健脾を目的として用い，焦白朮は止瀉に重点がある。
　③製白朮：蒸して燥性をよわめたもので，補気健脾に用いる。
[基　原] キク科のオオバナオケラ，オケラの周皮を除いた根茎。
[性　味] 苦・甘，温
[帰　経] 脾・胃

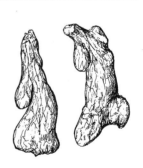

[効　能] 補気健脾・燥湿利水・固表止汗・祛風湿・安胎

臨床応用

1. 補気健脾

　白朮は，甘温で補中し苦で燥湿し，脾の生理機能に合致するので，補気健脾に重要な薬物である。

　脾気虚の食欲不振・泥状〜水様便・元気がない・疲れやすい・舌質は淡白・脈は軟弱などの症候に，必ず配合する。

　脾気虚では，水分の吸収・排泄が低下して痰飲・湿・水腫・下痢などが生じやすいが，白朮は消化吸収を促進し水分の吸収・排泄をつよめる補気健脾・利水化湿の効能をもつので，最も適している。ただし，白朮自体は満中（腹満感・停滞感）を引き起こし吸収されにくい欠点をもつので，陳皮・枳殻・木香・縮砂などの蠕動を促進する緩和な理気薬の配合が望ましい。一般には，人参・炙甘草・茯苓などとともに用いる。

　　　方剤例　四君子湯・異功散・補中益気湯

　泥状〜水様便があきらかなときは，さらに蒼朮・猪苓・沢瀉・山薬・蓮子・扁豆などの利水・止瀉の薬物を配合して用いる。

　　　方剤例　七味白朮散・参苓白朮散・啓脾湯

　胃気虚の悪心・嘔吐・食べられない・食べるとすぐに胃が脹る・舌質が淡・舌苔が白薄・脈が弱などの症候や，湿・痰による悪心・嘔吐・口がねばる・舌苔が膩・咳嗽・多痰などの症候をともなうときには，半夏・生姜・縮砂・藿香などの化湿・降逆の薬物を配合して用いる。

　　　方剤例　六君子湯・香砂六君子湯

　脾陽虚で冷え・寒がるなどの虚寒の症候をともなうときは，乾姜・肉桂・附子などを配合する。

　　　方剤例　人参湯（理中湯）・附子人参湯（附子理中湯）・桂枝人参湯

2. 燥湿利水

　白朮は脾の水湿の運化をつよめて利水する。消化管内や組織間の水分を血中に吸収して利尿によって除去し，溜飲・泥状〜水様便・浮腫などを軽減させる。

❶利水止瀉・化飲

　主に，消化管内の水分除去に用いる。

　脾気虚・脾陽虚の吸収能力低下による泥状〜水様便には，補気・補陽の薬物を主体にし，平性の茯苓・猪苓などの利水薬，健脾止瀉の山薬・蓮子・扁豆などと用いる。

　　　方剤例　参苓白朮散・七味白朮散・啓脾湯・真武湯・実脾飲

　飲，すなわち脾気虚・脾陽虚による消化管内の水分停滞で，胃の振水音・腸のグ

朮（じゅつ）　139

ル音・めまい・悪心・乗物酔い・動悸などの症候がみられるときに，通陽の桂枝や利水の茯苓とともに用いる。悪心・嘔吐がつよければ，半夏・生姜などを配合する。

> **方剤例**　苓桂朮甘湯・理中化痰丸・半夏白朮天麻湯

　湿困脾胃・寒湿困脾・水湿などの外湿による急性の下痢には，茯苓・猪苓・沢瀉などの利水薬とともに用い，悪心・嘔吐をともなうときには半夏・生姜・縮砂・藿香などを配合する。

> **方剤例**　四苓散・五苓散・胃苓湯・藿香正気散

　白朮は温性で補益の効能をもつので，一般には気虚・陽虚に適する。熱証の下痢には使用すべきでないが，湿熱で湿が主体の場合には補助的に使用してもよい。

❷利水消腫

　主に浮腫・水腫の除去に用いる。

　気虚・陽虚の水腫，すなわち水分排泄機能の低下による浮腫・腹水・関節水腫などには，黄耆・茯苓・猪苓などの平・温性の利水薬，ならびに附子・桂枝・乾姜などを配合して用いる。

> **方剤例**　防已黄耆湯・苓桂朮甘湯・苓姜朮甘湯・真武湯・実脾飲

　風湿・寒湿などによる急性のむくみ・浮腫・身体が重い・頭重などの症候には，猪苓・沢瀉・麻黄・桑白皮などの利水薬と用い，冷え・疼痛など寒証がつよければ乾姜・附子・桂枝などの散寒薬を配合する。ただし，こうした外湿によるむくみ・浮腫には，燥散の性質がつよい蒼朮の方が適している。

> **方剤例**　四苓散・五苓散・苓姜朮甘湯・越婢加朮湯

❸燥湿

　湿盛の諸症状に用いるが，蒼朮の方がより適しており，気虚・陽虚が顕著な場合に白朮を用いるか蒼朮と併用する（蒼朮の項参照）。

３．固表止汗

　白朮は水湿を除いて止汗に働く。

　衛気虚（表虚）の自汗（少し動くと汗がでる）・カゼを引きやすく治りにくい・疲れやすいなどの症候に，黄耆とともに用い，牡蛎・麻黄根・防風などを配合する。

> **方剤例**　玉屏風散・防已黄耆湯・補中益気湯

４．補遺

　白朮の効能を利用して，以下のように使用することもある。

❶安胎

　古来，流産防止（安胎）の効能があるとされ，同じく安胎の効能をもつ黄芩・菟絲子などと用いる。

> **方剤例**　当帰湯・補腎安胎飲・当帰芍薬散

❷祛風湿

　湿痺に用いるが，この効能は蒼朮の方がつよい（蒼朮の項参照）。蒼朮と同様に

使用してもよいが，補益の配慮が必要なときに蒼朮と併用するか白朮を用いる。
［常用量］3～12g
［使用上の注意］
　①温・燥性であるから，津虚・陰虚などの陰液不足や熱証には用いない。湿熱で湿証がつよい場合には補助的に使用することがある。
　②他の目的の方剤に消化吸収の補助として配合することも多い。
　③白朮は性質が蒼朮より緩和で，補益・止汗にすぐれ，蒼朮は発散・燥湿にすぐれている。病態により両者を併用することも多い。

蒼朮（そうじゅつ）

［別　　名］朮・茅朮・茅蒼朮・北蒼朮
［修　　治］生のものは辛燥の性質がつよいので，辛燥を和らげる目的で以下の修治が行われる。
　①炒蒼朮：フスマとともに黄色くなるまで炒る。
　②製蒼朮：米のとぎ汁と黒くなるまで蒸す。製蒼朮の方が炒蒼朮より辛燥の性質がよわい。

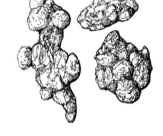

［基　　原］キク科のホソバオケラの根茎。
［性　　味］苦・辛，温
［帰　　経］脾・胃
［効　　能］燥湿・解表・健脾・運脾・祛風湿

臨床応用

1．燥湿

　蒼朮は苦辛で開散し，芳香を有し燥性がつよくて化湿に働き，湿証に対しては外湿・内湿のいずれにも表裏上下を問わず用いてもよく，主薬として用いられる。燥湿は化湿と利水の効能によって得られる効果で，主に消化管内や組織間の水分を血中に吸収して除く作用に相当するが，さらに体表部の水分を皮膚面から発散する作用も含まれる。
　この効能を利用して，以下の病態に使用する。

❶中焦の燥湿

　湿困脾胃，すなわち湿度の多い環境や水分摂取過多などにより消化機能が障害され，急性に生じる悪心・嘔吐・腹満・食欲不振・泥状～水様便・口がねばる・舌苔が膩などの症候に，半夏・生姜・陳皮・厚朴などの理気化湿・止嘔の薬物や，茯苓・薏苡仁などの利水薬を配合して用いる。蒼朮は温性であるから，寒湿で冷えを

ともなう湿困脾胃に最も適する。

> **方剤例** 平胃散・胃苓湯・香砂平胃散・不換金正気散・枳朮平胃散

暑湿困阻中焦，すなわち暑熱の気候の湿困脾胃で，熱感・口渇・発汗とともに腹満・身体が重だるい・舌苔が黄膩などの症候がみられるときは，石膏・知母などと用いる。蒼朮は温性ではあるが，寒性の石膏・知母を配合することにより，温性を緩和して燥湿の効能のみを利用することができる。

> **方剤例** 白虎加蒼朮湯

なお，脾気虚・脾陽虚の泥状〜水様便・浮腫などに用いてもよいが，補気健脾の白朮がより適しており，蒼朮は補助的に配合する。あるいは以下に述べる運脾の目的で配合する。

❷ 皮膚・肌肉の燥湿

湿熱によるかゆみ・発赤・滲出物が多い・びらんなどの皮疹に，防風・荊芥・蝉退などと用いる。

> **方剤例** 消風散・治頭瘡一方

湿熱蘊結の下腿の発赤・腫脹・疼痛・重だるいなどの症候に，黄柏・牛膝などを配合して用いる。

> **方剤例** 二妙散・三妙散・四妙散・痿証方

湿熱のみに適するのではなく，一般に湿証を呈する場合に配合応用すればよい。

❸ 燥湿解表

風湿表証（表湿）・風寒湿表証の頭重・悪風・発熱・身体が重だるい・関節の鈍痛・むくみなどの症候に，羌活・防風・細辛・白芷などの解表薬と用いる。

> **方剤例** 九味羌活湯・神朮散・保真湯

2．祛風湿

蒼朮は燥湿と止痛の効能をもち，痺証すなわちリウマチ性の関節痛には最もよく用いられる（白朮もほぼ同様の効能をもつが，効果がよわい）。

風寒湿痺のしびれ痛み・関節の運動障害・むくみ・冷えなどの症候に，羌活・独活・防風・麻黄などの祛風湿薬や白芍・当帰・葛根などの止痙薬と用い，冷え・拘縮があきらかなときは附子・桂枝・乾姜などを配合する。

> **方剤例** 朮附湯・桂枝加朮附湯・桂枝加苓朮附湯・葛根加朮附湯・二朮湯・大防風湯・疎経活血湯・薏苡仁湯

熱痺あるいは寒熱挾雑痺で，発赤・腫脹・疼痛・熱感がみられるときには，石膏・知母などの清熱薬とともに用いる。

> **方剤例** 白虎加蒼朮湯・越婢加朮附湯・越婢加朮母湯・桂芍知母湯・当帰拈痛湯

3．健脾・運脾

蒼朮は白朮ほどの補益性がなく，消化吸収を促進する健脾の効能が主体であるが，白朮のように腹にもたれる弊害がなく，蠕動を促進して食欲・消化を増進する

効能があり，これを「運脾」という。「脾の健は補にあらず，貴きは運にあり」といわれるように，蒼朮の運化を促進する効能が間接的に補益に働き，直接的に補気健脾に働く白朮よりも場合によっては有効である。それゆえ，臨機応変に白朮にかえて蒼朮を用いたり両者を同時に配合するとよい。

4．補虚明目

雀目すなわち夜盲症や角膜軟化症に用いられている。《聖恵方》では蒼朮・木賊の等分の末を，《幼幼新書》では蒼朮末を猪胆と煮て用いている。李東垣が「五臓六肺の精気は，みな脾より稟け，上は目を貫く。脾は，諸陰の首なり。目は，血脈の宗なり。……脾胃を理さずして，養血安神におよぶは，治標にして治本ならず，これ正理明ならざるなり」と述べており，脾の調理によって明目の効果が生じると考えているが，参考に値する。

[常用量] 3〜9g

[使用上の注意]

燥性と発散の効能をもつので，湿証に適する（舌苔が膩であること）。陰虚・津虚には禁忌である。

生甘草（しょうかんぞう）

甘草を参照（44頁）

生姜（しょうきょう）

姜を参照（58頁）

生姜皮（しょうきょうひ）

姜を参照（60頁）

生地黄（しょうじおう）

地黄を参照（118頁）

小麦（しょうばく）

[別　名] 浮小麦・淮小麦
[基　原] イネ科のコムギの種子。
[性　味] 甘，涼
[帰　経] 心
[効　能] 補血安神・益気・止汗

> 備考　元来は，小麦と水に浮く浮小麦を区別し，小麦を安神に，浮小麦を止汗に用いたが，現在ではこの区別を厳密にしておらず，いずれにも小麦を用いることが多い。

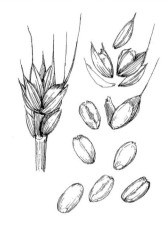

臨床応用

1．補血安神・益気

　小麦は益気し心血を補い安神（精神安定）に働くので，心血虚に用いるが，繁用されてはいない。

　心血虚の不安・焦躁感・悲哀感・眠りが浅い・驚きやすいなどの症候（臓躁と呼ばれる）に，大棗・炙甘草と用いる。

> 方剤例　甘麦大棗湯

2．止汗

　小麦は，気虚・陽虚の自汗や陰虚の盗汗など，虚にともなう発汗に止汗の目的で用いられる。麻黄根・牡蛎・黄耆などと用いることが多い。

> 方剤例　牡蛎散・甘麦大棗湯

[常用量] 15～60g
[使用上の注意]
　　小麦は未成熟でやせたもの（水に浮く）で，皮の部分に薬効があるとされ，つぶさないでそのまま用いるべきである。

升麻（しょうま）

[別　名] 黒升麻・緑升麻・炙升麻
[基　原] キンポウゲ科のサラシナショウマ，オオミツバショウマの根茎。
[性　味] 甘・辛，微寒

[帰　経] 肺・脾・大腸・胃
[効　能] 解表・透疹・清熱解毒・止痛・昇挙陽気

> 備考　生用（升麻・緑升麻）すると透疹・清熱解毒に，炙用（炙升麻）すると昇挙陽気に働く。

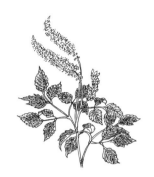

臨床応用

1．解表透疹

升麻は微寒で清熱し軽浮で昇散に働き，陽明肌腠（き そう）の邪を発散して除く。一般には麻疹の透発に使用し，通常の表証にはあまり用いられない。

麻疹で皮疹の出現が悪く「内攻」の恐れがあるときに，透疹の葛根や清熱の赤芍などと用い，麻疹の透発をつよめて治癒を促進する。

> 方剤例　升麻葛根湯・宣毒発表湯

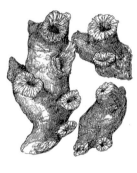

2．清熱解毒

升麻は肺胃の熱邪を透発して除去する。消炎・化膿の抑制に作用するとともに，発散によって解熱を促進する。軽浮昇散の効能があるところから，身体上部（頭面部）や体表部の熱証（炎症）に使用される。

熱毒，すなわち化膿性炎症で，高熱・発疹・皮下出血・咽痛・咽の腫脹や発赤・皮膚化膿症などがみられるときに，金銀花・連翹・赤芍・黄連・黄芩などと用いる。

> 方剤例　普済消毒飲

胃熱の歯齦炎・口内炎・咽痛などに，石膏・黄連などと用いる。

> 方剤例　清胃散

鼻淵（副鼻腔炎）の膿性鼻汁・前額部痛などに，石膏・山梔子・黄芩・辛夷などと用いる。

> 方剤例　辛夷清肺湯

3．昇挙陽気

升麻は軽昇で脾胃に作用し，脾胃の清陽の気を昇挙するので，気虚下陥に使用する。

気虚下陥のアトニー状態に，黄耆・党参などの昇提・補気の薬物の補助として，あるいは当帰・白芍などの柔肝薬と用いる。

> 方剤例　補中益気湯・昇陥湯・挙元煎・升麻黄耆湯・乙字湯

4．補遺

升麻は「止痛」の効能をもつので，他の止痛薬とともに鎮痛剤として用いる。

> 方剤例　立効散

［常用量］3〜9g
［使用上の注意］
　①寒証には用いない。
　②大量使用時に頭のふらつき・めまい・嘔吐などがみられることがある。
　③昇発に働くので，肝火・陰虚火旺には禁忌である。麻疹が透発したときには使用しない。
　④柴胡と同様に軽清昇散に働くが，柴胡は半表半裏の熱邪を透散し，肝胆の鬱気を疏泄するのに対し，升麻は陽明肌腠の邪を宣発し，脾胃清陽の気を昇挙する。

椒目（しょうもく）

山椒を参照（111頁）

地竜（じりゅう）

［別　名］蚯蚓・広地竜・土地竜・地竜干・乾地竜・地竜肉・ミミズ。
［基　原］フトミミズ科あるいはツリミミズ科のミミズ。
［性　味］鹹，寒
［帰　経］胃・脾・肝・腎
［効　能］清熱熄風・安神定驚・止痙・平喘・通絡・利水

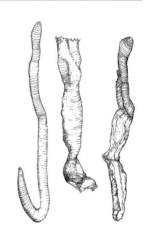

臨床応用

1．清熱熄風・安神定驚・止痙

　地竜は鹹，寒で，下行降泄に作用する。かなり良好な解熱作用をもち，鎮静・鎮痙に働く（安神定驚・止痙）ので，発熱時に用いる。
　熱盛で高熱・輾転反側・不眠あるいはけいれんなどがみられるときに，単独で使用するか，羚羊角・釣藤鈎・山梔子・連翹などと用いる。

　　方剤例　地竜湯・清熱熄風湯

2．平喘

　地竜は，気管支拡張作用をもち，けいれん性咳嗽や喘息発作に有効である。利水

の効能により痰の産生を減少させるので，多痰・喘鳴に用いるとよい。
　気管支喘息・気管支炎などには，単独であるいは麻黄・杏仁などと用いる。

3．通絡
　地竜は，溶血作用をもち血管内・外の凝血塊や血腫を溶解して除き，微小循環を改善する（通絡）ので，この効能を利用して以下の状況に使用する。
　中風，すなわち脳血管障害の運動・知覚麻痺に，桃仁・紅花・天南星・当帰などと用い，後遺症で気虚を呈するときに大量の黄耆を配合して使用する。
　　　方剤例　小活絡丹・補陽還五湯
　痺証の関節痛・しびれなどに，天南星・乳香・烏頭などと用いる。
　　　方剤例　小活絡丹
　打撲の内出血・疼痛に，当帰・桃仁・紅花などと用いる。
　　　方剤例　地竜散

4．利水
　地竜は，利尿・通淋に働く。
　浮腫・尿量減少がみられるときに，利水薬とともに用いる。

［常用量］　3〜9g。粉末では1回1.5〜3gを呑服する。
［使用上の注意］
　寒性であるから陽虚には用いない。妊婦には慎重に用いる（子宮収縮に働く）。

辛夷（しんい）

［別　名］辛夷花・辛夷苞・木筆花・春花
［基　原］モクレン科のモクレン，コブシ，タムシバの花蕾。
［性　味］辛，温
［帰　経］肺・胃
［効　能］通鼻・祛風解表

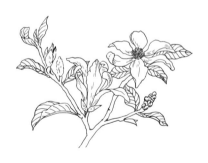

臨床応用

1．通鼻
　辛夷は辛温・香散で上昇の性質をもち，古来「通鼻竅」すなわち鼻閉を改善するものとして，鼻疾患専門に用いられてきた。
　鼻淵（鼻炎・副鼻腔炎）の鼻閉・鼻汁・臭いがわからない・前額部痛などの症候に，蒼耳子・防風・白芷・細辛などと用い，熱証がつよければ石膏・山梔子・黄芩・金銀花・連翹などを配合する。

方剤例　辛夷散・辛夷清肺湯

２．祛風解表

辛夷は辛温で発散に働き，風寒表証にも使用できるが，一般にはあまり用いられない。通鼻の効能を目的にして配合されることが多い。

風寒表証（表寒）で鼻閉・鼻水などがあきらかなときに，防風・白芷・細辛・荊芥などと用いる。

方剤例　辛夷散

[常用量]　3～6 g

[使用上の注意]

①多量に使用すると頭のふらつき，目の充血が生じるので，少量にとどめる。

②昇散の効能がつよいので，陰虚火旺には禁忌である。

青皮（せいひ）

陳皮を参照（183頁）

赤芍（せきしゃく）

芍薬を参照（130頁）

石榴皮（せきりゅうひ）

[別　名] 石榴殻・酸榴皮
[基　原] ザクロ科のザクロ成熟果皮。
[性　味] 酸・渋，温
[帰　経] 胃・大腸
[効　能] 渋腸止瀉・殺虫

臨床応用

１．渋腸止瀉

石榴皮はタンニンなどを含み，収斂性で止瀉に働くので，慢性・反復性の下痢に用いる。

急性下痢に使用すると，邪を留めて悪化させる

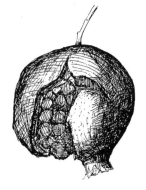

ザクロの果実

ので禁忌である。

2．殺虫

回虫・条虫などに，檳榔子・雷丸などと用いる。

[常用量] 3〜9 g

石膏（せっこう）

[別　名] 生石膏・煅石膏
[基　原] 含水硫酸カルシウム（$CaSO_4 \cdot 2H_2O$）。
[性　味] 辛・甘，寒
[帰　経] 肺・胃
[効　能] 清熱瀉火・除煩止渇・生肌斂瘡

> 備　考　一般には天然の生石膏を用い，加熱した煅石膏は外用にのみ使用する。

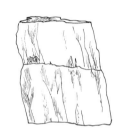

臨床応用

1．清熱瀉火・除煩止渇

石膏は「甘寒生津」「辛散」「寒能清熱」という特徴があり，肺・胃の熱をさまし，肌膚の熱を軽度に発散して除き，また生津に働いて口渇を止める。肺胃と気分の実熱に対する要薬である。現代医学的には，消炎・解熱・鎮静・鎮痙に働いて，炎症性の高熱（壮熱）や日晡潮熱（夕方〜夜間に生じる高熱）を改善し，激しい口渇（煩渇）を止め，炎症性の興奮（いらいらしたり，じっとしておれない状態）をしずめる。

❶清気分熱

石膏は清熱と発散の効能をもつので，気分証には必ず用い，営分証・血分証を気分証に転化させる目的（透熱転気）でも配合される。一般に知母と併用する。

温熱病の気分証（傷寒の陽明病），すなわち発熱性疾患で全身的炎症が激しい時期にみられる高熱あるいは日晡潮熱・激しい口渇・多飲・発汗・輾転反側・舌苔が黄で乾燥・舌質が紅・脈が洪大などの症候に，知母・金銀花・連翹などと用いる。

> 方剤例　白虎湯・銀翹白虎湯

表証の頭痛・身体痛などをともなうときは桂枝・葱白・豆豉などを配合し，便秘・腹痛などの裏実をともなうときは大黄・芒硝を加え，往来寒熱をともなうときは柴胡を加える，といった加減を行う。

> 方剤例　白虎加桂枝湯・白虎承気湯・柴胡白虎湯

脱水がややつよく，つよい口渇・脈が虚大などの気津両傷をともなうときは，人

参を加える。

> **方剤例** 白虎加人参湯

温熱病の気血両燔で，気分証の症候とともに出血・発疹・咽痛・意識障害・脈が細数などの営分・血分証をともなうときは，さらに生地黄・黄連・山梔子・牡丹皮・赤芍・玄参・犀角などを加える。

> **方剤例** 清瘟敗毒飲・化斑湯

また，温熱病の後期でやや炎症症状が残って脱水があり，羸痩・皮膚の乾燥・微熱・口渇・咽の乾燥・悪心・乾嘔・乾咳・息ぎれ・舌質が紅で乾燥・舌苔が少・脈が虚数などの気陰両虚を呈するときに，麦門冬・人参・炙甘草・半夏などと用いる。

> **方剤例** 竹葉石膏湯

湿温・暑湿の高熱・口渇・腹満・身体が重だるい・尿量が少ない・下痢・舌苔が垢濁あるいは黄膩・脈が滑数などの症候に，蒼朮・滑石などと用いる。

> **方剤例** 白虎加蒼朮湯・三石湯

暑熱の高熱・頭痛・めまい・口渇・多汗・顔面紅潮・舌苔が黄で乾燥・脈が洪数などの症候（日射病・熱射病など）に，知母・人参などと用いる。

> **方剤例** 白虎湯・白虎加人参湯・竹葉石膏湯

❷清肺熱

肺熱の咳嗽・咽痛・粘稠あるいは黄色の喀痰・呼吸促迫・胸痛・舌苔が黄・脈が細などの症候に，麻黄・杏仁・桑白皮・半夏などと用いる。

> **方剤例** 麻杏甘石湯・五虎湯・五虎二陳湯・越婢加半夏湯・宣白承気湯・
> 桔梗石膏

肺陰虚（津虚）をともない乾咳・粘稠で少量の切れにくい痰・舌質が紅で乾燥・少苔・脈が細数などを呈するときには，麦門冬・炙甘草・人参などの生津薬を配合する。

> **方剤例** 竹葉石膏湯

哮喘，すなわち気管支喘息発作は，発作が反復すると化熱の面が生じるので，麻黄・厚朴・半夏・紫蘇子・紫菀・桑白皮などの平喘薬に清熱の目的で石膏を加える。

> **方剤例** 麻杏甘石湯・五虎湯・小青竜加石膏湯・小青竜湯合麻杏甘石湯・
> 厚朴麻黄湯

❸清胃熱・止渇

胃熱の口渇・多飲・飢餓感・胃部の灼熱痛（食後に増強する）・乾嘔・口臭・舌質が紅・舌苔が黄・脈が数などの症候に，知母・栝楼根・芦根・沙参などと用いる。

> **方剤例** 白虎湯・白虎加人参湯・竹葉石膏湯

２．生肌斂瘡

煅石膏を外用すると，熱傷の疼痛を止め，湿疹の滲出を抑制し，皮膚潰瘍の修復を促進する。

3．補遺

石膏は以下のように使用されることも多い。

❶清熱利水

石膏は軽度の利尿作用をもち（塩類利尿剤とも考えられる），炎症性の血管透過性亢進を抑制して充血や腫脹・浮腫を消退させるので，痰飲・水腫にも用いられる。一般には麻黄と組み合わせて，麻黄の発散・発汗の作用を抑制し利水の効能をつよめる。

風水，すなわち炎症性・アレルギー性の突発する浮腫（顔面から上半身に初発する）で，軽度の悪寒あるいは熱感・発熱・口渇・尿量減少（血尿をともなうこともある）などの症候に，利水の麻黄・杏仁・桑白皮・蒼朮などと用いる。同様の配合は，じんましんの膨疹・炎症性の局所性浮腫や関節水腫などにも有効である。

> 方剤例　越婢湯・越婢加朮湯・麻杏甘石湯・五虎湯・大青竜湯・小青竜加石膏湯

支飲，すなわち鬱血性心不全の呼吸困難・咳嗽・多痰・浮腫・肝腫・脾腫などの症候に，防已・桂枝・人参などと用いる。

> 方剤例　木防已湯

同様の状態に，麻黄・石膏の配合を使用してもよい。

> 方剤例　大青竜湯・小青竜加石膏湯・厚朴麻黄湯

このほか，熱痹・湿熱痹の関節痛・しびれや局所の発赤・腫脹・熱感などの症候に，祛風湿の蒼朮・白朮・防已・桂枝・防風・麻黄などと用いる。

> 方剤例　白虎加蒼朮湯・白虎加桂枝湯・加減木防已湯・越婢加朮湯

❷清熱止痛・止痙

石膏は「陽明経の頭痛・牙痛を止める」といわれ，炎症性の疼痛に用いられるほか，カルシウムを含み鎮痙にも働くところから，熱証にともなう頭痛・歯痛・筋けいれんなどにも応用される。

胃熱の歯痛・歯周炎・口内炎・頭痛・舌質が紅・脈が数などの症候に，薄荷・升麻・白芷・牛膝などと用い，陰虚をともなうときには熟地黄・生地黄・麦門冬などを配合する。

> 方剤例　白芷散・玉女煎

鼻淵（副鼻腔炎）の頭痛・鼻閉・膿性鼻汁には，辛夷・山梔子・升麻などと用いる。

> 方剤例　辛夷清肺湯

肝陽化風のふらつき，頭痛・筋肉のふるえやけいれんに，釣藤鈎・菊花などと用いる。

> 方剤例　釣藤散

なお，一般的な炎症や炎症性皮膚疾患などに，消炎の目的で配合されることも多い。

> 方剤例　防風通聖散・消風散

❸表裏双解

石膏の清熱と発散の効能を利用して，表証と裏証を同時に治療する。

表寒裏熱，すなわち表寒の悪寒・発熱・頭痛などとともに口渇・じっとしていられないなどの裏熱の症候がみられるときに，麻黄・桂枝とともに用いる。

　　方剤例　大青竜湯・防風通聖散

[常用量] 9〜30ｇ。温熱病には60〜120ｇ

[使用上の注意]

①砕いて先に煎じる。

②寒証には用いない。実熱以外には使用しない。

③知母と同じく肺胃の清熱に働くが，石膏は清熱・発散に作用し，知母は清熱・滋潤に働く。両者を併用すると清熱と発散・滋潤が組み合わされるので，気分証で傷津をともなう場合によく適合する。

川芎（せんきゅう）

[別　名] 芎藭（きゅうきゅう）・大川芎・撫芎

[基　原] セリ科のセンキュウの根茎。あるいはセリ科のマルバトウキ属植物の根茎。

[性　味] 辛，温

[帰　経] 肝・胆・心包

[効　能] 活血理気・調経・止痛・疏肝解鬱・祛風湿・散寒

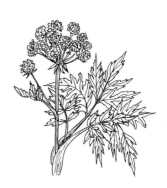

臨床応用

1．活血理気

川芎は辛温香竄で「走きて守らず」といわれ，「上は頭巓（とうてん）に，下は血海に，外は皮毛に，傍は四肢に達す」とされ「血中の気薬」として用いられる。

❶活血理気

川芎は血管拡張・血行促進に働いて機能を促進する（活血理気）ので，血瘀に用いて活血化瘀薬を補助し，血虚に用いて補血薬の効能・散布をつよめることができる。

血瘀の疼痛・うっ血・出血・舌質が紫〜暗・脈が渋などの症候には，桃仁・紅花・赤芍・牡丹皮・当

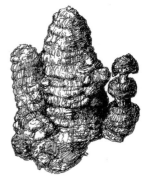

帰などと用いる。寒性の赤芍・牡丹皮などと同時に使用すると，川芎の温性によって寒性がよわめられ，活血化瘀の効能がつよくなるとともに寒証にも使用できる利点が生じる。一般に気滞をともなうので柴胡・香附子・枳殻・乳香・没薬などを配合し，寒証がつよければ桂枝・乾姜・呉茱萸などを加える。

> 方剤例　血府逐瘀湯・温経湯・桃紅四物湯・治打撲一方・芎帰調血飲・補陽還五湯

　血虚の顔色につやがない・目がかすむ・爪がもろい・筋肉のひきつり・しびれ感・月経異常・舌質が淡・舌苔が少・脈が細などの症候には，補血の当帰・白芍・何首烏・阿膠・熟地黄などの補助として用い，補血薬の散布を促進して効果を高める。

> 方剤例　四物湯・芎帰膠艾湯・当帰飲子・当帰芍薬散

　気血両虚には，さらに人参・黄耆・白朮などを配合する。

> 方剤例　八珍湯・十全大補湯

❷活血調経・止痛

　川芎は，血行を促進し（活血），子宮筋の収縮・弛緩を調整することによって月経調整に働き（調経），また月経痛を改善するので，月経異常・月経痛に常用される。川芎には疏肝解鬱の効能があり，自律神経系の調整を通じた月経調整も関与する。

　月経痛・月経不順（稀発月経・過少月経・無月経）あるいは妊娠中の腹痛などには，当帰・白芍・熟地黄・阿膠などと用いる。気滞による胸脇痛・月経不定期・いらいら・乳房が脹るなどの症候をともなうときは，香附子・柴胡・鬱金などを配合する。血瘀をともなうときは桃仁・紅花・延胡索などを，寒証をともなうときは肉桂・乾姜・附子など配合するといったさまざまな加減で使用する。

> 方剤例　四物湯・芎帰膠艾湯・当帰芍薬散・温経湯・桃紅四物湯・血府逐瘀湯

２．祛風止痛

　川芎は軽度の発散作用をもち，鎮痛に働くので，風邪にともなう疼痛に使用される。

❶止頭痛

　川芎は発散に働いて解表薬の発汗・解熱の効果を補助し，かつ頭痛を止めるので，表証の頭痛によく用いられる。とくに胆経頭痛によく奏効する。

　風寒・風寒湿の表証で，悪寒・つよい頭痛・頭重・身体痛・発熱・脈が浮などの症候がみられるときに紫蘇・羌活・防風・細辛などと用いる。

> 方剤例　川芎茶調散・荊防敗毒散・羌活勝湿湯

❷祛風湿・止痛

　川芎は痺証のしびれ痛みにも有効で，発散・循環促進・鎮痛に働く。

　痺証の関節痛・しびれ・運動障害などの症候に，羌活・独活・蒼朮・防風・麻黄などと用いる。

> 方剤例　羌活勝湿湯・九味羌活湯・疎経活血湯・小続命湯

　肝腎両虚の腰や膝がだるく無力などの症候をともなうときは，地黄・当帰・桑寄

生・杜仲などを配合する。

> 方剤例 独活寄生湯・三痹湯・大防風湯・大秦艽湯

3．補遺

川芎の温通・疏散の効能を以下のように利用する。

❶散寒止痛

川芎は血管拡張・血行促進によって身体を温めるので，寒証に広く用いる。

中寒，すなわち寒冷による冷え・疼痛（腰痛・腹痛・関節痛など）・関節の拘縮・舌苔が白滑・脈が遅などの症候に，乾姜・桂枝・肉桂・附子・当帰・呉茱萸などと用いる。

> 方剤例 五積散・当帰芍薬散・温経湯・芎帰調血飲

❷通陽・上行

川芎は，血行促進（通陽）に働き，さらに上半身の血行を促進する（上行）ので，これを利用する。

癰疽疔癤すなわち皮膚化膿症に，黄連・黄芩・山梔子・大黄など大量の清熱薬に配合し，清熱の効能をつよめる（「清熱薬を血中にひきこむ」といわれる）。

> 方剤例 防風通聖散・清上防風湯・温清飲・柴胡清肝湯・荊芥連翹湯

また，上部の化膿症に清熱薬を作用させたり，透表の薬物を助けて排膿を促進する目的でも使用される。

> 方剤例 清上防風湯・十味敗毒湯・荊芥連翹湯・柴胡清肝湯・治頭瘡一方

副鼻腔炎に，蒼耳子・辛夷・葛根などと用い排膿をつよめる。

> 方剤例 葛根湯加川芎辛夷

湿疹に，蟬退・防風・羗活・薄荷などと用い，発散をつよめる。

> 方剤例 消風散

このほか，心血虚の浅眠・多夢などに，酸棗仁・茯苓などと用い，薬効を上部に向かわせる。

> 方剤例 酸棗仁湯

❸疏肝解鬱

川芎は疏肝解鬱の効能をもち，憂うつ・抑うつなどを改善し，自律神経系の調整に働く。

肝気鬱結の憂うつ・抑うつ・いらいら・ヒステリックな反応・胸脇部の脹った痛み・脈が弦などの症候に，柴胡・鬱金・香附子・白芍などと用いる。

> 方剤例 柴胡疏肝散・疏肝解鬱湯・抑肝散・女神散

［常用量］ 3〜9g

［使用上の注意］

①辛温・昇散の効能をもつので，陰虚火旺・肝陽上亢の頭痛には用いない。また，過多月経や熱証の出血にも使用しない。

②少量を用いる方がよい。大量ではめまい・嘔吐などをひきおこす。引経（上行）として用いる場合や，清熱薬に配合するときには，3g以下とする。
③活血に用いて熱象を助長する恐れがある場合には，清熱涼血・活血の丹参を使用する。

前胡（ぜんこ）

[別　名] 嫩前胡・粉前胡・炙前胡
[基　原] セリ科のノダケ，カワラボウフウ属植物の根。
[性　味] 苦・辛，微寒
[帰　経] 肺
[効　能] 降気平喘・止咳化痰・疏散風熱

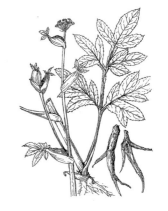

臨床応用

1．降気平喘・止咳化痰

前胡は微寒で「下気消痰」するといわれ，降気平喘して呼吸困難・喘息をしずめ，祛痰・鎮咳する。熱痰や喘息発作が反復して化熱した場合に適する。

肺熱の咳嗽・黄色粘稠な痰・胸苦しい・舌苔が黄・舌質が紅・脈が数などの症候に，桑白皮・貝母・麦門冬などと用いる。

　　方剤例　前胡散

喘証の呼吸困難・胸苦しい・痰がつまるなどの症候に，紫蘇子・半夏・陳皮などと用いる。

　　方剤例　蘇子降気湯・前胡湯

2．疏散風熱

前胡は辛味で発散の効能をもち，清熱にも働くので，風熱の表証に使用される。化痰止咳の効能も利用する。

風熱表証（表熱）の咳嗽・多痰・頭痛・軽度の悪寒・咽痛・発熱・脈が浮数などの症候に，薄荷・桑葉・菊花・白前などと用いる。

　　方剤例　二前湯

風湿表証の悪寒・発熱・頭が重い・身体がだるい・関節痛などの症候にも，羌活・独活・川芎などの補助として用いる。

　　方剤例　荊防敗毒散

[常用量] 3～9 g
[使用上の注意]
　①気虚下陥には用いない。
　②陰虚火旺や寒飲の咳嗽などには使用しない。

鮮地黄（せんじおう）

地黄を参照（120 頁）

蟬退（せんたい）

[別　名] 蟬脱・蟬衣・浄蟬衣・蟬殻
[基　原] セミ科のスジアカクマゼミ，ミンミンゼミ，アブラゼミ，ニイニイゼミなどの羽化後の抜け殻。
[性　味] 甘，寒
[帰　経] 肺・肝
[効　能] 疏散風熱・清利咽喉・透疹止痒・熄風止痙・定驚・退翳・明目

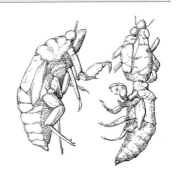

臨床応用

1．疏散風熱・清利咽喉

　蟬退は軽浮で宣散し，風熱を涼散し肺竅を開宣する（解熱と軽度の発汗作用をもつ）ので，風熱に用いられる。咽喉の腫脹・疼痛を改善（清利咽喉）したり嗄声にも有効で，目の充血を消退させる（明目）ところに特徴がある。
　表熱（風熱表証）の発熱・軽度の悪寒あるいは熱感・咽痛・嗄声・目の充血・頭痛・咳嗽・脈が浮数などの症候に，薄荷・菊花・金銀花・連翹などと用いる。
　　　方剤例　蟬蛻散・蟬花散

2．透疹止痒

　蟬退は発散・清熱に働き痒みを止めるので，以下のように使用される。

❶透疹
　麻疹の透発を促進して治癒を早める。
　麻疹の透発が不十分なときに，葛根・薄荷・牛蒡子などと用いる。
　　　方剤例　竹葉柳蒡湯

❷祛風止痒

皮疹のかゆみ・滲出・炎症を改善する。

風湿・風湿熱の皮疹（湿疹・じんましん・風疹など）で，つよい瘙痒・滲出・膨疹・発赤などを呈するときに，防風・荊芥・薄荷・牛蒡子・石膏などと用いる。

> **方剤例** 消風散・蟬蛻散

3．退翳明目
たいえいめいもく

蟬退は涼散に働き肝経に入って退翳明目する。炎症性の目の充血・角膜混濁（目翳）を改善する効果に相当する。

風熱による眼痛・目の充血・角膜混濁などに，桑葉・菊花・木賊・蒺藜子などと用いる。

> **方剤例** 蟬花散・蟬退無比散

4．熄風止痙・定驚

蟬退は，鎮痙・鎮静に働く（熄風止痙・定驚）ので，けいれんなどによく用いるが，つよい作用をもたないので補助的に配合される。

破傷風のけいれん・後弓反張に，天麻・全蝎・白僵蚕などと用いる。

> **方剤例** 五虎追風湯

熱極生風（熱性けいれん）には，石膏・金銀花・連翹・釣藤鈎などと用いる。

> **方剤例** 清熱熄風湯

このほか，小児の夜泣きにも釣藤鈎などと用いると有効である。

［常用量］ 3〜6 g。祛風解痙には 15〜30 g。

［使用上の注意］

　①虚弱者・妊婦には用いない。

　②風熱を呈さない皮疹には適さない。

旋覆花（せんぷくか）

［別　名］覆花・全福花

［基　原］キク科のオグルマの頭花。

［性　味］苦・辛・鹹，微温

［帰　経］肺・脾・胃・大腸

［効　能］降気平喘・消痰利水・下気止嘔

> **備　考** 旋覆花の頭状花序を旋覆花として，茎葉あるいは全草を金沸草・旋覆梗として用いる。両者は効能がほぼ同じであるから，同様に使用してよい。

臨床応用

1．降気平喘・消痰

旋覆花は降気平喘・消痰の効能をもつが，主に気道からの漏出などを利水の効能によって除く効果で，肺水腫・気管支粘膜浮腫などで多痰を呈する場合に適する。

喘咳で多痰・吸気性呼吸困難を呈する場合に，半夏・紫蘇子・桑白皮・陳皮などと用いる。

> 方剤例　金沸草散・旋覆花湯

2．下気止嘔・止噫（しおく）

旋覆花は胃気を下降させ，噯気・吃逆・嘔吐を止める。胃虚寒や湿困による噯気・吃逆・悪心・嘔吐・上腹部膨満感などの胃気上逆に，半夏・生姜・代赭石などと用いる。

> 方剤例　旋覆花代赭石湯

［常用量］　3～9 g

［使用上の注意］

①旋覆花には絨毛があり喉を刺激するので，包煎（布で包む）する必要がある。
②脾虚の泥状～水様便には用いない。

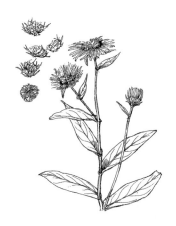

川楝子（せんれんし）

［別　名］金鈴子・苦楝子・楝実
［基　原］センダン科のトウセンダンの成熟果実。
［性　味］苦，寒，小毒
［帰　経］肝・胃・小腸・膀胱
［効　能］理気止痛・疏肝解鬱・殺虫

> 備考　生用で催吐の副作用があるので，一般には炒して用い，金鈴炭（黒色に炒す）としても使用する。

臨床応用

1．理気止痛

川楝子はつよい鎮痛作用をもち，理気の効能により自律神経系を調整するので，気滞の疼痛によく用いる。

❶疏肝解鬱・理気止痛

川楝子は寒性の疏肝解鬱薬で，鎮静・精神安定に作用するので，肝火に適している。

肝火による胸脇部や胃部の脹った痛み・いらいら・口が苦い・脈が弦数・舌苔が黄・舌質が紅などの症候には，延胡索と用いる。

> 方剤例　金鈴子散

❷ 疏肝解鬱・理気止痛・瀉腎火

川楝子は腎火を渇し，「疏泄して燥せず」「疏肝の潤薬」などといわれ，肝腎陰虚の肝鬱によく用いられる。疏泄の効能がつよい柴胡などでは傷津を招く恐れがあるので，川楝子が適するとされる。

肝腎陰虚の肝鬱で，胸脇部や胃部が脹って痛い・口乾・咽の乾燥感・乾嘔・舌質が紅で少苔あるいは鏡面舌・脈が弦細数などの症候を呈するときに，生地黄・熟地黄・梔子・沙参・麦門冬などと用いる。

> 方剤例　一貫煎

❸ 止疝痛

川楝子はつよい止痛の効能をもち，とくに疝痛によく奏効するが，疝痛の多くは寒冷によって生じるので，温薬を配合し寒性を緩和して使用する。

寒疝，すなわち寒冷によって生じる肝経の疝痛（下腹両側～陰部～大腿内側の冷え・痛み）に，烏薬・小茴香・良姜・呉茱萸などと用いる。また，川楝子を巴豆とともに炒したのちに巴豆を除去し，川楝子の寒性を巴豆の温性で緩和して用いることも多い。

> 方剤例　天台烏薬散・金茱丸

湿熱による睾丸の腫脹・疼痛などにも，清熱化湿薬に配合して用いる。

2．殺虫

寄生虫による腹痛に，檳榔子・雷丸などと用いる。また，頭部白癬症に，川楝子を黄色く炒して粉末とし，等量の豚脂で膏をつくり，塗布すると効果がある。

3．補遺

川楝子は苦寒で降性であるから，肝腎陰虚の内風にも補助的に使用する。

肝腎陰虚の肝風内動で，めまい・ふらつき・頭痛・しびれ・手足のふるえ・顔面紅潮・甚だしければ卒中発作・舌質が紅・少苔・脈が細数などの症候を呈するときに，代赭石・竜骨・牡蛎・亀板・玄参・天門冬などと用いる。

> 方剤例　鎮肝熄風湯

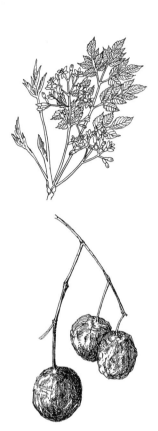

[常用量] 6〜15 g
[使用上の注意]
軟便を来すので，脾胃虚寒には用いない。

蒼朮（そうじゅつ）

朮を参照（140 頁）

草豆蔲（そうずく）

肉豆蔲を参照（200 頁）

桑白皮（そうはくひ）

[別　名] 桑皮・桑根皮・桑根白皮
[基　原] クワ科のマグワの周皮を除去した根。
[性　味] 寒
[帰　経] 肺
[効　能] 清熱止咳・降気平喘・利水消腫

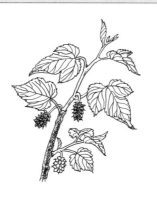
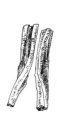

臨床応用

1．清熱止咳

桑白皮は清熱（消炎）鎮咳に働く。

肺熱の咳嗽・呼吸促迫・呼吸困難（喘）・黄痰〜粘稠な痰・口渇・舌質が紅・脈が数などの症候に，石膏・知母・黄芩・杏仁・貝母・地骨皮・芦根などと用いる。

> 方剤例　五虎湯・清肺湯・瀉白散・定喘湯・清金化痰丸

2．降気平喘

桑白皮は呼吸困難（喘）をしずめる（平喘）が，主に利水の効能により肺水腫や気管支粘膜の浮腫を消退させて，気道の通過をよくするものと考えられる。

このほか，気虚の喘で吸気性呼吸困難・多痰（泡沫状）・疲れやすい・舌質が淡白で胖大・脈が軟滑などの症候を呈するときにも，補気薬とともに沈香・紫蘇子な

どの降気平喘薬と用いる。

方剤例 喘四君子湯・補肺湯

3．利水消腫

桑白皮は，利水の効能により組織間の水分を排除する。

水腫（浮腫・むくみ・肺水腫・関節水腫など）で尿量減少をともなうものに，茯苓・沢瀉・薏苡仁・木通・大腹皮・檳榔子などの利水薬と用いる。

方剤例 五皮飲・分心気飲・変製心気飲

［常用量］ 3〜15g

［使用上の注意］

①寒証には用いない。

②肺気虚には慎重に用いる。

③陰虚には禁忌で。地骨皮が適する。

桑葉（そうよう）

［別 名］冬桑葉・霜桑葉・蒸桑葉

［基 原］クワ科のマグワの葉。

［性 味］苦・甘，微寒

［帰 経］肺・肝

［効 能］疏散風熱・清肺止咳・清肝明目・平肝止痙

備 考 冬桑葉・霜桑葉は，晩秋に収穫したもので。効能がよいとされる。蒸した蒸桑葉は明目に用いる。

臨床応用

1．疏散風熱

桑葉は軽清発散して風熱を除き，甘寒清調で燥邪も除く。

外感風熱（表熱）の発熱・軽度の悪寒・頭痛・咽痛・目の充血・咳嗽・脈は浮数などの症候に，薄荷・菊花・連翹などと用いる。

方剤例 桑菊飲

温燥（表燥）の発熱・頭痛・口渇・乾咳・無痰・舌質が乾燥・脈は浮などの症候には，沙参・貝母・杏仁などと用いる。

方剤例 桑杏湯

2．清肺止咳

桑葉は清潤で肺燥の咳嗽を止める。

燥熱・肺陰虚の乾咳・少痰〜無苔あるいは粘稠な痰・舌質が紅・少苔・脈が細微

などの症候に，麦門冬・沙参・玉竹・栝楼根などの補助として用いる。表証をともなうときに適している。

　　方剤例　沙参麦門冬湯・清燥救肺湯・桑杏湯

3．清肝明目

桑葉は清熱瀉火するとともに，明目に働く。

風熱による目の充血・眼痛・羞明などの症候（急性結膜炎など）には，桑葉のみを用いるか（煎汁で洗眼してもよい），菊花・薄荷・連翹などを配合する。

　　方剤例　桑菊飲

肝火による目の充血・眼痛・いらいら・怒りっぽい・脈が弦数などの症候には，菊花・決明子・車前子などと用いる。

肝陰虚の目がかすむ・目が疲れる・まぶしい・頭のふらつき・舌質が紅・脈が細数などの症候には，枸杞子・胡麻・女貞子などと用いる。

　　方剤例　桑麻丸

4．平肝止痙

桑葉は肝陽をしずめ，止痙に働く。

肝風内動のめまい・ふらつき・筋肉のひきつり，けいれん・手足のふるえなどの症候に，甘菊花・釣藤鈎・白芍などと用いる。

　　方剤例　羚羊鈎藤湯

［常用量］　6〜12g

［使用上の注意］

寒証には用いない。燥証に適する。

蘇木（そぼく）

［別　名］蘇方木
［基　原］マメ科のスホウの木部。
［性　味］甘・鹹・辛，平
［帰　経］心・肝・脾
［効　能］活血化瘀・止痛消腫・祛風和血

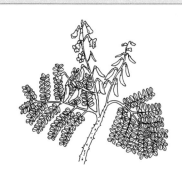

臨床応用

蘇木は，活血化瘀に働いて微小循環を改善し，鎮痛や血腫の吸収に作用する（消腫）ので，血瘀全般に用いるが，とくに婦人科・外傷によく使用される。

血瘀の月経痛（月経開始後の疼痛）・経血に凝血塊がある・月経遅延・甚だしければ無月経・舌質が暗～紫あるいは瘀斑・脈が渋などの症候，あるいは産後の悪露排出不全の腹痛・悪露の持続などに，当帰・川芎・桃仁・紅花などと用いる。

> **方剤例** 通経丸

打撲・捻挫などの腫脹・疼痛に，乳香・没薬・枳実・厚朴・紅花・大黄・血竭などと用いる。

> **方剤例** 八厘散・通導散

他の活血化瘀剤にも適宜配合してよい。

[常用量] 3～9g

[使用上の注意]

走散動血に働くので，妊婦や血虚で血瘀をともなわないものには用いない。

蘇葉（そよう）

[別 名] 紫蘇・紫蘇葉・紫蘇梗・蘇梗

[薬 用] 以下のような区別がある。

①紫蘇葉（蘇葉）：葉の部分で，発汗解表の効能がつよい。

②紫蘇梗（蘇梗）：茎枝の部分で，理気寛中・解鬱の効能がつよく，安胎にも働く。

③紫蘇：葉と茎枝の両方を用いる。

一般には葉と茎枝を一緒にした紫蘇を用いるので，葉と梗を区別しない。

[基 原] シソ科のシソ，チリメンジソの葉または枝先。

[性 味] 辛，温

[帰 経] 肺・脾

[効 能] 発汗解表・化湿・止嘔・理気寛中・解鬱・解魚蟹毒・安胎

臨床応用

1．発汗解表（辛温解表）

蘇葉は辛温で芳香を有し，かなりつよい発汗・解熱作用をもち解表に働くので，表寒に用いられる。また，胃腸の蠕動を調整し（理気）て腹満・痞えを除き（寛中），悪心・嘔吐を止め（止嘔），消化管内や組織中の余剰水分を吸収除去する（化湿）ので，表湿・気滞などをともなう表証によく使用する。

表寒・表湿（風寒・風寒湿の表証）の悪寒・発熱・頭痛・頭重・身体痛・むく

み・身体が重だるい・脈が浮などの症候に，防風・羌活・藿香・生姜・白芷などと用いる。

> 方剤例　蘇羌達表湯・藿香正気散

涼燥の表寒，すなわち秋期の乾燥した環境での感冒には，蘇葉・生姜で軽度に発汗させる（つよい発汗は傷津のおそれがある）軽宣透表を用い，杏仁・半夏・陳皮・前胡・枳殻などで理気・止咳・化痰する。

> 方剤例　杏蘇散

表証に気滞をともない，悪心・嘔吐・胸苦しい・腹満などを呈するときは，香附子・陳皮・半夏・枳殻などと用いる。

> 方剤例　香蘇散・参蘇飲・杏蘇散

２．理気寛中・化湿止嘔

蘇葉の理気・化湿・止嘔の効能を利用し，湿証に使用する。

湿困脾胃の悪心・嘔吐・胸苦しい・腹満・下痢・むくみ・舌苔が膩・脈が滑などの症候に，藿香・半夏・生姜・茯苓・蒼朮・厚朴などと用いる。

> 方剤例　藿香正気散・半夏厚朴湯・参蘇飲

３．安胎

蘇葉は安胎（流産防止）の効能があるので，半夏・生姜などとともに妊娠嘔吐に用いる。

> 方剤例　半夏厚朴湯

４．解魚蟹毒

魚貝類による中毒症状に有効で，紫蘇30〜60ｇを単独で，あるいは生姜とともに服用する。

５．補遺

紫蘇梗は解鬱（抗うつ）の効果があるので，柴胡・香附子・厚朴・半夏などの補助として肝気鬱結に使用する。

> 方剤例　香蘇散・紫蘇飲・半夏厚朴湯

［常用量］３〜９ｇ

［使用上の注意］

　①蘇葉は長時間煎じてはならない（後下する）。

　②麻黄・桂枝ほどの発汗力はないので，表寒の軽症に適する。

　③荊芥と発汗解表の効能が似るが，蘇葉は散寒にすぐれ，荊芥は祛風に勝る。蘇葉は気分に入って理気寛中するのに対し，荊芥は血分に入って血中の風熱を除き止血に働く。

大黄（だいおう）

[別　名] 将軍・川軍・錦紋
[修　治] 炮製により効能が異なるので区別する必要がある。

①生大黄（生軍・生川軍・生錦紋）：生用。瀉下の力がつよい。

②酒洗大黄（酒川軍）：黄酒をふきつけ火であぶって用いる。活血化瘀に働き，瀉下の作用は減弱する。また，上部の清熱に用いる。

③製大黄（製軍・製川軍）：黄酒とともに黒色になるまで蒸して用いる。清熱化湿に働き，瀉下作用は減弱する。

なお，大黄を長時間（10分以上）煎じると瀉下作用が消失し，酒洗大黄・製大黄とほぼ同様に使用できる。

[基　原] タデ科のダイオウの根茎。
[性　味] 苦，寒
[帰　経] 脾・胃・大腸・心包・肝
[効　能] 瀉下通便・清熱・涼血解毒・活血化瘀・通経

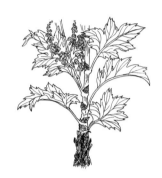
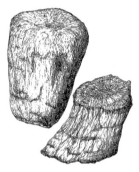

臨床応用

1．瀉下通便

大黄は「苦寒沈降」でつよい瀉下の効能をもつが，単に排便を促進するだけではなく，以下のように使用される。

❶通腑泄熱

大黄は，消炎・解熱・鎮静に働き（清熱瀉下），さらに腸蠕動をつよめてつよい瀉下通便の作用をもたらし，腸管内の腐敗物を除去し，エンドトキシンなどの吸収による悪影響を防止する。

腸胃熱結（裏実熱・腸明病腑証・気分証），すなわち発熱性疾患の炎症の極期で，高熱・意識もうろう・うわごと・発汗・腹痛・腹満・便秘・舌苔が黄〜褐色で乾燥・舌質が紅・脈が滑数あるいは沈で有力などの症候がみられるときに，芒硝・枳実・厚朴・莱菔子などと用いる。

　方剤例　大承気湯・小承気湯・調胃承気湯・複方大承気湯・白虎承気湯

傷津が加わって，皮膚の乾燥・口渇・舌の乾燥をともない，清熱瀉下だけでは排便がないときは，生地黄・麦門冬・玄参などの滋陰生津薬とともに用いる。

> **方剤例** 増液承気湯・新加黄竜湯

熱痰による咳嗽・呼吸困難・黄痰・胸痛・胸苦しい・舌苔が黄・脈が滑数などの症候に，腹満・便秘などの熱結をともなうときに，栝楼仁・半夏・杏仁・甘遂などと用いる。

> **方剤例** 大陥胸湯・陥胸承気湯・宣白承気湯

上焦（心・肺）の火熱で，焦躁感・いらいら・口内炎・咽痛・目の充血・口渇・不眠・顔面紅潮・舌質が紅・舌苔が黄・脈が数などの症候がみられ，便秘・尿が濃いなどの症候をともなうときに，下焦から熱を排泄することによって上焦の熱をしずめる。一般に山梔子・黄芩・連翹などと用いる。

> **方剤例** 涼膈散

なお，少陽病で裏実熱をともなう場合にも，柴胡・白芍・枳実などと用いる。

> **方剤例** 大柴胡湯

❷瀉下導滞

食滞の腹満・腹痛・腐臭のある噯気・便秘あるいは下痢してすっきりしない・舌苔が厚・脈が滑などの症候に，白芍・茯苓・枳実・香附子・檳榔子などと用いる。食滞が化熱し黄膩苔を呈するときには，黄芩・黄連などを加える。

> **方剤例** 枳実導滞丸・木香檳榔丸・三黄枳朮丸

急性腸閉塞の腹痛・腹満・便秘にも，枳実・厚朴・莱菔子などと用いる。

> **方剤例** 複方大承気湯・莱菔通結湯・大承気湯

❸瀉下通便

熱秘，すなわち熱感・口渇・舌苔が黄・脈が数などの熱証をともなう便秘に，芒硝・枳実・厚朴などと用いる。

> **方剤例** 大承気湯・小承気湯・調胃承気湯・大黄甘草湯・桃核承気湯

寒秘，すなわち冷え・腹痛・脈が沈遅などの寒証をともなう便秘に，附子・細辛・肉桂などと用いる。

> **方剤例** 大黄附子湯・温脾湯・桂枝加芍薬大黄湯

腸燥便秘や習慣性便秘で，兎糞状のコロコロ便を呈するときは，麻子仁・桃仁・杏仁・柏子仁などの潤腸薬の補助として用いる。

> **方剤例** 麻子仁丸・潤腸湯

2．清熱

大黄の清熱（消炎・抗菌・解毒・鎮静など）の効能を利用して，以下のように用いる。

❶清熱瀉火・定驚

酒洗大黄は身体上部に作用し，鎮静・充血の改善（下部消化管の充血による上部

血管の反射的収縮ともいわれる）に働き，のぼせ・いらいら・驚きやすい・不眠などを改善する。

肝火・心火のいらいら・焦躁感・頭痛・不眠・めまい・目の充血・口が苦い・口内炎・胸脇部の疼痛・甚だしければ狂躁状態・舌質が紅・舌苔が黄・脈が弦数などの症候に，竜胆草・石決明・決明子・山梔子・黄連・黄芩などと用いる。

> **方剤例** 三黄瀉心湯・当帰竜薈丸・涼膈散・柴胡加竜骨牡蛎湯・大柴胡湯

胃熱の口渇・咽の乾燥・胃の灼熱痛・口内炎・歯痛・歯齦の腫脹疼痛・口臭・乾嘔・便秘などの症候に，大黄単味であるいは黄連・石膏・升麻などと用いる。

> **方剤例** 三黄瀉心湯・白虎承気湯

❷清熱解毒

大黄の消炎・化膿抑制の効果を利用する（活血化瘀・瀉下の効能も関与する）。

腸癰（虫垂炎など）の腹痛・圧痛・発熱・舌苔が黄・舌質が紅・脈が数などの症候に，金銀花・連翹・蒲公英・牡丹皮・赤芍などと用いる。

> **方剤例** 大黄牡丹皮湯・闌尾化瘀湯・闌尾清化湯・闌尾清解湯・清胰湯

癰疽疔癤すなわち皮膚化膿症にも，防風・荊芥などの発散薬や清熱薬とともに用いる。

> **方剤例** 防風通聖散・乙字湯

❸清熱化湿

大黄は，消炎・炎症性滲出の抑制に働き，利胆作用をもつので，炎症性下痢・黄疸など湿熱に広く用いられる。

肝胆湿熱のいらいら・怒りっぽい・口が苦い・口渇して水分を欲しない・胸脇部が脹って痛い・腹満・尿が濃い・甚だしければ黄疸・舌苔が黄膩・舌質が紅・脈が弦滑数などの症候には，柴胡・黄芩・山梔子・黄連・茵蔯蒿などと用いる。

> **方剤例** 茵蔯蒿湯・梔子大黄湯・大黄硝石湯・胆道排石湯

脾胃湿熱の悪心・嘔吐・腹満・身体が重い・むくみ・下痢・尿が濃いなどの症候には，白朮・茯苓・沢瀉・黄連・枳実などと用いる。

> **方剤例** 枳実導滞丸・木香檳榔丸

大腸湿熱の悪臭のある下痢・腹痛・テネスムスなどの症候に，黄芩・黄連・白芍・木香などと用いる。このように，下痢に瀉下作用のある大黄を用いることを「通因通用」という。

> **方剤例** 芍薬湯・木香檳榔丸・枳実導滞丸

膀胱湿熱の排尿痛・排尿困難・尿の混濁などの症候に，滑石・木通・車前子などと用いる。

> **方剤例** 八正散

❹清熱涼血・止血

大黄は，炎症を抑制し充血を改善して，血管透過性亢進による出血を止める。

血熱妄行，すなわち炎症性・充血性の出血に，牡丹皮・山梔子・黄連・黄芩・茅根・側柏葉などと用いる。

> 方剤例　十灰散・三黄瀉心湯

3．祛瘀通経

大黄は，微小循環改善に働く（活血化瘀）とともに，凝血・血腫などを分解吸収した代謝産物（肝臓で代謝される）を利胆作用によって除去する働きをもつので，血瘀によく用いられる。また，骨盤腔内を充血させて月経発来を促進する（通経）効果をもっている。なお，炎症には必ず微小循環障害（血瘀）が随伴するので，上記の清熱に用いる場合にも大黄の活血化瘀の効能も利用している。

血瘀による疼痛・反復性出血・癒着・増殖性病変・腹腔内腫瘤・月経困難・無月経・舌質が紫〜暗あるいは瘀点・脈が渋などの症候に，桃仁・紅花・蘇木・牡丹皮・赤芍などと用いる。打撲・捻挫などの内出血にも同様である。

> 方剤例　桃核承気湯・復元活血湯・下瘀血湯・抵当丸・大黄䗪虫丸・通導散・治打撲一方・大黄牡丹皮湯

4．補遺

大黄は以下のようにも使用される。

❶逐水瀉下・化瘀消水

大黄は，瀉下作用によって他の逐水薬の効果をつよめる（逐水瀉下）ほか，活血化瘀に働いて血瘀による浮腫・腹水・胸水などを消退させる（化瘀消水）。瀉下をつよめる場合には生大黄を，化瘀消水には熟大黄（あるいは10分以上煎じる）を使用すべきである。

胸水・腹水には，牽牛子・甘遂・芫花・大戟・檳榔子などと用いる。

> 方剤例　舟車丸・己椒藶黄丸・大陥胸湯

浮腫には，檳榔子・呉茱萸・茯苓などと用いる。

> 方剤例　九味檳榔湯

このほか，弁証に応じた方剤に適宜大黄を加えて使用するとよい。

❷消痞

熱痞すなわち胃熱などによって生じる胃部の痞（つか）えに，黄連・黄芩などと用いる。

> 方剤例　大黄黄連瀉心湯・附子瀉心湯

❸止吐

大黄と甘草を配合すると制吐に働く。他の煎薬を服用すると吐いてしまう場合にも，まず大黄・甘草の煎液を徐々に服用させ，20分経過して吐かないときに，他の煎薬を服用させると吐かずに服用できるという説もある。

> 方剤例　大黄甘草湯

［常用量］　3〜9g。粉末では0.5〜1g。

［使用上の注意］

①瀉下に用いる場合は生用し，他の目的の場合は熟用する。両方の効果を期待するときは，生・熟をともに用いる。
②つよい瀉下を求める場合には，後下するか粉末を冲服する。7〜8分以上煎じると瀉下効果が消失する。
③妊娠中・月経期には用いない。流産・過多月経を来す恐れがある。また，授乳期に服用すると乳汁に移行し，嬰児に下痢などの影響を与えるので，授乳中の婦人には用いない。
④大黄を服用すると，色素が尿や汗に出て黄染することがある。
⑤大黄のみを通便薬として用いると，タンニンを含むために次第に便秘を生じる。理気薬や芒硝などを配合するのが望ましい。

大棗（たいそう）

[別　名] 棗・紅棗・黒棗・南棗・大紅棗
[基　原] クロウメモドキ科のナツメの成熟果実。
[性　味] 甘，温
[帰　経] 脾・胃・心・肝
[効　能] 補脾益胃・養営安神・緩和薬性

臨床応用

1．補脾益胃

大棗は脾胃の陰液・陽気を補益するが，陽気の補益が主体である。ただし補益の効能はよわく，補助薬としてのみ使用される。

脾胃気虚の食欲不振・味がない・元気がない・疲れやすいなどの症候に，人参・黄耆・白朮・茯苓などの補助として用いる。ただし，大棗は満中（腹部膨満感）の副作用があるので，必ず生姜・木香・縮砂・陳皮などの理気薬を配合すべきである。

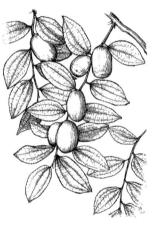

2．養営安神

大棗は営を補って安神（精神安定）に働く。
心血虚の不安・動悸・眠りが浅い・驚きやすいなどの症候に，炙甘草・浮小麦・竜眼肉・酸棗仁などと用いる。

　　方剤例　甘麦大棗湯・苓桂甘棗湯

このほか，安神を目的に多くの方剤に配合される。

3．緩和薬性

刺激性のつよい峻烈な作用をもつ薬物に配合して，薬効を緩和する。

> 方剤例　葶藶大棗瀉肺湯・十棗湯

4．補遺

大棗は以下のように用いられることがある。

❶調和営衛

大棗は「健脾養営」の効能をもち，健脾によって衛を生じ，1味で営衛を産生するが，上記のように満中の効能があるため，必ず生姜を配合し，辛散の生姜によって衛気を振奮させ営を行らせる。大棗は生姜の辛散を抑制し刺激性を緩和する。両者の協調と抑制により営衛が程よく調和し，陰液・陽気の平衡を回復させる。多くの方剤にこの組み合わせで配合されている。

❷緩急

「甘をもって急を緩める」の効能を利用し，急（けいれん）を緩解するのに用いる。多くは白芍・炙甘草などの補助として配合される。

❸益血止血

連続して大量を服用すると，次第に血を補い止血にも作用する。

［常用量］ 5〜20 g

［使用上の注意］

　①便秘・腹満がある場合には用いない。

　②「満中」の副作用があるので，生姜・縮砂・枳実・陳皮・木香などの理気薬を配合すべきである。

大腹皮（だいふくひ）

［別　名］大腹絨

［基　原］ヤシ科のビンロウ（檳榔）の成熟果皮。

［性　味］辛，微温

［帰　経］脾・胃・大腸・小腸

［効　能］理気寛中・利水消腫・止瀉

> 備考　檳榔の果皮が大腹皮で，種子が檳榔子（大腹子）である。

臨床応用

1．理気寛中・利水止瀉

大腹皮は理気疏滞の効能にすぐれ，腹満を除き（寛中除脹）蠕動を正常化させ，下痢や浮腫を改善するので，湿証で気滞をともなうものに適する。

湿困脾胃の悪心・嘔吐・腹満・下痢・むくみ・舌苔が膩・脈が滑などの症候に，藿香・厚朴・陳皮・白朮・茯苓などと用いる。

> 方剤例　藿香正気散・五加減正気散

湿熱をともない口渇・発熱・舌苔が黄膩などがみられるときは，黄芩・茵蔯蒿・滑石などと用いる。

> 方剤例　黄芩滑石湯・一加減正気散

2．利水消腫

大腹皮は理気の効能により水湿の排泄を促進するので，気滞湿阻の胸水・腹水・浮腫などに使用する。

浮腫・水腫・尿量減少に，茯苓皮・桑白皮・生姜皮などと用いる。

> 方剤例　五皮飲

[常用量] 3～9 g
[使用上の注意]
①理気の効能がつよく気を消耗するので，気虚・陽虚には用いない。
②檳榔子（檳榔の種子）と比較して，理気の効能が劣り止瀉に働く点が異なる。

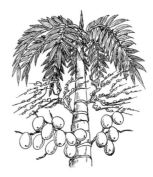
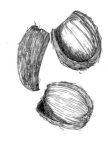

沢瀉（たくしゃ）

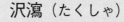

[別　名] 建沢瀉・福沢瀉
[基　原] オモダカ科のサジオモダカの周皮を除いた塊根。
[性　味] 甘・淡，寒
[帰　経] 腎・膀胱
[効　能] 利水滲湿・止瀉・消腫・清熱

> 臨床応用

1．利水滲湿・清熱

沢瀉は甘寒で淡であり，寒性で清熱し「淡滲利水」するので，湿熱に使用される。あきらかな利尿作用をもち，補益の効能はないので，水湿がある場合に使用する。大量に用いると滑精を引き起こすことがあり，長期間の服用により腎陰を消耗する可能性がある。利水の効能もつよいので注意を要する。

❶利水滲湿・止瀉・消腫・清熱

沢瀉（たくしゃ） 171

沢瀉は，組織間や消化管内の余剰水分を血中に吸収して利尿作用によって除去し（利水滲湿），泥状〜水様便を改善し（止瀉），浮腫・水腫を消退させる（消腫）。ただし，沢瀉は寒性で軽度の消炎作用をもつので，湿熱に適する。

膀胱湿熱の排尿痛・排尿困難・残尿感・尿の混濁などの症候に，木通・車前子・滑石・山梔子・黄芩などと用いる。

>**方剤例** 五淋散・竜胆瀉肝湯・加減柴苓湯

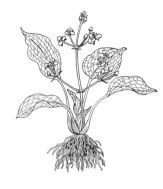

なお，慢性化して陰虚をともなう場合には，地黄・知母・黄柏などと用いる。

>**方剤例** 知柏地黄丸

大腸湿熱の下痢・腹痛・テネスムスには，滑石・薏苡仁・木香などと用いる。

>**方剤例** 猪苓湯

脾胃湿熱の悪心・口がねばる・腹満・むくみ・下痢・舌苔が黄膩・脈が滑数などの症候には，茵蔯蒿・黄芩・黄連・白朮・茯苓などと用いる。

>**方剤例** 茵蔯五苓散・枳実導滞丸

湿温の発熱・頭重・身体が重い・悪心・腹満・下痢・舌苔が膩・脈が滑数などの症候には，藿香・白豆蔻・厚朴・杏仁・滑石などと用いる。

>**方剤例** 藿朴夏苓湯

陰虚の寒熱互結で，尿が濃いあるいは血尿・下痢・口渇・水分を欲する・発熱・熱感・舌質が紅・脈が沈などの症候に，阿膠・滑石・猪苓などと用いる。

>**方剤例** 猪苓湯

❷利水滲湿・止瀉・消腫

一般的な水湿に利水滲湿をつよめる目的で配合するが，沢瀉は寒性であるところから，白朮・蒼朮・茯苓などの温性の薬物の補助として用いるか，散寒の薬物の配合が必要である。

水湿の浮腫・泥状〜水様便・尿量が少ない・口渇・脈が滑などの症候に，白朮・蒼朮・茯苓・桂枝などと用いる。

>**方剤例** 四苓散・五苓散

湿困脾胃の悪心・嘔吐・腹満・むくみ・泥状〜水様便・舌苔が膩・脈が滑などの症候に，蒼朮・生姜・厚朴・白朮・茯苓などと用いる。

>**方剤例** 胃苓湯

胃内停飲（心下支飲）のめまいには，白朮と用いる。

172

> **方剤例** 沢瀉湯

痰濁上擾のめまい・悪心・嘔吐には，半夏・天麻・白朮・茯苓などと用いる。

> **方剤例** 半夏白朮天麻湯

このほか，血虚の水湿には当帰・白芍・川芎などと，腎陽虚の水湿には附子・肉桂・熟地黄などと用いる。

> **方剤例** 当帰芍薬散・牛車腎気丸

2．瀉腎火

沢瀉は古来「瀉腎火」の効能があるとされ，腎陰虚・火旺に用いられている。陰虚にともなう下焦の湿熱を消除したり，補腎薬の滋膩の性質を緩和する目的とも考えられる。必ず滋陰薬に配合して使用し，腎火や湿熱が消失すれば除去して傷陰を防ぐべきである。

腎陰虚・火旺の腰や膝がだるく無力・身体の熱感・手のひらや足のうらのほてり・口乾・盗汗・舌質が紅で乾燥・脈が細数などの症候に，地黄・山茱萸・山薬などの滋補腎陰薬を主体とし，沢瀉・牡丹皮・知母・黄柏などを配合する。

> **方剤例** 六味丸・知柏地黄丸

腎陰陽両虚にも，さらに附子・桂枝などを配合して用いる。

> **方剤例** 八味丸

［常用量］3〜9g

［使用上の注意］

補益性がないので気虚・陽虚には慎重に用い，腎虚で湿熱・火旺がみられない場合や腎陽虚の滑精には用いない。

淡乾姜（たんかんきょう）

姜を参照（57頁）

丹参（たんじん）

［別　名］紫丹参・血丹参
［基　原］シソ科のタンジンの根。
［性　味］苦，微寒
［帰　経］心・心包・肝
［効　能］活血化瘀・調経・補血安神・涼血止血

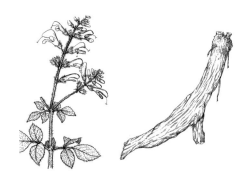

臨床応用

1. 活血化瘀・補血調経

丹参は，「一味丹参，功は四物（湯）に同じく，よく補血活血す」といわれるように，活血化瘀するとともに軽度の補血の効能をもち，月経調整に働くので，婦人科でよく用いられる。温性の当帰とよく似た効能をもち，微寒であるところから，血虚で熱感・のぼせ・ほてり・出血などの熱証を呈する場合には，当帰にかえて丹参を使用することが多い。

血瘀の月経痛・月経不順・無月経，あるいは産後の悪露排出不全・腹痛，あるいは腹腔内腫瘤（子宮筋腫など）などに，桃仁・紅花・牡丹皮・益母草などと用いる。

方剤例 疏肝解鬱湯

血瘀の胸痛で，舌質が紫〜暗あるいは瘀斑・脈が渋あるいは結代などを呈するときに，薤白・栝楼仁・枳実・紅花・桃仁などと用いる。

方剤例 冠心Ⅱ号方・丹参飲

このほか，血瘀のさまざまな病態に配合して使用する。

2. 清熱涼血

丹参は清熱の効能をもち，消炎・抗菌して炎症性の血管透過性亢進を抑制する。

温熱病の営分証・血分証で，つよい熱感・口乾・高熱（夜間に多い）・うわごと・皮膚の乾燥・発疹・皮下出血・舌質が深紅・舌苔が少〜無苔・脈が大で虚などの症候を呈するときに，生地黄・玄参・麦門冬・犀角・黄連などと用いる。

方剤例 清営湯

血熱妄行の出血（炎症性出血）に，牡丹皮・赤芍・生地黄などと用いる。

方剤例 生蒲黄湯

3. 補血安神

丹参は安神（鎮静）に働き，軽度の補血の効能をもつので，血虚に適している。

心血虚・心陰虚の焦躁感・眠りが浅い・夢をよく見る・よく目が覚める・動悸・不安感などの症候に，柏子仁・酸棗仁・遠志・茯苓・当帰・地黄などと用いる。

方剤例 天王補心丹

なお，営分証・血分証にも，この効能を利用して配合されている。

[常用量] 3〜15g

[使用上の注意]

①月経過多や寒証には使用しない。

②先人は「一味の丹参散，効は四物湯に同じ」と指摘するも，丹参には四物湯ほどの補血の効能はなく，祛瘀通経の効果を通じて「新血を生じる」のであるから，補血薬として大きな期待をしてはならない。

③川芎と効能が似て「活血」に働くが，川芎は「辛温」で丹参は「苦寒」であり，適応する寒熱が異なる。熱証があきらかで川芎を使用しがたいときは，よく丹参で代用する。

竹茹（ちくじょ）

[別　名] 竹茹・淡竹茹・竹二青・竹皮
[基　原] イネ科のハチク，マダケの稈の内層。
[性　味] 甘，微寒
[帰　経] 肺・胃・胆
[効　能] 清化熱痰・止嘔

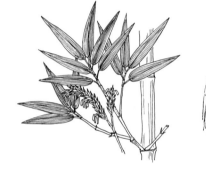

臨床応用

1．清化熱痰

竹茹は化痰の効能をもち，性が微寒で軽度の消炎作用があるので，熱痰に適する。

肺熱の咳嗽・粘稠な痰〜黄痰・舌質が紅・舌苔が黄膩・脈が数などの症候に，黄芩・黄連・貝母・桔梗などと用いる。

> 方剤例　竹茹温胆湯・清肺湯

2．清熱止嘔

竹茹は胃気を下降して止嘔に働き，軽度の消炎の作用もあるので，胃熱の胃気逆に適する。

胃熱の悪心・嘔吐・吃逆・呑酸・胸やけ・舌質が紅・舌苔が黄膩などの症候に，黄連・半夏・生姜などと用いる。

> 方剤例　橘皮竹茹湯・温胆湯・黄連温胆湯・竹茹温胆湯・竹茹湯

3．滌痰

竹茹は滌痰の効能をもち，嘔吐をとめ鎮静にも働くので，痰による神経症状にも用いられる。

痰熱上擾(じょうじょう)の悪心・嘔吐・めまい・不眠・動悸・驚きやすい・舌苔が黄膩・脈が滑数などの症候に，茯苓・半夏・黄連などの安神・利水・化痰・清熱の薬物と用いる。

> 方剤例　温胆湯・黄連温胆湯

痰迷心竅 の中風で，意識障害・痰が多い・舌苔が膩などがみられるときに，菖蒲・天南星・半夏・茯苓などと用いる。

> **方剤例** 滌痰湯

[常用量] 3〜9g

[使用上の注意]

　寒証には用いない。

知母（ちも）

[別　名] 肥知母・塩知母

[修　治] 炮製の違いにより以下の区別がある。

　①知母（肥知母）：生用。清熱瀉火の効能がつよい。

　②炒知母：炒したもの。清熱瀉火の効能がややよわい。

　③塩水炒知母（塩知母）：塩水で炒したもの。滋腎・清虚熱に働く。

　④酒炒知母：酒で炒したもの。清肺熱に働く。

[基　原] ユリ科のハナスゲの根茎。

[性　味] 苦，寒

[帰　経] 肺・胃・腎

[効　能] 清熱瀉火・生津止渇・滋腎・清虚熱・潤下

臨床応用

1．清熱瀉火

　知母は苦寒で清熱し，さらに滋潤性があって体液を保持するので，気分証で傷津傾向のある場合に必ず用いられる。営分証・血分証にも同様の理由で補助的に配合する。また，肺・胃の熱証にも常用する。

❶清気分熱

　知母の消炎・解熱・鎮静の効果と，体液を滋潤する働きを利用する。

　温熱病の気分証（傷寒の陽明病），すなわち発熱性疾患で炎症がつよい状態で，高熱・熱感・つよい口渇・多飲・発汗・舌質が紅・舌苔が黄・脈が洪大などを呈するときに，石膏とともに用いる。口渇がつよく脈が虚大など気津両虚をともなうときは，人参を配合する。

> 方剤例 白虎湯・白虎加人参湯

営分証・血分証をともない出血・発疹などがみられるときは，生地黄・牡丹皮・犀角などを配合する。

> 方剤例 清瘟敗毒飲・化斑湯

暑熱の高熱・熱感・口渇・多汗・頭痛・頭のふらつき・舌質が紅で乾燥・脈が洪数などの症候にも，石膏・人参・炙甘草などと用いる。

> 方剤例 白虎湯・白虎加人参湯

❷清肺熱・清胃熱

知母は肺・胃の熱をさます効能があり，とくに傷津の傾向がみられる場合によい。

肺熱の咳嗽・呼吸促迫・粘稠あるいは黄色の痰・咽痛・胸痛・舌質が紅・舌苔が黄・脈が数などの症候に，栝楼仁・黄芩・桑白皮・貝母などと用いる。肺陰虚の乾咳・切れにくい粘稠な痰・舌苔が少・脈が細数などの症候をともなうときには，さらに麦門冬・沙参・栝楼根などを加える。

> 方剤例 二母散・清金化痰湯・滋陰至宝湯・滋陰降火湯

胃熱の口渇・多飲・飢餓感・胃部の灼熱痛・口臭・舌質が紅・舌苔が黄・脈が数などの症候，あるいは歯痛・歯周炎・口内炎などの症候に，石膏・升麻などと用いる。舌の乾燥・舌苔が少あるいは剝苔・脈が細数などの陰虚をともなうときは，さらに麦門冬・沙参・栝楼根などを配合する。

> 方剤例 白虎湯・白虎加人参湯・玉女煎

2．滋腎・清虚熱

知母は，滋腎するとともに腎陰虚の虚熱をさますので，陰虚火旺には必ず用いられる。多くの場合は，下焦の湿熱を除く黄柏とともに使用され，黄柏の燥性を緩和し，共同して虚熱をさます効果を高める。

陰虚火旺ののぼせ・身体の熱感（骨蒸潮熱）・手のひらや足のうらのほてり・両頬の紅潮・午後の微熱・口乾・咽の乾燥感・盗汗・腰や膝がだるく無力・性欲の仮亢進（勃起しやすい）・夢精・舌質が紅で乾燥・少苔～無苔・脈が細数などの症候に，黄柏・地骨皮・青蒿・牡丹皮・鼈甲・地黄・麦門冬などと用いる。

> 方剤例 知柏地黄丸・大補陰丸・秦艽鼈甲散・清骨散・青蒿鼈甲湯・滋陰
> 降火湯

心血虚の不眠・多夢にも，酸棗仁・茯苓などの補助として用い，滋陰清熱により安神の効果をつよめる。

> 方剤例 酸棗仁湯

3．生津止渇

知母は滋潤の効能をもち，燥熱によるつよい口渇を止める。

胃陰虚の口渇・多飲・胃部の灼熱感・乾嘔・便秘・舌質が紅・舌苔が少・脈が細数などの症候（消渇）に，生地黄・麦門冬・葛根・栝楼根などと用いる。

丁子（ちょうじ）　177

　　方剤例　麦門冬飲子

4．補遺
　知母の清熱の効能を利用して以下のようにも用いる。

❶清熱化湿
　知母は生津に働くので湿熱に単味で用いることはないが，清熱化湿薬に配合することにより燥性の行きすぎを抑えたり，湿熱で傷陰の傾向があらわれた場合に有用である。
　湿熱による排尿痛・排尿困難・尿の混濁などの症候には，黄柏などとともに用いる。陰虚をともなう場合には，さらに地黄などを配合する。

　　方剤例　滋腎通関丸・砂淋丸・知柏地黄丸

　湿熱の皮疹にも，防風・蝉退・苦参などと用いる。

　　方剤例　消風散

❷清熱
　知母の消炎作用を利用する。
　熱痺には石膏・蒼朮・桂枝などと，寒湿痺で局所の熱痛がある場合には麻黄・防風・桂枝・附子などと用いる。

　　方剤例　白虎加蒼朮湯・白虎加桂枝湯・桂芍知母湯

　鼻淵（副鼻腔炎）には，辛夷・升麻・山梔子などと用いる。

　　方剤例　辛夷清肺湯

[常用量]　3～9 g

[使用上の注意]
　①潤腸通便に働くので，脾虚や腎陽虚の泥状便には使用しない。
　②熱証以外には用いない。
　③よく石膏と併用する。知母は清熱滋潤に働き，石膏は清熱発散に作用するので，両者を配合すると清熱の効能がつよまり，滋潤と発散の両面の効果が得られ，熱邪を除き津液を回復させるのに有利に働くからである。

丁子（ちょうじ）

[別　名]　丁字・丁香・公丁香
[基　原]　フトモモ科のチョウジの花蕾。
[性　味]　辛，温
[帰　経]　肺・胃・脾・腎
[効　能]　温中降逆・温補腎陽

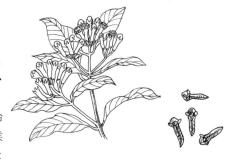

臨床応用

1. 温中降逆

丁子は辛温で特有の芳香があり，腹中を暖め（温中）て吃逆・悪心・嘔吐をしずめる（降逆）。

胃寒の悪心・嘔吐・吃逆・腹の冷え・よだれや唾が多いなどの症候に，生姜・縮砂・半夏・柿蒂などと用いる。

　　方剤例　丁香柿蒂湯・柿蒂湯

胃陽虚の食欲がない・食べられない・悪心・嘔吐・冷え・元気がない・舌質が淡・脈が無力などの症候には，人参・白朮・乾姜などと用いる。

　　方剤例　丁萸理中湯・丁萸六君子湯・丁香茱萸湯

2. 温補腎陽

腎陽虚に，温補腎陽薬の補助として用いる。

[常用量] 1～5 g

[使用上の注意]

胃熱・胃陰虚の悪心・嘔吐・乾嘔には用いない。

釣藤鈎（ちょうとうこう）

[別　名] 鈎藤・双鈎・鈎鈎・嫩鈎藤・嫩双鈎・双鈎藤・釣藤鈎
[基　原] アカネ科のカギカズラの鈎棘をつけた茎枝。
[性　味] 甘，微寒
[帰　経] 肝・心包
[効　能] 平肝潜陽・熄風止痙・清熱・舒筋活絡

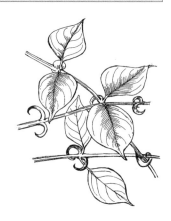

臨床応用

1. 熄風止痙

釣藤鈎は熄風止痙・平肝清熱に働いて，顕著な効果を示す。肝・心包の2経に入り，肝は風を主り心包は火を主るので，肝風内動・心火上炎によるけいれん・めまいなどに適する。

猪苓（ちょれい）　*179*

❶平肝潜陽・熄風止痙

　釣藤鈎は，鎮静・降圧・催眠などの作用をもち（平肝潜陽），けいれん・筋肉のふるえなどを止める（熄風止痙）ので，肝火・肝陽上亢・肝風などによく用いられる。

　肝火・肝陽上亢の頭痛・いらいら・怒りっぽい・目の充血・顔面紅潮・口が苦い・舌質が紅・舌苔が黄・脈が弦数などの症候，さらに頭のふらつき・筋肉のけいれんやひきつり・めまい・手足や舌のふるえ・耳鳴などの肝風内動の症候がみられるときに，石決明・天麻・菊花・蒺藜子などの熄風薬や，白芍・当帰・地黄・杜仲などの補血滋陰薬，さらに石膏・山梔子・黄連・黄柏などの清熱薬と用いる。

　　　方剤例　天麻鈎藤飲・釣藤散・七物降下湯・抑肝散・抑肝散加陳皮半夏

❷熄風止痙・清熱

　釣藤鈎は微寒で軽度の清熱の効能をもち，解熱を補助し鎮痙に働くので，熱性けいれんに必ず用いられる。

　熱極生風，すなわち高熱によるけいれん発作に，羚羊角・菊花・全蝎・石膏・山梔子・連翹などと用いる。

　　　方剤例　羚羊鈎藤湯・清熱熄風湯・鈎藤飲

　熱病の後期で陰虚をともない，皮膚の乾燥・四肢のひきつり・手足のふるえ・めまい・舌質が紅で乾燥・舌苔は少・脈は細数などがみられるときは，生地黄・白芍・阿膠などに配合して用いる。

　　　方剤例　阿膠鶏子黄湯

❸舒筋活絡

　中風，すなわち脳血管障害の麻痺に，天麻・白附子・天南星・全蝎などの補助として用いる。

　　　方剤例　加味天麻湯

［常用量］ 6〜15g

［使用上の注意］

　　①長時間煎じると効力がよわまるので，後から入れて2〜3回沸騰させる。

　　②鈎が多いものの方が効能がつよい。

　　③天麻と効能が似るが，天麻は平性でやや燥性があるので痰湿をともなう場合によく，釣藤鈎は微寒で熱証をともなうときに適する。

猪苓（ちょれい）

［別　名］粉猪苓

［基　原］サルノコシカケ科のチョレイマイタケの菌核。

［性　味］甘・淡，平（偏涼）

[帰　経] 腎・膀胱
[効　能] 利水滲湿・止瀉・消腫

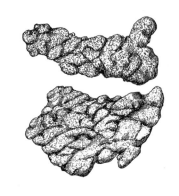

臨床応用

　猪苓は甘淡で平（やや涼）であり，水道を通利して滲泄し「淡滲利水」と呼ばれる。利水の効能がつよく補益性がなく，陰液を消耗する恐れがあるので，湿証のない場合には用いない。平性であるところから寒熱を問わず使用できるが，やや涼であり，どちらかといえば熱証に適する。

❶ **利水滲湿・止瀉・消腫**

　猪苓は，組織間や消化管内の余剰水分を血中に吸収して利尿作用によって排出する（利水滲湿）ので，泥状～水様便を改善し（止瀉），また浮腫・水腫などを消退させる（消腫）。

　水湿の浮腫・泥状～水様便・口渇・尿量が少ない・脈が滑などの症候に，茯苓・沢瀉・蒼朮・白朮などと用いる。

　　方剤例　四苓散・五苓散

　湿困脾胃の悪心・嘔吐・口がねばる・腹満・身体が重い・むくみ・泥状～水様便・尿量が少ない・舌苔が膩・脈が滑などの症候には，厚朴・生姜・藿香・蒼朮・沢瀉・茯苓などと用いる。

　　方剤例　胃苓湯

❷ **清熱利水**

　清熱の薬物を配合して湿熱に使用する。

　湿温の発熱・頭重・胸苦しい・悪心・身体が重い・尿量が少ない・舌苔が膩・脈が滑数などの症候には，藿香・白豆蔲・厚朴・滑石・通草・薏苡仁などと用いる。

　　方剤例　滑石藿香湯・黄芩滑石湯・藿朴夏苓湯

　脾胃湿熱の悪心・口がねばる・腹満・尿が濃い・泥状～水様便・発熱・舌苔が黄膩・脈が滑数・甚だしければ黄疸などの症候には，茵蔯蒿・沢瀉・茯苓・蒼朮などと用いる。

　　方剤例　茵蔯五苓散

　大腸湿熱の下痢・腹痛・テネスムスなどには，滑石・沢瀉・黄芩・木香などと用いる。

　　方剤例　猪苓湯

　膀胱湿熱の排尿痛・排尿困難・残尿感・尿の混濁などには，木通・滑石・黄芩・黄柏などと用いる。

> **方剤例**　加減柴苓湯

陰虚の寒熱互結で，尿が濃いあるいは血尿・排尿痛・下痢・口渇・水分を欲する・発熱・身体の熱感・舌質が紅・舌苔は黄・脈が沈などの症候を呈するときには，阿膠・滑石・沢瀉などと用いる。

> **方剤例**　猪苓湯

[常用量] 6～12g

[使用上の注意]

①気虚・陽虚の水湿には注意して用いる。

②尿量が多い場合には使用しない。

③茯苓と効能が似るが，茯苓より利尿作用がつよく補益性がない。

陳皮（ちんぴ）

[別　名] 広陳皮・陳広皮・新会皮・橘紅・橘皮・橙皮

[薬　用] 多種の柑橘の成熟果皮を同様の目的で用いている。以下のような区別があるが，効能は大同小異である。

①陳皮：橘皮の古いもので，性味が緩和・円満である。

②橘皮：新しい果皮，あるいは陳皮と同じもの。

③橘紅：橘皮の外層。香りと燥性がつよい。なお，柚の外層果皮を用いることもあり，化橘紅・化州橘紅と呼ぶ。

④橙皮：酸橙の成熟果皮で，効能は劣る。代用品である。

⑤青皮：柑橘の未成熟果皮で，効能がやや異なる（別項で述べる）。

[基　原] ミカン科のオオベニミカン，コベニミカン，ウンシュウミカンの成熟果皮。

[性　味] 辛・苦，温

[帰　経] 脾・肺

[効　能] 理気・化湿・化痰・止嘔・開胃

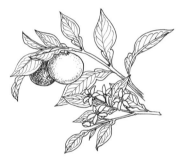

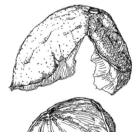

臨床応用

1. 燥湿化痰

陳皮は芳香で温燥の性質をもち，胃腸の蠕動を調整し（理気）て水分の吸収を促進し（燥湿），また痰の生成を抑制する（化痰）ので，湿証・痰証によく用いられる。ただし，効能はあまりつよくなく，一般には補助薬として広く用いられる。

❶燥湿（理気・化湿・止嘔）

湿証に対し燥湿を補助する目的で広く用いる。

湿困脾胃の悪心・嘔吐・吃逆・腹満・下痢・舌苔が膩・脈が滑などの症候に，半夏・生姜・蒼朮・厚朴・茯苓などの補助として用いる。

> **方剤例** 平胃散・二陳湯

湿熱をともない呑酸・胸やけ・口が苦い・舌苔が黄膩などを呈するときには，さらに黄連・黄芩・竹筎・滑石などを配合する。

> **方剤例** 温胆湯

寒湿をともない腹痛・水様下痢・冷え・舌苔が白膩などを呈するときは，乾姜・呉茱萸・肉桂などを加える。

> **方剤例** 和胃二陳湯

脾胃湿困（脾胃気虚による内湿）には，人参・白朮・茯苓などの補気薬を主体に，半夏・生姜などと配合する。

❷理気化痰

痰証に対し，化痰を補助する目的で広く用いられる。脾は「生痰の源」で，脾の運化を理気の効能（蠕動調整）によって正常化させ，痰の生成源を根本的に改善する。この結果，痰・咳が自然に消失する。

湿痰の咳嗽・喘（呼吸困難）・痰が多い・舌苔が膩・脈が滑などの症候に，半夏・生姜・厚朴・杏仁などの補助として用いる。

> **方剤例** 二陳湯

熱痰をともない，黄色の痰・咽痛・舌苔が黄膩・脈が滑数などを呈するときは，さらに黄芩・黄連・桑白皮・竹筎などを配合する。

> **方剤例** 五虎二陳湯

燥痰の乾咳・無痰〜少痰あるいは粘稠な痰にも，貝母・栝楼仁・麦門冬・五味子などの潤燥化痰薬の補助として用いる。

脾胃気虚による湿痰には，人参・白朮・茯苓などの補気薬を主体に，半夏・陳皮・生姜などを補助的に配合する。

このほか，止咳平喘剤に化痰の目的で陳皮を配合し，止咳・平喘の効果をつよめる。

また，痰濁上擾のめまい・悪心・嘔吐などの症候にも，天麻・天南星・半夏・茯苓などの補助として使用する。

２．理気健脾

　陳皮は，胃腸の蠕動を調整（理気）して，消化吸収を促進し（健脾），腹の膨満感を除き，悪心を止め（止嘔），食欲を増し（開胃），また他薬の吸収を補助して腹にもたれさせないので，多くの方剤に広く補助薬として配合されている。

　とくに脾胃気滞の胸や腹が脹る・悪心・吃逆・食欲不振などの症候には，半夏・厚朴・香附子などの理気薬とともによく用いられる。

［常用量］３〜９ｇ

［使用上の注意］

　　陳皮は温燥の性質をもつので，熱証・燥証・陰虚などには十分注意して使用する必要がある。また，耗気するので気滞・痰湿がない場合には使用せず，気虚や吐血には慎重に用いる。

青皮（せいひ）

［別　名］小青皮・細青皮

［基　原］ミカン科のオオベニミカン，コベニミカン，ウンシュウミカンの成熟前の果皮。

［性　味］苦・辛，温

［帰　経］肝・胆

［効　能］疏肝破気・散積化滞

臨床応用

１．疏肝破気

　青皮は温性で峻烈であり，肝の疏泄を促進して肝気の鬱滞を解消させ（疏肝），自律神経系の興奮性をつよめて機能を亢進させる（破気）ので，肝気鬱結によく用いられる。また，肝経の冷えによる疼痛（寒滞肝脈）などにも辛温破気の効能によって効果を示す。

　肝気鬱結の憂うつ・抑うつ感・ヒステリックな反応・胸脇部の脹った痛み・乳房が脹って痛む・月経不順・月経困難・脈が弦などの症候に，柴胡・香附子・鬱金・延胡索などと用いる。肝胃不和の悪心・嘔吐・上腹部痛には陳皮・半夏などを，肝脾不和の腹痛・下痢には白朮・茯苓などを配合する。

　　方剤例　疏肝解鬱湯・通乳散結湯・加味烏薬湯

２．散積化滞

　青皮は胃腸の蠕動をつよく促進して，消化管内の停滞物を除去する。

　食滞の腹満・噯気・悪心などの症候に，神麴・麦芽・檳榔子・山楂子などと用いる。

方剤例　木香檳榔丸

［常用量］3～9g

［使用上の注意］

①気虚には用いない。気滞がみられない場合には用いない。

②効能は柴胡に似るが，柴胡よりマイルドなので，血虚・陰虚の肝気鬱結に用いるとよい。

③陳皮より理気の効能がつよく，長期間あるいは大量に用いると気津を消耗する恐れがある。

④肝胃不和・肝脾不和で腹満がみられる場合には，陳皮と青皮を同時に用いるとよく，「青陳皮」と記載することがある。

葶藶子（ていれきし）

［別　名］葶藶・甜葶藶
［基　原］アブラナ科のクジラグサ，ヒメグンバイナズナの成熟種子。
［性　味］辛・苦，寒
［帰　経］肺・膀胱・大腸
［効　能］降気平喘・行水消腫

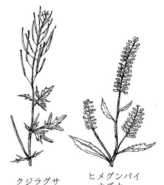

クジラグサ　　ヒメグンバイナズナ

臨床応用

1．降気平喘

葶藶子は肺の気分薬で肺の水邪を大瀉する。利水の効能によって肺水腫・気管粘膜からの浮腫・気管支粘膜からの漏出などを除いて呼吸困難を改善（平喘）するので，肺水腫・気管支喘息などで痰が多いもの（泡沫状）に適する。

痰湿による喘（呼吸困難）・咳で，痰が多いあるいは喘鳴などをともなうときに，葶藶子の刺激性を緩和する大棗とともに，あるいは平喘の桑白皮・麻黄などを配合して用いる。気虚をともなうときには人参・黄耆などを配合して使用する。

方剤例　葶藶大棗瀉肺湯

葶藶子は降気平喘の効能が十分あり，毒性もなく安全であるから，もっと臨床に応用するとよい。

2．行水消腫

葶藶子は肺気を通じて水道を通行させ，水腫にも有効である。

水腫，すなわち浮腫・胸水・腹水などで，尿量減少をともなうときに，防已・椒

目・大黄などと用いる。

　　方剤例　己椒藶黄丸・大陥胸丸

[常用量] 3～9g
[使用上の注意]
　①葶藶子には瀉下・利水の効能があるので，尿量増加や排便がみられることが多く，その方が有効である。激しい下痢はおこさない。
　②胃に刺激性があるので大棗と同煎するか，大棗の煎汁で服用させる。
　③すり砕いて服用する方が有効である。
　④毒性がないので頻用してよいが，連続して使用する場合には全身状態に注意が必要である。疲労感・無力感などがつよければ一旦中止する。
　⑤肺陰虚の燥咳や喘には禁忌である。
　⑥気虚・腎虚などで痰が多いときには，補気薬・補腎薬とともに用いる。あるいは先ず補益してから葶藶子を使用する。

天南星（てんなんしょう）

[別　名] 南星・生南星・虎掌
[修　治] 天南星（生）は有毒で刺激性がつよいため，以下の2つを用いる。
　①製南星：生姜で炮製したもので，毒性がよわい。燥湿化痰・止痙に用いる。
　②胆南星：牛胆汁で炮製したもので，温性・燥性がない。熄風・定驚に用いる。
　　一般には製南星を用い，熱証を呈する場合に胆南星を使用する。
[基　原] サトイモ科のマイヅルテンナンショウ等テンナンショウ属植物の周皮を除いた塊茎。
[性　味] 苦・辛，微温（製南星）
　　　　　苦，涼（胆南星）
[帰　経] 肺・肝・脾
[効　能] 熄風止痙・燥湿化痰

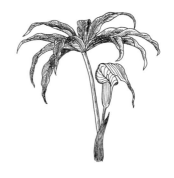

球茎のまま乾燥させたもの

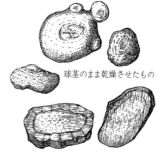

切断して乾燥させたもの

臨床応用

1．熄風止痙

　天南星は，苦温辛烈で開泄走竄し，けいれんを止め意識を覚醒させ，さらに痰を除くので，中枢性のけいれん・意識障害によく用いる。とくに痰証にともなう病態に適する。

　風痰（脳血管障害・てんかんなど）のめまい・けいれん・運動麻痺・喉に痰がつまる・泡をふく・舌苔が厚膩などの症候に，天麻・半夏・陳皮・地竜・菖蒲などと用いる。

　　方剤例　導痰湯・滌痰湯・定癇丸

　破傷風のけいれん・後弓反張にも，防風・天麻・全蝎などと用いる。

　　方剤例　玉真散・五虎追風湯

　小児の熱性けいれんにも胆南星が有効である。

2．燥湿化痰

　天南星はつよい燥湿の効能をもつ。

　湿痰の咳嗽・多痰・胸苦しい・舌苔が膩などの症候に，半夏・生姜・陳皮などと用いる。

　頑痰（陳旧性の頑固な痰証）の呼吸困難・咳嗽などにも用いる。

［常用量］　3〜9g

［使用上の注意］

　①燥咳や血虚・陰虚には禁忌，妊婦にも用いない。

　②化痰の効能は半夏に似るが，半夏は辛散で脾胃の湿痰を除き「内守」に働くが，天南星は辛開の力がつよく，経絡の風痰・頑痰を主に除く。

天麻（てんま）

［別　名］明天麻・天麻片

［基　原］ラン科のオニノヤガラの周皮を除いた根茎。

［性　味］微辛・甘，平

［帰　経］肺

［効　能］熄風止痙・通絡止痛

臨床応用

1．熄風止痙

　天麻は肝経に作用して「一切の風症をしずめる」とされ，めまい・けいれん・し

びれなどの内風に使用される。「体肥柔潤」で液質を豊富に含有し，「辛にして発散せず，甘にして滋補せず」で，単独では効能がよわい。「補薬と用いて虚風を治し，散薬と用いて外風を治す」とされ，実証・虚証・陰虚・陽虚を問わず使用できるのが特徴である。

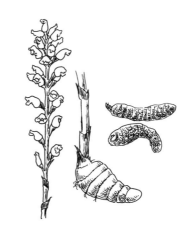

❶平肝熄風・止痙

天麻は，鎮静・鎮痙の作用があり（平肝熄風・止痙），肝風内動によく用いられる。

肝陽上亢・肝風内動のめまい・目がくらむ・ふらつき・頭痛・不眠・手や舌のふるえ・しびれ・舌質が紅・脈が弦数などの症候に，釣藤鈎・石決明・牛膝などと用いる。

　　方剤例　天麻鈎藤飲

熱極生風すなわち高熱によるけいれんには羚羊角・釣藤鈎などと用いる。

　　方剤例　鈎藤飲・羚羊鈎藤湯

破傷風の後弓反張に，蟬退・天南星・全蝎・白僵蚕などと用いる。

　　方剤例　玉真散・五虎追風湯

❷熄風化痰

化痰薬に配合して熄風化痰し，めまいを止める。

痰濁上擾（じょうじょう）によるふらつき・回転性めまい・悪心・嘔吐・舌苔が白膩・脈が滑などの症候に，半夏・陳皮・白朮・茯苓などと用いる。

　　方剤例　半夏白朮天麻湯

２．通絡止痛

天麻は経絡を通じてしびれ・疼痛を改善する。

❶通絡止痛

主として鎮痛作用を利用する。

痺証の関節痛・しびれなどに，羌活・独活・防風・牛膝・杜仲などと用いる。肝血虚・肝火・痰湿などによる偏頭痛に，川芎・白芷・地竜などと用いる。

　　方剤例　天麻丸・偏頭痛湯

❷熄風化痰・通絡

熄風・通絡の効能をともに利用し，化痰薬とともに使用する。

中風，すなわち脳血管障害の顔面神経麻痺・片麻痺・痰が多い・舌苔が白膩などの症候に，天南星・半夏・白附子・白僵蚕・地竜などと用いる。

　　方剤例　小白附子天麻剤・加味天麻湯

［常用量］3〜9g。粉末は1回1〜1.5g。

［使用上の注意］

①軽度ながら燥性があるので，陰虚・血虚の内風には当帰・白芍・枸杞子・地黄などを大量に配合して用いる。

②釣藤鈎と効能が似るが，釣藤鈎は寒性で熱証を呈する場合に適応し，天麻は微温で化痰の効能をもつので痰湿をともなうときに適する。

③天麻は高価で入手しがたいことがあるので，蒺藜子と釣藤鈎あるいは川芎と羌活で代用してもよい。

天門冬（てんもんどう）

［別　名］天門・天冬・明天冬
［基　原］ユリ科のクサスギカズラの周皮を除いた塊根。
［性　味］甘・苦，大寒
［帰　経］肺・腎
［効　能］滋陰清熱・潤肺止咳・化痰・滋腎・生津・潤腸

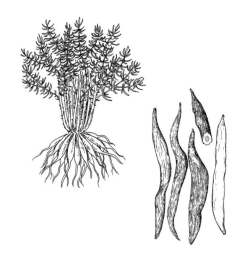

臨床応用

1. 滋陰清熱

天門冬は，苦甘・大寒で滋潤性があり，肺腎に働き，滋陰清熱薬として用いられる。

❶潤肺止咳・化痰・清熱

天門冬の鎮咳・解熱・抗菌・溶解性祛痰などの作用を利用し，肺熱の燥咳・肺陰虚に使用する。ただし，急性の肺熱咳嗽に用いると，滋膩の性質により邪を留める恐れがあるので，陰虚がみられる段階に使用すべきである。

肺熱の燥咳，すなわち肺の炎症で脱水を呈した時期で，乾咳・無痰あるいは粘稠な痰あるいは血痰・発熱・舌質が紅で乾燥・脈が細などの症候を呈するときに，麦門冬・貝母・沙参・黄芩・桑白皮などと用いる。

　　方剤例　二冬膏

肺陰虚の乾咳・無痰あるいは喀出しにくい粘稠な痰あるいは血痰・口乾・咽の乾燥感・舌苔が少ない・舌質が紅で乾燥・脈が細数などの症候に，麦門冬・百合・百部・紫菀・貝母・沙参などと用いる。膿痰・血痰を呈するときは，白芨・薏苡仁・

芦根などを配合する。

❷ 潤肺滋腎

天門冬は肺腎陰虚の燥咳に最も適している。

肺腎陰虚の乾咳・無痰あるいは粘稠な痰あるいは血痰・口乾・咽の乾燥感・潮熱・盗汗・腰や膝がだるく無力・舌質が紅で乾燥・舌苔が少～無苔・脈が細数などの症候に，生地黄・熟地黄・麦門冬・知母・黄柏・貝母・百合などと用いる。

> **方剤例** 滋陰降火湯・月華丸・人参固本丸

❸ 滋腎清熱

天門冬は腎陰を補い清熱に働くので，腎陰虚・火旺に適する。

腎陰虚・火旺の腰や膝がだるく無力・熱感・手のひらや足のうらのほてり・盗汗・遺精などの症候に，熟地黄・山茱萸・黄柏・知母などと用いる。

> **方剤例** 三才封髄丹

なお，心腎陰虚にも滋腎薬として配合する。

> **方剤例** 天王補心丹

❹ 滋陰生津

天門冬は滋陰生津の効能により口渇を止めるので，傷津・傷陰に使用される。

傷津による口渇・多飲・舌質が紅で乾燥などの症候に，生地黄・麦門冬・人参などと用いる。

熱盛傷陰の営分証・血分証にも，生地黄・玄参・麦門冬・犀角・牡丹皮などと使用する。

２．潤腸通便

天門冬は腸内を滋潤して糞便を軟化し通便するので，腸燥便秘に生地黄・当帰・麻子仁・玄参などと用いる。

[常用量] 6 ～ 15 g

[使用上の注意]

①脾虚の泥状～水様便には使用しない。

②陰虚でも熱証がつよい場合に適する。

③麦門冬と効能が似るが，麦門冬よりも苦寒で清熱の力がつよい。麦門冬は生津にすぐれ，天門冬は滋陰清熱にすぐれる。肺・胃・心には麦門冬が，肺・腎には天門冬が適する。

冬瓜子（とうがし）

[別　名] 冬瓜仁・瓜子・瓜仁
[基　原] ウリ科のトウガシの成熟種子。

[性　味] 甘, 寒
[帰　経] 脾・胃・大腸・小腸
[効　能] 清熱・排膿・化痰・化湿・潤腸

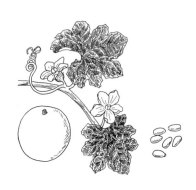

臨床応用

1．清熱排膿

冬瓜子は, 消炎 (清熱) と排膿に働くので, 一般に肺や腸管などの化膿症 (内癰) に用いる。

肺癰すなわち肺化膿症の胸痛・咳嗽・発熱・悪臭のある膿性痰などの症候には, 芦根・薏苡仁・黄芩などと用いる。

　　　方剤例　葦茎湯

腸癰すなわち腹腔内～肛門の化膿症には, 大黄・芒硝・薏苡仁・牡丹皮・黄芩などと用いる。

　　　方剤例　大黄牡丹皮湯・腸癰湯・闌尾清解湯

2．清化熱痰・化湿

冬瓜子は寒滑で肺の熱痰を清する。

熱痰の咳嗽・黄痰・咽痛・舌質が紅・舌苔が黄膩・脈が数などの症候に, 貝母・前胡・杏仁などと用いる。

　　　方剤例　前貝杏瓜湯

また, 下焦の湿熱による黄色帯下にも用いられる。

[常用量]　6〜15g

[使用上の注意]

　①寒証には用いない。

　②潤腸の効能があるので, 脾虚の泥状〜水様便には用いない。

当帰（とうき）

[別　名] 乾帰・秦帰

[薬用と修治] 修治のしかた・部位の違いにより, 以下の区別がある。

　①当帰・全当帰・西当帰：乾燥品。切片にして用いる。

　②酒当帰：酒で炒す。活血の効能がつよまり, 潤腸の効能は減少する。

　③土炒当帰：砂で炒いたもの。辛味が去り補血にすぐれている。一般に補血に用いるときは土炒すべきで, 辛味がつよいと燥散によって血虚が悪化する恐れがある。

④当帰頭（帰頭）・当帰身（帰身）・当帰尾（帰尾・当帰鬚）：当帰の根頭部を帰頭・主根部を帰身・支根を帰尾といい,「帰頭は補血, 帰身は養血, 帰尾は破血, 全用すれば活血」とされたが, 現在では一般に全用されて全当帰として売られている。一応の参考として知っておくとよい。

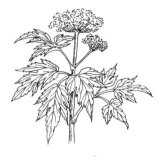
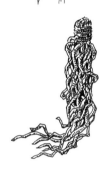

[基　原] セリ科のトウキ, ホッカイトウキの根。
[性　味] 甘・辛, 温
[帰　経] 肝・心・脾
[効　能] 補血調経・活血・散寒・止痛・潤腸通便・生肌

臨床応用

1. 補血

　当帰は甘補・辛散で, 補血の効能をもち, 活血に働くので, 1味で血虚に有効である。ただし, 辛燥の性質からかえって血を消耗する恐れがあるので, 必ず辛味を除いた土炒当帰を用いる必要がある。熟地黄・白芍などの滋膩あるいは酸渋の補血薬と配合すると, 当帰の辛散の効能がよわまり, 熟地黄・白芍の膩・渋の効能が軽減して, 補血にうまく働く。とくに当帰・白芍の配合が好んで用いられる。

❶補血活血

　肝血虚の顔色や皮膚のつやがない・頭がボーッとする・四肢のしびれ感・筋肉のけいれん・舌質が淡でやせる・舌苔が少・脈が細などの症候に, 熟地黄・白芍・何首烏・阿膠などと用いる。

　　方剤例　四物湯・補肝湯・芎帰膠艾湯・当帰芍薬散・当帰建中湯

　心血虚の眠りが浅い・多夢・動悸・不安感・健忘などの症候には, 柏子仁・遠志・酸棗仁などと用いる。

　　方剤例　養心湯・帰脾湯・人参養栄湯

　血虚生風のかゆみ・皮膚の萎縮や皸裂・落屑などの症候には, 何首烏・熟地黄・防風・蒺藜子などと用いる。

　　方剤例　当帰飲子・滋燥養営湯

❷益気補血

　血虚を改善するには補血薬のみでは有効ではなく,「気はよく血を生ず」で補気薬で機能を高める必要があり,「補気を通じて補血する」という考えで補気薬を配合することが多い。気血両虚の場合にも同様の配合が行われる。

方剤例　八珍湯・十全大補湯・帰脾湯・帰芍六君子湯・帰芍異功散

　血虚を急速に回復させるには（とくに大出血のあとなど），大量の黄耆とともに当帰を用いる。

　　　方剤例　当帰補血湯

　なお，以上とは逆に，気虚に対し補気薬に少量の補血薬を配合するとより有効であるところから，補気剤にも少量加えて用いる。

　　　方剤例　補中益気湯

❸滋陰補血

　陰虚に対して，当帰の補血活血の効能を利用し滋陰薬の補助として広く用いられる。

２．調経

　当帰は補血活血により月経を調整するので，月経不順には必ず用いられ「調経の要薬」といわれる。循環改善・内分泌調整に働くほか，子宮筋腫に対しても調整的に働くので，広く用いられる。

　一般には，血虚の月経遅延・月経過少・無月経に，熟地黄・白芍・川芎を配合した四物湯を基本にして，以下のような加減を行う。

　気滞による月経痛には，香附子・延胡索・烏薬などを配合する。

　　　方剤例　四烏湯

　血瘀による月経痛・凝血塊・無月経には，桃仁・紅花などを配合する。

　　　方剤例　桃紅四物湯・過期飲

　出血をともなうときは，阿膠・艾葉などを配合する。

　　　方剤例　芎帰膠艾湯

　熱証をともない月経過早・月経過多を呈するときは，黄連・黄芩などを配合する。

　　　方剤例　芩連四物湯・三黄四物湯・温清飲

　寒証をともない下腹部の冷え・月経痛・月経遅延などを呈するときは，肉桂・附子・呉茱萸などを配合する。

　　　方剤例　桂附四物湯・艾附暖宮丸

　このほかにもさまざまに応用される。

３．活血止痛

　当帰は，辛香で活血止痛し「血中の気薬」と呼ばれる。活血の効能により血管拡張・血行促進に働き，さらに鎮痙・鎮痛するので，以下のように広く用いられる。

　血瘀の疼痛・出血・腫瘤・うっ血・月経不順・舌質が暗紫あるいは瘀斑・脈が渋などの症候に，桃仁・紅花など活血化瘀薬の補助として，あるいは牡丹皮・丹参・赤芍など寒性の活血化瘀薬と組み合わせて寒性を抑える目的で，広く用いられる。とくに寒証にともなう血瘀には必ず配合する。

　　　方剤例　血府逐瘀湯・膈下逐瘀湯・温経湯・少腹逐瘀湯

　痺証のしびれ痛みに，祛風湿薬とともに用い，祛風湿の効果をつよめる。

方剤例 疎経活血湯

４．潤腸通便

腸燥便秘，すなわち老人や産後の兎糞状の便に対し，当帰は腸内を潤して排便しやすくさせる。血虚による腸燥便秘には，身体を滋潤・栄養するので本治にもなる。

方剤例 潤腸湯・済川煎

５．補遺

当帰の効能を利用し，以下のように使用することも多い。

❶散寒・止痛

当帰は辛温で活血に働き，血管拡張・血行促進により身体を温めるので，散寒の効能ももっている。それゆえ，寒証全般に広く用いられる。

中寒，すなわち寒冷の環境や冷たい飲食物による冷え・疼痛に用い，臓肺の中寒・経絡の中寒のいずれにも適する。とくに寒滞肝脈の下腹部～大腿内側の冷え・痛みに有効である。

方剤例 当帰四逆湯・当帰湯・当帰建中湯

寒痹の冷え・しびれ痛み・関節の拘縮などに，祛風湿薬とともに用いる。

方剤例 独活寄生湯・大防風湯・薏苡仁湯

陽虚の虚寒による冷え・寒がるなどの症候にも，補陽薬とともに用いる。

方剤例 右帰飲・右帰丸・賛育丹

❷補血生肌

当帰は補血を通じて生肌（肉芽形成促進）するので，久敗の化膿症や皮膚潰瘍・フィステルなどに用いる。多くは黄耆とともに使用する。

方剤例 帰耆建中湯・補中益気湯・十全大補湯

❸柔肝

当帰は，肝血を補うことにより肝陽を調整して肝気鬱結を防ぎ，さらに疏肝薬による傷津を防止する。こうした効能を柔肝といい，多くの疏肝の方剤に配合される。

❹反佐

熱証や癰疽疔癤に対し，大量の清熱薬に当帰を配合し，当帰の活血の効能により清熱薬の拡散を補助してその効果をつよめ，また炎症性の循環障害（血瘀）を改善する。「薬効を血分にひきこむ」とも言われるが，清熱薬に温薬を配合することにより清熱の効果をつよめる「反佐」の用い方であり，重要な認識である。

方剤例 清胃散・乙字湯・芍薬湯・清腸飲・仙方活命飲

❺降逆

一般的な用い方ではないが，≪神農本草経≫に当帰は「治咳逆上気」とあり，咳嗽・呼吸困難が長期間反復持続する場合に，「病が血分に入った」として当帰を用いることがある。

方剤例 蘇子降気湯

[常用量] 3～15g

[使用上の注意]

①脾陽虚や湿困脾胃の下痢・泥状便には用いない。脾気虚の軟便～泥状便で当帰を用いる必要があるときは，白朮・茯苓などを十分加えて，当帰の潤腸の効能を抑える必要がある。

②当帰は辛温であるから，長期間使用すると傷陰を来したり熱証を生じる恐れがある。土炒当帰を用いるか，滋陰薬を十分に配合すべきである。場合によっては，清熱補血の丹参にかえる方がよい。

③心肝火旺・陰虚陽亢などがつよければ，用いない方がよい。出血を来す恐れがある。性器出血が多い場合にも用いない方がよい。

④一般には寒証に用い，熱証には他薬との比率を考えて慎重に用いる。

⑤丹参と補血活血の効能が同じであるが，当帰は温性で丹参は寒性であり，寒熱に応じて相互に使い分けるとよい。

党参（とうじん）

人参を参照（204頁）

桃仁（とうにん）

[別　名] 光桃仁・桃仁泥・大扁桃仁
[基　原] バラ科のモモ，ノモモの成熟種子。
[性　味] 苦・甘，平
[帰　経] 心・肝・大腸
[効　能] 破血化瘀・潤腸通便

> 備考　一般には，皮を去って砕き，桃仁泥・光桃仁として用いる。

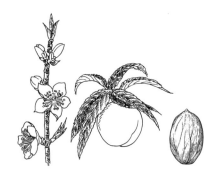

臨床応用

1. 破血化瘀

桃仁は平性で，微小循環改善・抗凝血などの作用をもち，さまざまな血瘀に広く用いられる常用薬である。

血瘀の持続性疼痛・反復する出血・うっ血・血管拡張・充血・癒着・増殖性病

変・腫瘤・月経痛（月経開始後に多い）・月経量が少ない・経血の凝血塊・月経遅延・甚だしければ無月経・舌質が暗〜紫あるいは瘀斑・脈が渋などの症候に，紅花・赤芍・丹参・当帰・川芎などと用いる。打撲・捻挫の内出血にも使用してよい。一般には気滞血瘀を呈するので，柴胡・香附子・枳実・枳殻・陳皮・延胡索・桂枝などの理気・通陽の薬物を配合する。また，つよい効果を期待する場合には，瀉下の大黄・芒硝を加える。

> **方剤例** 桂枝茯苓丸・血府逐瘀湯・膈下逐瘀湯・生化湯・折衝飲・牛膝散・抵当丸・下瘀血湯・大黄䗪虫丸

血虚・陰虚をともなうときは，当帰・白芍・熟地黄・何首烏などを配合する。

> **方剤例** 桃紅四物湯

気虚をともなうときは，黄耆・人参・白朮などを配合する。

> **方剤例** 補陽還五湯

寒証をともなうときは，呉茱萸・桂枝・乾姜・肉桂・附子などを配合する。

> **方剤例** 温経湯

熱証の血瘀にも清熱薬とともによく用いる。とくに炎症による充血（微小循環障害）で激しい疼痛を呈する場合には必ず配合されるが，よく使用されるのは以下の状況である。

肺癰（肺化膿症）には，芦根・薏苡仁・冬瓜仁などと用いる。

> **方剤例** 葦茎湯

腸癰（虫垂炎など）には，牡丹皮・赤芍・大黄などと用いる。

> **方剤例** 大黄牡丹皮湯・複方大承気湯・闌尾化瘀湯・闌尾清化湯・腸癰湯

蓄血証（下焦の瘀熱互結）の下腹痛・性器出血あるいはタール便・発熱・狂躁状態などの症候（月経期の感冒・子宮内膜炎などでみられる）に，大黄・芒硝などと用いる。

> **方剤例** 桃核承気湯

このほか，皮膚化膿症などにも清熱薬に配合して用い，痺証の疼痛にも祛風湿薬と配合して使用する。

2．潤腸通便

桃仁は豊富な油性成分を含み，腸管内を潤滑にして通便する。

腸燥便秘あるいは習慣性便秘の兎糞状コロコロ便に，杏仁・柏子仁・郁季仁・柏子仁などの潤腸薬と用いる。

> **方剤例** 五仁丸・潤腸丸・潤腸湯

［常用量］3〜9g

［使用上の注意］

　①妊婦には禁忌である。

　②単独では効果がよわいので，他の活血化瘀薬とともに使用すべきである。

菟絲子（としし）

[別　名] 菟絲・菟絲餅
[基　原] ヒルガオ科のネナシカズラ，ハマネナシカズラの成熟種子。
[性　味] 辛・甘，平
[帰　経] 肝・腎・脾
[効　能] 補腎益精・固精・養肝明目・益脾止瀉・安胎

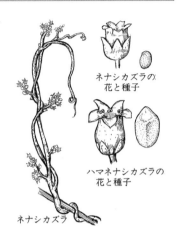

ネナシカズラの花と種子
ハマネナシカズラの花と種子
ネナシカズラ

臨床応用

1．補腎益精・固精（陰陽双補）

菟絲子は平性で，滋潤して膩でなく吸収されやすく，陽気も補うので，陰陽双補で滋陰・益精を主とする薬物として，補腎薬の代表と評価できる。

腎精不足（腎虚）の腰や膝がだるく無力・記銘力減退・耳鳴・インポテンツ・遺精・滑精・早漏・頻尿・多尿・帯下・月経不順・無月経などに，枸杞子・熟地黄・山茱萸・山薬・杜仲などと用いる。

> 方剤例　駐景丸・鹿角菟絲丸・収渋止帯湯・固陰煎

腎陰虚で，ほてり・のぼせ・口乾・脈が細数などをともなうときには，六味丸・河車大造丸などとともに用いる。

腎陽虚で，冷え・寒がる・脈が遅などをともなうときは，附子・巴戟天・肉蓯蓉などと用いる。

> 方剤例　内補丸・菟絲子丸・固精丸

2．滋養肝腎・明目

肝腎両虚の目がかすむ・目がしょぼつく・目の乾燥感・腰や膝がだるく無力などの症候に，熟地黄・枸杞子・女貞子などと用いる。六味丸・八味丸に菟絲子を配合してもよい。

> 方剤例　駐景丸

3．益脾止瀉

菟絲子は健脾して泥状〜水様便を改善する。

脾気虚・脾腎陽虚の泥状〜水様便・食欲不振・元気がないなどの症候に，人参・白朮・茯苓・山薬・蓮子などと用いる。

4．補遺

菟絲子を以下のように用いてもよい。

❶ 安胎

菟絲子は補腎を通じて安胎に働く。

腎虚・血虚などの虚弱者の流産防止に，続断・桑寄生・杜仲・阿膠などと用いる。

> 方剤例　寿胎丸・補腎安胎飲

❷ 柔肝・補肝陽

菟絲子は，滋潤により肝陰を補って肝陽を調整し（柔肝），さらに肝陽を補うので，肝陽虚に用いてよい。

[常用量]　6～18 g

[使用上の注意]

陰虚火旺には用いない。便が固い場合や便秘にも使用しない。

杜仲（とちゅう）

[別　名] 厚杜仲・綿杜仲
[基　原] トチュウ科のトチュウの樹皮。
[性　味] 甘・微辛，温
[帰　経] 肝・腎
[効　能] 温補肝腎・強筋骨・安胎

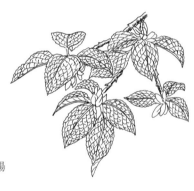

臨床応用

1．温補肝腎

杜仲は肝腎を温補するので，肝・腎の陽虚に適する。

腎陽虚の腰や膝がだるく無力・インポテンツ・四肢の冷え・尺脈が弱などの症候に，熟地黄・補骨脂・菟絲子などと用いる。

> 方剤例　贊育丹（さんいくたん）

肝陽虚のやる気が出ない・疲れやすい・憂うつ・四肢の冷え・脈が遅で無力・舌質が淡白などの症候に，黄耆・白芍・肉蓯蓉・巴戟天などと用いる。

> 方剤例　温陽補肝湯

2．補肝腎・強筋骨

「肝は筋を主り，腎は骨を主る」で，杜仲は肝腎を補うことにより筋骨をつよく保つので，肝腎不足の腰痛・腰や膝の無力などの症状に必ず用いる。一般に，続断・狗脊・補骨脂・桑寄生などとともに使用する。

方剤例 青娥丸

肝腎不足に寒湿痺をともなうときには，独活・防風・細辛・当帰などを配合して用いる。

方剤例 独活寄生湯・大防風湯・三痺湯

肝腎不足の眩暈には，女貞子・枸杞子などを配合して用いる。

3．安胎

杜仲は肝腎を固めて安胎に働く。

腎陽虚で妊娠中に下腹痛・性器出血など流産の前兆がある場合や，習慣性流産の予防に，続断・桑寄生・白朮などと用いる。

方剤例 杜仲丸・保産湯

［常用量］ 6〜15g

［使用上の注意］

陰虚火旺には禁忌。

独活（どっかつ）

［別　名］川独活・大活・香独活・九眼独活
［基　原］セリ科のシシウド，ウコギ科のウドの根茎。
［性　味］辛・苦，微温
［帰　経］腎・膀胱・肝
［効　能］祛風化湿・止痛・散寒解表

臨床応用

1．祛風化湿・止痛

独活は辛散・苦燥で祛風化湿し，微温で通経活絡して止痛する。

❶祛風湿・止痛

独活は祛風湿・止痛の効能をもち，とくに下半身の疼痛に有効であり，組織間の水分を除去する作用がある。羌活を配合すると上半身の疼痛にも効果があるので，全身の疼痛には独活・羌活を併用する。

風湿痺・風寒湿痺の関節痛・しびれ・むくみ・重だるい・運動障害などの症候に，羌活・秦艽・細辛・防風などと用いる。風湿による顔面神経麻痺に使用してもよい。

方剤例 羌活勝湿湯・大秦艽湯

腎虚の腰や膝がだるく無力などの症候をともなうときは，さらに牛膝・杜仲・熟地黄などを配合する。

方剤例 独活寄生湯・三痺湯・大防風湯

❷止痛

独活の止痛の効能を利用し，頭痛・歯痛などに用いる。一般に，細辛・白芷・川芎・蔓荊子などを配合する。

>方剤例　清上蠲痛湯

2．散寒解表

独活は辛温で発散化湿に働き，軽度の解表の効能がある。一般には羌活の補助として使用し，風湿表証に用いる。

>方剤例　荊防敗毒散・人参敗毒散・羌活勝湿湯

また，皮膚化膿症の初期段階に発散をつよめ排膿を促進する目的で配合されることもある。

>方剤例　十味敗毒湯

[常用量]　3〜9g

[使用上の注意]

①血虚の頭痛・腎虚の腰痛には適さない。外邪（風湿）の侵襲によるものに用いる。
②陰虚火旺には禁忌。暑熱の時期には慎重に用いる。
③羌活とよく併用するが，羌活は辛温燥烈で発散力がつよく解表にすぐれる。独活は温和で祛風湿にすぐれている。羌活は上半身に，独活は下半身に，それぞれ止痛の効果をあらわす。

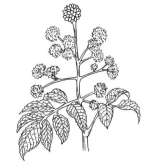

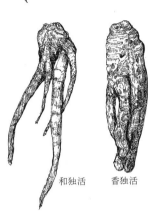

和独活　　香独活

肉蓯蓉（にくじゅよう）

[別　名] 蓯蓉・甜蓯蓉・淡蓯蓉・大蕓・甜大蕓
[基　原] ハマウツボ科のホンオニクの肉質茎。
[性　味] 甘・鹹，温
[帰　経] 腎・大腸
[効　能] 補腎壮陽・潤腸通便

臨床応用

1．補腎壮陽（陰陽双補）

肉蓯蓉は，温性で補陽するとともに滋潤性があって滋陰にも働く。腎陰・腎陽を

同時に補い，補陽に重点がある。単なる補陽薬のような傷陰の弊害がないので，使用しやすい。

腎陽虚・腎陰陽両虚のインポテンツ・早漏・遺精・不妊・四肢の冷え・腰や膝がだるく無力・尺脈が弱などの症候に，熟地黄・菟絲子・山茱萸・枸杞子などと用いる。

> 方剤例　肉蓯蓉丸・菟絲子丸・内補丸・蓯蓉河車丸

肝陽虚のやる気が出ない・疲れやすい・憂うつ・四肢の冷え・舌質が淡白・脈が弱などの症候に，肉蓯蓉の柔肝（滋陰）と補陽の効能を利用し，黄耆・白芍・枸杞子・杜仲などと用いる。

> 方剤例　温陽補肝湯

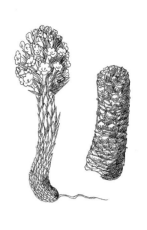

2．潤腸通便

腸燥便秘，すなわち老人・産後・虚弱者などの血虚・津虚にともなう兎糞状便や便秘に，麻子仁・杏仁・柏子仁などと用いる。

> 方剤例　蓯蓉潤腸湯・済川煎

[常用量]　6〜18g

[使用上の注意]

①熱結の便秘・陰虚火旺・泥状〜水様便・種々の下痢などには用いない。
②肉蓯蓉は高価なので，ほぼ同様の効能をもち安価な鎖陽で代用してもよい。

肉豆蔲（にくずく）

[別　名]　肉果・肉叩・煨肉果・ナツメグ
[基　原]　ニクズク科のニクズクの成熟種子から仮種皮，種皮を除いたもの。
[性　味]　辛，温
[帰　経]　脾・胃・大腸
[効　能]　渋腸止瀉・温中理気・止痛

> 備考　黄色に炒し，砕いて使用する。

臨床応用

1．渋腸止瀉

肉豆蔲は温性で収斂性があり，脾陽を温補して止瀉に働くので，気虚・陽虚の慢性下痢に使用される。

脾虚の泥状〜水様便・食欲不振・元気がない・舌質が淡・脈が弱などの症候に，人参・白朮・茯苓・山薬などと用いる。

> 方剤例　健脾丸・真人養臓湯

脾腎陽虚の「五更泄瀉」，すなわち夜明け前の下痢で，四肢の冷え・腰や膝がだるく無力・脈が沈遅無力などの症候を呈するときには，補骨脂・五味子・呉茱萸などと用いる。

> 方剤例　四神丸

2．温中理気・止痛

肉豆蔻は，腹中を温めて胃腸の蠕動を調整し鎮痛に働くので，脾胃虚寒の腹満・腹痛・食欲不振・嘔吐などに，木香・半夏などと用いる。

[常用量] 3〜9g
[使用上の注意]
　陰虚・熱証には禁忌。湿熱の下痢には用いない。

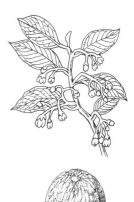

肉桂（にっけい）

桂を参照（71頁）

人参（にんじん）

[別　名] 参・紅参・白参
[品種と修治] 産地の違い・加工の違いにより以下のような区別がある。日本では栽培品の人参と紅参が用いられる。
① 野山人参・野山参・吉林参：中国吉林省の野生品で産出量は少ない。高価で，効能がつよいとされる。

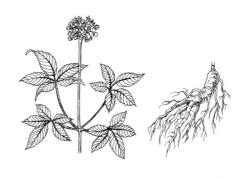

② 朝鮮人参・朝鮮参・高麗参・別直参：元来は朝鮮産の野生品である。現在は，多くは日本の栽培品を輸出し，朝鮮人参として再輸入しているらしい。

③石柱参・紅参：栽培品を蒸して乾燥させたもので，暗紅色を呈する。補気の効能がつよくなるとされている。

④移山参・白糖参：栽培品を氷砂糖につけて白色にしたもの。補気生津に用いる。

⑤生晒参：栽培品を水で晒したもの。移山参とほぼ同様。

⑥参鬚尖・ヒゲ人参：人参の加工時にできるクズ品。補気の効能はよわく，苦寒であるところから清虚熱に用いられるのみである。

[基　原] ウコギ科のオタネニンジンの細根を除いた根。

[性　味] 甘・微苦，微温

[帰　経] 脾・肺・心

[効　能] 大補元気・補脾益肺・生津・安神・昇提

臨床応用

1．大補元気

人参は元気を大補して抵抗力を高めるので，ショックに使用する。

気脱のショックで顔面蒼白・呼吸微弱・脈が微細などを呈するときに用いる。

方剤例　独参湯

亡陽のチアノーゼ・四肢の冷えなど循環不全を来したときには附子・乾姜などと，発汗がつよいときには黄耆・竜骨・牡蛎などと用いる。

方剤例　参附湯・参附竜牡湯・四逆加人参湯

気随血脱（出血性ショック）にも人参を用いるが，急性の止血効果はなく，抵抗力をつめてショックに耐えさせるだけであるから，病状が安定したのちは出血の原因療法を行うべきである。

2．補気

人参は微温で性質が中和であり，脾肺（脾は生化の源・肺は気を主る）の気を補益して全身に対するつよい補気の効能をもち，補気の代表的薬物である。以下のように，さまざまな気虚の病態に使用する。

❶補気健脾

脾気虚の食欲不振（空腹感がない）・摂食量減少・泥状〜水様便・元気がない・疲れやすい・舌質が淡白・脈が軟で無力などの症候に，人参のつよい補気の効能を利用する。ただし，人参は生津の効能をもち，体内に水分停滞を生じやすく，単独で使用すると浮腫を来すことがあるので，必ず白朮・茯苓・蒼朮などの補気・健脾・利水の効能をもつ薬物と配合する必要がある。また，人参そのものは吸収が悪く，脾気虚では胃腸の蠕動がよわく消化吸収も悪いので，理気・通陽の陳皮・生姜・乾姜・枳殻・木香などを加えて蠕動を促進する必要がある。

方剤例　四君子湯・異功散

脾気虚にともなう胃気虚，あるいは痰湿の発生により，悪心・嘔吐・上腹部膨満

感・痞えなどがみられるときは，半夏・生姜・縮砂・藿香などの降気・化湿の薬物を配合する。

> **方剤例** 六君子湯・香砂六君子湯

脾気虚で水様便・頻回の泥状便などがあきらかなときは，茯苓・沢瀉・山薬・蓮子などの止瀉薬を配合する。

> **方剤例** 参苓白朮散・啓脾湯

脾陽虚で冷え・寒がるなどの虚寒をともなうときは，乾姜・附子などを配合して用いる。

> **方剤例** 人参湯（理中湯）・附子人参湯（附子理中湯）

❷補肺益気

肺虚の息ぎれ・動くと呼吸困難・慢性の咳嗽などの症候に，黄耆・五味子・胡桃肉・蛤蚧などと用いる。

> **方剤例** 人参胡桃湯・五味子湯・補肺湯・人参蛤蚧散

❸補心気・安神

心気虚の脈結代・頻脈・動悸・不安感・寝つきが悪いなどの症候に，人参の補心気と安神（精神安定）の効能を利用する。心血虚をともなうときは当帰・竜眼肉・酸棗仁などを，心陰虚をともなうときはさらに熟地黄・阿膠などを配合して用いる。

> **方剤例** 炙甘草湯・帰脾湯・安神定志丸

❹補肝気

人参は肝気を補い，さらに生津の効能により柔肝を補助するので，補肝気に使用される。

肝気虚のやる気が出ない・疲れやすい・憂うつ・胸脇部が脹って苦しい・筋肉のひきつり・しびれ感・舌質が淡白・脈が弱いなどの症候に，柔肝の白芍・当帰などと用いる。

> **方剤例** 益気補肝湯

肝陽虚には，さらに肉蓯蓉・杜仲・巴戟天・附子などを配合する。

> **方剤例** 温陽補肝湯

❺補気昇提

気虚下陥の内臓下垂・子宮脱・脱肛・起立性失調などのアトニー症状に，人参の昇提の効能を利用して脳の興奮性・筋緊張を高める。黄耆とともに用いる方が有効である。

> **方剤例** 補中益気湯・挙元煎・十全大補湯・八珍湯・清暑益気湯

3．補気生津・止渇

人参の主な効能は補気生津で，気津両傷・気陰両虚に最も適している。元気をつけ，体液を滋潤して口渇を止める。

気津両傷・気陰両虚の元気がない・全身倦怠感・口渇・皮膚の乾燥・舌の乾燥・

脈が細で無力などの症候（脱水性ショックがその典型）に，生津の麦門冬・五味子・栝楼根などと用いる。

> **方剤例** 生脈散・消渇飲・加減復脈湯・清暑益気湯・炙甘草湯・麦門冬湯

熱盛傷津で，高熱・多汗・口渇・多飲などを呈するときには，清熱の石膏・知母などと用いる。

> **方剤例** 白虎加人参湯・竹葉石膏湯

4．補遺

人参の効能を利用して，以下のようにも使用する。

❶補気摂血

気虚の慢性・反復性の出血に用いる。長期間服用すると抵抗力をつよめるので，次第に出血を防止することができる。

> **方剤例** 四君子湯・帰脾湯・人参湯（理中湯）・補中益気湯

❷補気生血

血虚に，補血薬の補佐として用いる。「気はよく血を生ず」で，消化吸収機能を促進することが，飲食物や薬物から血を生成するうえで重要である。それゆえ「補血は補気を通じて行う」といわれ，補血剤には補気薬が配合される。

> **方剤例** 八珍湯・十全大補湯・補血湯・人参養栄湯・帰芍六君子湯

❸益気解表

気虚の感冒に，解表薬・止咳薬に配合して用いるが，祛邪の妨げにならないよう少量にとどめる。

> **方剤例** 参蘇飲・再造散・人参敗毒散

［常用量］ 1～9 g

［使用上の注意］

①肝陽上亢・心肝火旺には禁忌。

②気虚をともなわない湿証には禁忌。

③湿熱には禁忌。

④熱証には，気津両傷がみられる場合以外は使用しない。

⑤長期間連用すると，頭痛・不眠・動悸・血圧上昇・浮腫などを来すことがある。

⑥弱火で長時間煎じる必要がある。

⑦高価であるから，一般には党参で代用する。

党参 （とうじん）

［別　名］台参・野台参

［基　原］キキョウ科のヒカゲノツルニンジン，トウジンの根。

[性　味] 甘，平

[帰　経] 脾・肺・心

[効　能] 補気健脾・益肺・生津・昇提・安神

臨床応用

　効能は人参とほぼ同様で，量を2〜3倍用いれば人参の代用となる。中国では繁用され，人参よりも一般的である。気脱・亡陽には効果がよわいので人参を用いる。

[常用量]　9〜15g

[使用上の注意]

　人参と同じ。

南五味子（なんごみし）

五味子を参照（99頁）

南沙参（なんしゃじん）

沙参を参照（133頁）

忍冬藤（にんどうとう）

金銀花を参照（67頁）

野菊花（のぎくか）

菊花を参照（49頁）

貝母（ばいも）

[別　名] 円宝貝

[品　種] 貝母には川貝母と浙貝母の2種があり，区別して使用する必要もある。

①川貝母（川貝・京川貝）：潤肺化痰の効能にすぐれており，陰虚・燥痰に適している。

②浙貝母（浙貝・象貝母・象貝・大貝母・大貝）：清熱化痰・散結の効能にすぐれており，熱痰・瘰癧などに適している。

ただし，両者の効能はほぼ共通しているので，効果の強弱はあるが，いずれを使用してもよい場合が多い。一般に，急性の咳嗽には浙貝母を，慢性の咳嗽には川貝母を用いるのがよいとされている。

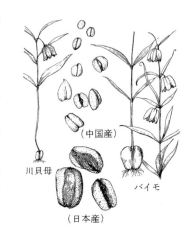

[基　原] ユリ科のアミガサユリの鱗茎。
[性　味] 苦・甘，微寒（川貝母）
　　　　 苦，寒（浙貝母）
[帰　経] 心・肺
[効　能] 潤肺化痰・止咳・清熱散結

臨床応用

1．潤肺化痰・清熱止咳

貝母は苦泄甘潤で微寒であり，肺を滋潤して祛痰し胸中の熱を除く。

肺熱の咳嗽・粘稠な痰あるいは黄痰・胸痛・舌質が紅・舌苔が黄・脈が数などの症候に，黄芩・山梔子・桑白皮・竹筎などと用い，傷津による口渇・多飲・舌の乾燥などをともなうときは麦門冬・沙参・栝楼根などを加える。

　　方剤例　清金化痰湯・清肺湯

燥痰の乾咳・少痰～無痰・口乾などの症候には，沙参・栝楼仁・栝楼根などと用いる。

　　方剤例　桑杏湯・貝母栝楼散・貝母散

肺陰虚の燥痰で，乾咳・白色粘稠の切れにくい痰あるいは少痰～無痰・身体の熱感・ほてり・盗汗・舌苔が少・舌質が紅で乾燥・脈が細数などを呈するときは，麦門冬・天門冬・百合・地黄・知母・牡丹皮などと用いる。

　　方剤例　百合固金湯・養陰清肺湯・月華丸・二母散・滋陰至宝湯

肺虚（気陰両虚）の慢性咳嗽にも，人参・五味子・蛤蚧・款冬花などと用いる。

　　方剤例　人参蛤蚧散・九仙散

このほか，湿熱に対して清熱化湿薬の反佐として配合し，清熱化湿薬の燥性を緩和するとともに化痰を補助することもある。

　　方剤例　甘露消毒丹

2．清熱散結

浙貝母は清熱散結するので，痰核・瘰癧（リンパ節腫）・癭瘤（甲状腺腫）などに，玄参・夏枯草・牡蛎・昆布などと用いる。

> 方剤例　内消瘰癧丸・海藻玉壺湯・玄参牡貝湯

癰疽疔瘡すなわち皮膚化膿症に，蒲公英・連翹などと用いる。

> 方剤例　消癰散結湯

[常用量]　3～9g

[使用上の注意]
　①川貝母は高価であるから，粉末にして1回1～1.5gを服用するのがよい。
　②寒痰・湿痰には使用しない。
　③土貝母という別種があるが，瘡癰のみに用いる。

白芥子（はくがいし）

[別　名] 芥子
[基　原] アブラナ科のシロガラシの成熟種子。
[性　味] 辛，温
[帰　経] 肺
[効　能] 理気祛痰・散結消腫

臨床応用

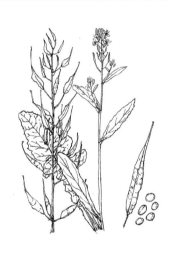

1．理気祛痰

白芥子は，辛温で走散して理気祛痰する。

寒痰・湿痰で咳嗽・呼吸困難・多量のうすい痰・舌苔が膩などを呈するときに，蘇子・莱菔子などと用いる。

> 方剤例　三子養親湯

また，胸水にも甘遂・大戟などと用いる。

> 方剤例　控涎丹

2．散結消腫

白芥子は辛散走竄で，経絡を疏通して散結消腫し，「痰の脇下皮裏膜外にあれば，これにあらざれば除くことあたわず」といわれる。

陰疽，すなわち炎症傾向に乏しい流注膿瘍・寒冷膿瘍・しこり・結節などに，白芥子の辛散温通による循環促進と散結消腫の効能を利用し，熟地黄・鹿角膠・肉桂などと用いる。

方剤例　陽和湯

[常用量]　3～6 g
[使用上の注意]
　①気を消耗し熱勢を助長するので，気虚・陰虚・熱証には禁忌。
　②妊婦には用いない。
　③白芥子は水と接触して硫化水素を放出し，腸管を刺激して下痢をひきおこすことがあるので，過量を用いない。
　④長時間煎じると効力がよわくなる。

麦門冬（ばくもんどう）

[別　名] 麦冬・麦門・寸冬
[基　原] ユリ科のジャノヒゲの塊根。
[性　味] 甘・微苦，微寒
[帰　経] 肺・心・胃
[効　能] 生津・養胃・潤肺止咳・清心除煩・潤腸

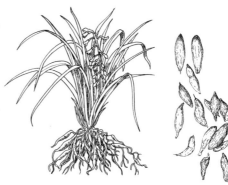

臨床応用

1．生津

麦門冬は甘寒で滋潤性をもち，主として生津に働く。軽度の清熱の効能ももつ。主に心・肺・胃に作用する。

❶清熱生津

麦門冬の生津の効能と軽度の清熱の働きを利用し，熱証の脱水に用いる。

熱盛傷津，すなわち高熱による脱水で，口渇・水分を欲する・皮膚の乾燥・舌質が紅で乾燥・脈が細数などの症候に，清熱生津の玄参・生地黄などと用いる。

　　方剤例　増液湯・五汁飲

増液湯は，熱盛に用いるだけでなく，慢性病の津虚に対する基本方になっている。

熱盛傷津の熱結で便秘・腹痛があり，増液湯だけで排便がみられないときは，大黄・芒硝を配合して泄熱・瀉下する。

　　方剤例　増液承気湯

なお，熱盛傷陰の営分証・血分証にも，生地黄・玄参・犀角・丹参などとともに生津の目的で麦門冬を配合する。

　　方剤例　清宮湯・清営湯

麦門冬（ばくもんどう）　209

❷生津養胃

　麦門冬は胃陰を滋潤する代表的薬物である。

　胃陰虚（津虚）の口渇・多飲・飢餓感・上腹部の灼熱不快感・乾嘔・舌質が紅で裂紋・舌苔が少あるいは剝苔・脈が細数などの症候に，玉竹・栝楼根・沙参などと用いる。

　　　方剤例　益胃湯・養胃湯・沙参麦門冬湯・二冬膏

　肝腎陰虚に胃陰虚をともない，口乾（水分は欲しない）・乾嘔・上腹部不快感・胸やけ・腰や膝に力がない。舌質が深紅で無苔（鏡面舌）・脈が細数などがみられるときは，川楝子・地黄・枸杞子・当帰などと用いる。

　　　方剤例　一貫煎

❸潤肺止咳

　麦門冬は肺陰を滋潤し，鎮咳するとともに痰を溶解して喀出しやすくするので，肺陰虚に対する代表的薬物になっている。

　肺陰虚（津虚）の乾咳・少痰～無痰あるいは切れにくい白色粘痰・口渇・咽の乾燥・舌質が紅で乾燥・舌苔が剝・脈が細数などの症候に，沙参・玉竹・栝楼根・貝母などと用いる。熱証がつよいときには石膏・知母などを加える。

　　　方剤例　沙参麦門冬湯・竹葉石膏湯・清燥救肺湯・二冬膏

　肺腎陰虚の乾咳・少痰あるいは切れにくい粘痰あるいは血痰・口乾・腰や膝がだるく無力・盗汗・手足のほてり・午後の熱感・舌質が紅で乾燥・無苔あるいは少苔・脈が細数などの症候には，熟地黄・生地黄・天門冬・百合・貝母などと用いる。

　　　方剤例　養陰清肺湯・百合固金湯

❹清心除煩

　麦門冬は津液を補い，さらに心火を清して焦躁・不安をしずめる清心除煩の効能があるので，心陰虚にも使用される。

　心陰虚の焦躁感・不安感・眠りが浅い・すぐに目が覚める・多夢・舌質が紅で乾燥・舌苔が少・脈が細数などの症候に，酸棗仁・柏子仁・丹参・遠志・茯苓などと用いる。

　　　方剤例　養心湯・天王補心丹

　なお，営分証・血分証にも麦門冬の清心除煩を目的として，清営湯・清宮湯などに配合されている。

２．補遺

　麦門冬の生津・潤燥の効能を以下のように使用する。

❶補気生津

　補気薬に配合して，気津両虚（気陰両虚）を改善する。

　気津両傷で，傷津とともに元気がない・疲れやすい・無力感・脈は弱あるいは濡などの気虚の症候をともなうときは，補気生津の人参・炙甘草や，生津の五味子と

は

ともに用いる。

> **方剤例** 生脈散・清暑益気湯・加減復脈湯

生脈散は気津両傷の基本方であり，亡陰（脱水性ショック）にも用いられ，慢性疾患にみられる気津両傷にも基本として配合される。

肺・胃の気陰両虚で，肺陰虚・胃陰虚の症候とともに疲れやすい・元気がない・食欲不振・脈が弱などの気虚の症候がみられるときは，補気生津の人参・炙甘草や降逆の半夏・竹茹などと用いる。

> **方剤例** 麦門冬湯

❷潤腸通便

麦門冬は腸内を滋潤して糞便を軟化し，通便に働くので，腸燥便秘に生地黄・玄参などと用いる。

> **方剤例** 増液湯・増液承気湯

［常用量］6〜18g

［使用上の注意］

①潤腸通便に働くので，脾虚の泥状〜水様便には用いない。

②湿証には禁忌である。ただし，湿熱で陰虚をともなうときには使用することがある。

③玄参と生津・潤腸の効能が似るが，玄参は清熱の効能がつよく潤肺止咳には働かない。

④天門冬と潤肺止咳の効能が似るが，天門冬は大寒で膩であり，滋腎にも働く。また，天門冬は苦寒で胃を障害するので胃陰虚にはあまり用いず，麦門冬のように清心除煩の効能をもたない。

⑤麦門冬心（胚芽）は，胸部不快感を生じるので，除去して使用する方がよい。

薄荷（はっか）

［別　名］薄荷葉・蘇薄荷

［基　原］シソ科のハッカの地上部あるいは葉。

［性　味］辛，涼

［帰　経］肺・肝

［効　能］疏散風熱・清利咽喉・明目・透疹止痒・解鬱

臨床応用

1．疏散風熱

薄荷は芳烈の気を有し軽清辛涼で発汗・解熱に働き，咽痛を止め（清利咽喉），

目の充血を消退させ（明目），鎮痛に作用するので，風熱の表証や目の充血に用いられる。

　表熱（風熱表証）の軽度の悪寒あるいは熱感・発熱・頭痛・目の充血・咽痛・脈が浮数などの症候に，桑葉・菊花・牛蒡子・荊芥・連翹・金銀花などと用いる。

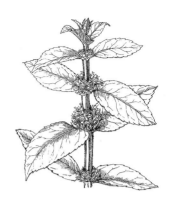

　　　方剤例　銀翹散・桑菊飲・加減葳蕤湯・薄荷湯

　湿温の初期で，発熱・頭重・身体がだるい・胸や腹が脹って苦しい・下痢・尿が濃い・舌苔が膩・脈が滑数などを呈するときは，藿香・白豆蔲・連翹・滑石などと用いる。

　　　方剤例　甘露消毒丹

　暑熱による発熱・熱感・口渇・尿が濃いなどの症候にも，滑石・生甘草・石膏などと用いる。

　　　方剤例　鶏蘇散

　なお，薄荷の発汗・止痛の効能を利用し，風寒表証で無汗のものに補助的に用いることもある。

　　　方剤例　川芎茶調散

２．清利咽喉

　薄荷は上焦の風熱を涼散して咽痛を止める。

　風熱による咽喉の発赤・腫脹・疼痛に，牛蒡子・生甘草などと用いる。

　　　方剤例　牛蒡湯・銀翹散

　なお，白喉（ジフテリア）にも玄参・生甘草・牡丹皮・貝母などと用いる。

３．透疹止痒

　薄荷は発散作用をもち，止痒・止痛に働く。

　麻疹の透発が不十分なときに，葛根・蝉退・牛蒡子などと用いる。

　　　方剤例　竹葉柳蒡湯

　また，皮膚化膿症に清熱薬の補助として用いられる。

　なお，風湿の皮疹でかゆみがつよいときにも，蝉退・白僵蚕・防風などと用いる。

４．解鬱

　薄荷は芳香により気鬱を理し，「抗うつ」の作用があるので，肝気鬱結に対し柴胡・白芍などの補助として用いられる。

　　　方剤例　逍遙散・加味逍遙散・滋陰至宝湯

［常用量］　２～６ｇ

［使用上の注意］

①精油を含むので長時間煎じてはならない（後下する）。
②発汗作用がかなりつよいので，陰虚火旺・気虚などには用いない。
③乳汁分泌を抑制するので，授乳中の婦人には用いない。
④効能は牛蒡子と似るが，牛蒡子は清熱解毒にすぐれ，薄荷は発汗解表にすぐれている。風熱にはよく両者を併用する。

半夏（はんげ）

[別　名] 老鵶頭・麻芋果

[修　治] 半夏は毒性・刺激性があるので，一般に修治して用いる。以下のような区別がある。

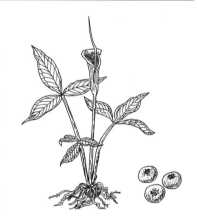

①生半夏：生で用いる。有毒。主として外用するが，煎剤にする場合は生姜と同煎する。
②姜半夏・製半夏・法半夏（姜夏・製夏・法夏）：生姜汁・明礬・石灰水・多種の薬物などにつけて干したもので，それぞれ修治法が異なる。毒性が少ない。一般にこれを半夏として用いる。
③清半夏：明礬水につけて水でさらし蒸したもの。辛燥の性味が減り，効能が緩やかである。寒湿の程度が軽いもの・気虚に適する。
④半夏麹（半夏曲）：生半夏の粉末と小麦粉を発酵させ塊状にしたもの。化痰止咳に用いる。

[基　原] サトイモ科のカラスビシャクの周皮を除いた塊茎。

[性　味] 辛，温。有毒

[帰　経] 脾・胃

[効　能] 降逆止嘔・燥湿化痰

臨床応用

1．降逆止嘔

　半夏は辛温で行散し降逆の効能をもち，悪心・嘔吐を抑制（中枢性・末梢性）し，蠕動を正常化して痞えをとり（消痞），上部消化管内の水分を吸収して除く（燥湿）ので，悪心・嘔吐・痞えや湿盛に最もよく用いられる。半夏に生姜を配合すると，半夏の刺激性が減り生姜の止嘔と理気の効能が付加されるので，さらに有

効である（生姜を加えないときは姜半夏を用いる）。

この効能を利用し，以下のように使用する。

❶和胃降逆

半夏の胃気降逆の効能を利用し，胃気逆による悪心・嘔吐・痞えに用いる。

湿困による胃気逆の悪心・嘔吐・口がねばる・胸苦しい・腹が脹る・舌苔が膩・脈が滑などの症候に，半夏・生姜を主とし藿香・縮砂・陳皮などを配合して用いる。腹満がつよければ枳実・枳殻・厚朴などの理気薬を，水様物の嘔吐・下痢など湿証がつよければ茯苓・蒼朮などを，冷え・疼痛がみられれば生姜・乾姜・呉茱萸などを加える。

> **方剤例** 小半夏湯・小半夏加茯苓湯・半夏厚朴湯・二陳湯

半夏は温・燥の性質をもつので，以上に述べた湿・寒の状況に適するが，さらに以下のような熱証にも補助的に用いられる。

湿熱による胃気逆の悪心・嘔吐・呑酸・胸やけ・口がねばり苦い・舌質がやや紅・舌苔が黄膩・脈が滑数などの症候に，竹筎・黄連・山梔子などの清熱薬と用いる。

> **方剤例** 温胆湯・黄連温胆湯・竹筎温胆湯・連朴飲

寒熱互結の脾胃不和で，上腹部の痞え・悪心・嘔吐・腹鳴・下痢がみられるときは，黄連・黄芩と乾姜・桂枝などにより寒熱を調和し，悪心・嘔吐・痞えをとるために半夏を配合する。

> **方剤例** 半夏瀉心湯・生姜瀉心湯・甘草瀉心湯・黄連湯

なお，半表半裏証の往来寒熱・悪心などの症候にも，柴胡・黄芩を主体に半夏を配合する。

> **方剤例** 小柴胡湯・大柴胡湯・柴胡桂枝湯

❷補胃気

胃は「通降をもって補となす」で，通降させることが胃気を補うことにつながる。半夏の降逆の効能を利用し，補胃気に用いる。

胃気虚・胃陽虚の悪心・嘔吐・食欲不振（食べられない）・舌質が淡・脈が弱などの症候には，半夏・生姜を主体にし，人参・炙甘草・大棗・乾姜・呉茱萸などを配合して用いる。

> **方剤例** 小半夏湯・旋覆花代赭石湯・乾姜人参半夏丸・茱萸丸

脾胃気虚・陽虚あるいは脾胃湿困（脾虚生湿）には，人参・白朮・茯苓・炙甘草・山薬などを主体にし，半夏・生姜などを補助的に配合する。

> **方剤例** 六君子湯・香砂六君子湯

２．燥湿化痰・止咳

半夏はつよい止咳（中枢性の鎮咳）の効能をもち，喀痰の生成を抑制し（化痰），湿を除去するので，湿痰の咳嗽・多痰によく用いられる。

湿痰の咳嗽で，痰が多い・胸苦しい・身体が重だるい・舌苔が膩・脈が滑などの

症候がみられるときに，陳皮・生姜・紫蘇子・杏仁・桔梗などの化痰・化湿薬と用いる。寒湿のうすい痰・冷え・寒がるなどの症候をともなうときは，細辛・乾姜・肉桂・当帰などの散寒薬を配合する。

> 方剤例　二陳湯・半夏厚朴湯・小青竜湯・苓甘姜味辛夏仁湯・苓甘五味姜辛湯・蘇子降気湯・射干麻黄湯

脾虚生痰による咳嗽・多痰には，人参・白朮・茯苓・炙甘草などの補気薬を主体とし，半夏を補助的に加える。

> 方剤例　六君子湯

３．補遺

半夏の効能を利用して，以下のさまざまな状況にも使用する。

❶理気解鬱・化痰散結

半夏は，理気解鬱の効能により「抗うつ」や自律神経機能調整に働き，痰を消散させるので，痰気鬱結によく用いる。

痰気鬱結（梅核気），すなわち七情鬱結（精神的ストレス）によって咽の梗塞感（飲んでも吐いてもとれない）が生じた場合に，厚朴・柴胡・香附子などと用いる。

> 方剤例　半夏厚朴湯・四七湯・紫蘇散

❷燥湿・理気

湿温の初期で，頭痛・軽度の悪寒・発熱・身体が重だるい・胸苦しい・舌苔が膩・脈が軟数などの症候がみられるときに，杏仁・白豆蔲・薏苡仁・滑石などと用い，燥湿を補助する。

このほか，食滞による腹満（　方剤例　保和丸）や，痰湿による四肢のしびれ・痛み・むくみなど（　方剤例　二朮湯・指迷茯苓丸），あるいは陽虚の便秘（　方剤例　半硫丸）などに応用する。

理気・燥湿薬として多くの方剤に配合されている。

❸止咳

半夏は温・燥であるから上に述べた湿・寒の状態に適するが，止咳の効能を利用して以下のように用いられる。

風寒による咳嗽に，麻黄・桂枝・紫蘇などと用いる。

熱痰の咳嗽・胸痛・咽痛・黄痰・舌苔が黄膩などの症候に，栝楼仁・黄連などの清熱薬の補助として用い，止咳・化痰する。

> 方剤例　小陥胸湯・柴陥湯・越婢加半夏湯

なお，肺陰虚の乾咳・少痰～無痰・舌質が紅・少苔・脈が細数などの症候や，熱病の回復期の肺陰虚にも，麦門冬・人参・石膏などの大量の生津・清熱薬とともに用いることがある。この配合によって半夏の温燥の性質を抑制して止咳の効能を利用するが，一般には貝母を用いる方がよい。

> 方剤例　麦門冬湯・竹葉石膏湯

❹熄風化痰・止嘔

痰濁 上 擾 の悪心・嘔吐・回転性眩暈などの症候に，茯苓・白朮・天麻などと用いる。

> **方剤例** 半夏白朮天麻湯

❺反佐

胃陰虚の乾嘔には，温燥の降逆薬は禁忌であるが，反佐として用いることがある。

胃陰虚の乾嘔・上腹部不快感・口渇・舌質が紅・舌苔が少・脈が細数などの症候に，麦門冬・石斛・人参などの大量の生津薬に配合し，半夏の温燥の性味を抑制して降逆止嘔・理気の効能のみを利用する。

> **方剤例** 麦門冬湯

一般には竹筎などを使用する方がよい。

[常用量] 6〜15g

[使用上の注意]

①製半夏（姜半夏・法半夏）として，あるいは生姜と用いるべきである。

②原則として熱証や陰虚には用いない。使用するときは十分な配慮が必要である。胃陰虚の嘔吐には竹筎を，肺陰虚の咳嗽には貝母を用いる方がよい。

③半夏の中毒により，舌や咽のしびれ・灼熱痛・よだれ・嗄声がおき，甚だしければ呼吸困難・窒息を生じることがある。生姜で解毒するとよい。

番紅花（ばんこうか）

紅花を参照（85頁）

番瀉葉（ばんしゃよう）

[別　名] 瀉葉・センナ

[基　原] マメ科のチンネベリセンナ，アレキサンドリアセンナの葉。

[性　味] 甘・苦，大寒

[帰　経] 大腸

[効　能] 瀉熱通便・行水消腫

臨床応用

1．瀉熱通便

番瀉葉は潤滑で寒性であり，大腸に作用して積熱を瀉し潤腸して排便を促す。

熱秘,すなわち身体の熱感・口渇・舌質が紅・舌苔が黄・脈が数などの熱証をともなう便秘に用いる。つよい刺激性があり,腸蠕動をつよめて服用後に数回のうすい下痢が生じる。

大黄より瀉下作用がつよく1〜1.5gで5〜6時間のちに効果をあらわすが,腹痛・嘔吐などの副作用もつよいので,木香・藿香などを配合した方がよい。

習慣性便秘にも服用してよいが,量を少なくし,連続的に用いないようにすべきである。

２．行水消腫

腹部膨満・腹水などにも有効で,甘遂に似た作用を示し安全でもある。

[常用量] 1.5〜5g

[使用上の注意]

①長時間煎じると効果がなくなるので,煎剤には後から入れる（後下）。ふり出しにしてもよい。

②妊婦・月経期・産後の授乳期には禁忌。虚弱者にも使用しない。痔核がある場合にも悪化させる恐れがある。

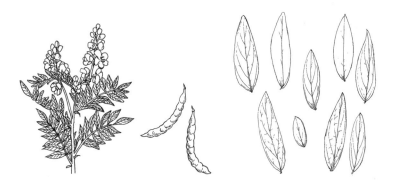

百合（びゃくごう）

[別　　名] 野百合・南百合・川百合・甜百合
[基　　原] ユリ科のオニユリ,ハカタユリ,ヤマユリなどユリ属植物の鱗茎の鱗片。
[性　　味] 甘・微苦,微寒
[帰　　経] 心・肺
[効　　能] 潤肺止咳・清心安神

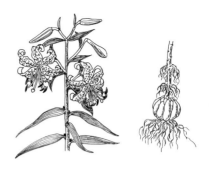

[臨床応用]

1．潤肺止咳（滋陰生津）

百合は滑潤で，肺陰を滋潤し生津に働いて気道を潤し，さらに軽度の清熱の効能（消炎作用）をもち，止咳する。それゆえ，肺燥や肺熱の咳嗽・乾咳に用いるが，肺陰虚の乾咳に最も適している。

肺陰虚の乾咳・無痰～少痰・喀血あるいは痰に血が混じる・咽の乾燥などの症候に，生地黄・麦門冬・沙参・貝母などと用いる。

方剤例 百合固金湯・百合片

2．清心安神

百合は心陰を滋潤して安神（精神安定）に働くので，心陰虚に適する。さらに軽度の清熱（消炎）の効能をもつ。

心陰虚・火旺で，焦躁感・睡眠が浅い・よく目が覚める・多夢・頭がボーッとする・動悸などの症候を呈するときに，知母・生地黄・蓮子・竹葉などと用いる。熱病の回復期で余熱が残っているとき，内傷七情で心陰が消耗した場合などに適する。『金匱要略』で百合病と呼ばれる状態である。

方剤例 百合知母湯・百合地黄湯

3．補遺

百合は滋陰生津にも働くので，胃陰虚の口渇・上腹部不快感・飢餓感などに補助的に用いてもよい。

[常用量] 9～30g

[使用上の注意]

風寒の咳嗽や痰湿には用いない。

白芷（びゃくし）

[別　名] 香白芷・杭白芷
[基　原] セリ科のヨロイグサの根。
[性　味] 辛，温
[帰　経] 肺・胃・大腸
[効　能] 散寒解表・祛風止痛・排膿・祛風湿・燥湿止帯・通鼻

臨床応用

1．散寒解表

　白芷は辛温で芳香を有し，辛味で祛風解表し温性で散寒化湿し，芳香で通竅して鼻閉を改善し，さらに止痛に働くので，風寒湿の表証で前額部痛・鼻閉がつよい場合に適する。

　表寒・表湿（風寒・風寒湿の表証）の悪寒・発熱・頭痛・身体痛・鼻閉・脈が浮などの症候に，羌活・防風・細辛・荊芥などと用いる。

　方剤例　九味羌活湯・川芎茶調散

　表熱に対しても，眉稜骨痛・前額部痛がつよい場合には，柴胡・黄芩などと用いる。

　方剤例　駆風上清散

2．祛風止痛

　白芷は発散と鎮痛に働くので，以下のように使用される。

❶止痛

　白芷は陽明経に対する止痛効果があるので，頭痛・眉稜骨痛・歯痛・胃痛などに，単独であるいは他薬とともに用いる。

❷祛風湿・止痛

　白芷は発散・化湿・止痛・散寒の効能により痺痛を改善する。

　風寒湿痺の関節痛・しびれ・むくみ・運動障害などに，防風・羌活・細辛・川芎などと用いる。

　方剤例　疎経活血湯・九味羌活湯

3．排膿

　白芷は発散の効能により排膿する。

❶排膿消腫

　癰疽 疔 瘡すなわち皮膚化膿症に用いると，排膿を促進するので，金銀花・連翹・黄芩・黄連・山梔子・柴胡などに補助的に配合する。

　方剤例　仙方活命飲・清上防風湯・荊芥連翹湯

❷排膿・通鼻・止痛

　白芷の鼻閉を改善する効果（通鼻）と鎮痛作用を利用する。

　鼻淵，すなわち副鼻腔炎の前額部痛・鼻閉・膿様鼻汁などに，辛夷・蒼耳子などと用いる。

　方剤例　辛夷散・蒼耳散

4．燥湿止帯

白芷は寒湿を除いて帯下を止める。

寒湿の白色帯下には白朮・茯苓・烏賊骨・芡実などを，湿熱の黄色帯下には黄柏・椿根皮などと用いる。

5．補遺

白芷の祛風化湿・止痒の効能を利用して，湿疹や目のかゆみ・流涙などにも使用する。

［常用量］3〜9 g

［使用上の注意］

①湿燥昇散の性質がつよく陰血を消耗するので，陰虚火旺・血虚頭痛には禁忌である。

②化膿症で潰破したのちは，少量にとどめる。

白芍 （びゃくしゃく）

芍薬を参照（127 頁）

白朮 （びゃくじゅつ）

朮を参照（137 頁）

白豆蔲 （びゃくずく）

［別　名］白蔲仁・白仁蔲・白叩仁・紫豆蔲
［基　原］ショウガ科のビャクズク属植物の成熟果実。
［性　味］辛，温
［帰　経］肺・脾・胃
［効　能］理気止痛・化湿消痞・温胃止嘔

臨床応用

1．理気止痛

白豆蔲は温通に働き，胃腸の蠕動を調整して気滞（蠕動の停滞）による腹痛・腹満を解消させる。

脾胃気滞の胸や腹が脹って苦しい・遊走性の腹痛・悪心・排便がスムーズでないなどの症状に，厚朴・木香などと用いる。

2．化湿消痞

白豆蔲は芳香性で発散に働き，胃腸の蠕動を調整（理気）して水分の吸収をつよめて上・中焦の湿を除くので，湿証に使用される。また，温性がつよくないので，熱証を呈する場合にも使用でき，湿温にもよく用いられる。

湿困脾胃の悪心・嘔吐・腹満・腹痛・舌苔が膩・脈が滑などの症候に，蒼朮・半夏・陳皮などと用いる。

湿温の初期で，頭痛・発熱・身体が重い・胸苦しい・尿量が少ない・悪心・舌苔が膩・脈が浮滑などの症候がみられるときに，薏苡仁・滑石・通草などと用いる。熱感・舌苔が黄膩・脈が滑数などの熱証があきらかなときは，さらに黄芩・連翹・竹葉などを加える。

　　方剤例　三仁湯・薏苡竹葉散・藿朴夏苓湯

3．温胃止嘔

白豆蔲は温中止嘔に働き，胃中を暖めて悪心・嘔吐を止める。

胃寒の悪心・嘔吐・上腹部の冷えと痛み・舌苔が白滑などの症候に，藿香・生姜・半夏などと用いる。

　　方剤例　白豆蔲湯

［常用量］散剤では1.5〜3 g，湯剤では3〜6 g。

［使用上の注意］
　①精油を含むので長時間煎じると効果がなくなる（後下する）。散剤として用いる方が有効である。
　②気虚・胃熱には用いない。
　③草豆蔲とほぼ同様の効能をもつが，草豆蔲は温中・健脾・燥湿の効能がつよく，白豆蔲は理気にすぐれている。
　④縮砂とも効能が似るが，縮砂の方が温燥の性質がつよい。

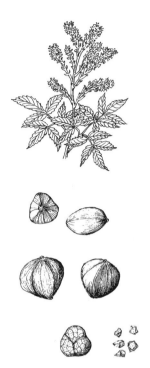

草豆蔲（そうずく）

[別　名] 草蔲仁・草蔲・草叩仁・豆蔲
[基　原] ショウガ科のハナミョウガ属植物の成熟種子。
[性　味] 辛，温
[帰　経] 脾・胃
[効　能] 健脾燥湿・温胃止嘔

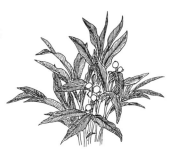

臨床応用

1．健脾燥湿

草豆蔲は，胃腸の蠕動を促進して吸収をつよめ（健脾燥湿），温性であるところから，寒湿によく用いられる。

脾胃の寒湿で，悪心・嘔吐・腹痛・泥状〜水様便・食欲不振・冷え・舌苔が白膩・脈が沈遅などの症候を呈するときに，乾姜・茯苓・木香などと用いる。

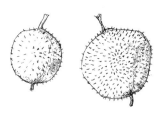

　方剤例　厚朴温中湯・実脾飲

2．温胃止嘔

草豆蔲は胃中を暖め嘔吐を止めるので，胃寒によく使用する。

胃寒の悪心・嘔吐・上腹部痛・舌苔が白滑・脈が遅などの症候に，良姜・呉茱萸・香附子・生姜・半夏などと用いる。

　方剤例　草豆蔲飲・丁香茱萸湯

[常用量] 3〜6 g
[使用上の注意]
　①熱証には用いない。
　②縮砂と効能が似るが，縮砂は止瀉・安胎にも働く。
　③白豆蔲よりも温性がつよい。

百部（びゃくぶ）

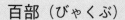

[別　名] 百部根・嗽薬・百条根

[基　原] ビャクブ科のツルビャクブ，タチビャクブ，タマビャクブの肥大根。
[性　味] 甘・苦，微温
[帰　経] 肺
[効　能] 潤肺止咳・殺虫

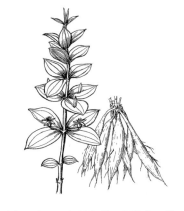

臨床応用

1．潤肺止咳

百部は甘潤・苦降し潤性であるが膩でなく，止咳の効能がつよいので，すべての咳嗽に用いて有効である。ただし，一般に咳嗽は気道内の喀痰を除く生理的な防御反射であるから，咳を止めることが必ずしも治療に結びつかないので，咳なら止咳という短絡は避けるべきである。それゆえ，激しい咳や慢性の咳を目標に用いるとよい。

風寒による咳嗽には，荊芥・桔梗・紫菀・款冬花などと用いる。

　　方剤例　止嗽散・百部散

肺陰虚の乾咳・少痰あるいは粘痰・時に血痰などの症候には，麦門冬・沙参・天門冬などと用いる。腎陰虚をともなうときには，さらに熟地黄・生地黄・鼈甲などを加える。

　　方剤例　月華丸・百部湯・百部清金湯

慢性の咳嗽には，紫菀・款冬花と用いる。

　　方剤例　紫菀百花散

小児の百日咳の痙咳期に，紫菀・五味子・貝母・沙参などと用いると有効である。百部単味のシロップも効果がある。

　　方剤例　百部煎・百日咳飲

2．殺虫

百部のアルコール滲出液・煎液などを外用すると，シラミの駆除になる。

煎剤・粉末の内服や注腸は，蟯虫・回虫の駆除に作用する。

[常用量]　6〜18g

[使用上の注意]
　①新旧・寒熱を問わずすべての咳嗽に用いてよいが，慢性咳嗽に適する。呼吸中枢の興奮性抑制に働くとされ，痰の多いものには注意して用いる。
　②結核性の咳嗽に適し，抗結核にも作用する。
　③脾虚の泥状〜水様便には用いない。

枇杷葉（びわよう）

[別　名] 広杷葉
[基　原] バラ科のビワの葉。
[性　味] 苦, 平（偏涼）
[帰　経] 肺・胃
[効　能] 化痰止咳・降逆止嘔

> 備考　生用では止嘔に働き, 姜汁で炙すとさらに止嘔の効能がつよまる。蜜炙すると潤肺止咳に働く。

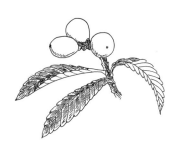

臨床応用

1. 化痰止咳

枇杷葉は, 性は善降で清粛肺気により止咳化痰する。咳嗽を止め痰を除くが, 性質が平で「偏涼」であり, 軽度の清熱（消炎）の効果をもち, またある程度の「潤燥」の効能があって気道を潤して痰の喀出を容易にするので, 一般には熱咳・燥咳に使用される。

肺熱の咳嗽・黄痰～粘痰・咽痛・胸痛・舌苔が黄・脈が数などの症候に, 黄連・山梔子・桑白皮などと用いる。

　　方剤例　枇杷清肺飲

肺熱で, 乾咳・少痰～無痰あるいは粘稠な痰・喀血などの肺陰虚の症候をともなうときは, さらに麦門冬・沙参・生地黄・阿膠・白芨などの滋陰・止血の薬物を配合する。

　　方剤例　清燥救肺湯・白芨枇杷丸

2. 降逆止嘔

枇杷葉は, 胃気を下降させて悪心・嘔吐などをしずめるので, 胃気逆に使用される。偏涼であるところから, 胃熱に適する。

胃気逆の悪心・嘔吐に, 半夏・茯苓などと用いる。

　　方剤例　枇杷飲

胃熱の悪心・嘔吐・口臭・吃逆・呑酸・胸やけ・上腹部不快感・舌質が紅・舌苔が黄などの症候に, 黄連・黄芩・竹筎などと用いる。

　　方剤例　加味黄連蘇葉湯・杷葉止嘔湯

3. 補遺

枇杷葉の降逆の効能を利用し, 腎陰虚・火旺による胃熱で, 悪心・歯齦腫脹や膿漏・口内炎・咽痛がみられるときにも, 地黄・天門冬・麦門冬・石斛などと用いる。

方剤例　甘露飲
[常用量] 6～15g
[使用上の注意]
　①葉の裏面の絨毛が喉を刺激するので，取り除いて使用する必要がある。
　②肺寒の咳嗽・胃寒の嘔吐には使用してはならない。

檳榔子（びんろうじ）

[別　名] 檳榔・花檳榔・鶏心檳榔・
　　　　 尖檳・大腹子
[基　原] ヤシ科のビンロウの成熟種
　　　　 子。
[性　味] 辛・苦，温
[帰　経] 胃・大腸。
[効　能] 理気消積・利水消腫・殺虫

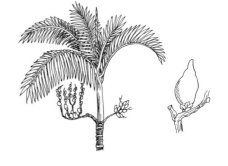

臨床応用

1．理気消積

　檳榔子はつよい理気の効能をもち「破気」に働き，胃腸の蠕動をつよめて胃腸内の停滞を除く（消積）。古人は「性鉄石のごときを降す」とも述べており，降気にも働く。
　気滞全般に使用し，胸腹の膨満感には枳殻・蘇梗・藿香梗・厚朴などと，胃気逆の噯気・悪心・嘔吐には代赭石・旋覆花・紫蘇子・半夏・竹筎などと，腸気滞の腹満・便秘・腹痛には木香・大黄・厚朴などと用いる。
　　　方剤例　九味檳榔湯・寛中八宝散・木香檳榔丸
　大腸湿熱の悪臭のある下痢・腹痛・テネスムスなどの症候に，大黄・黄連・黄芩・木香などと用いる。
　　　方剤例　芍薬湯・木香檳榔丸
　このほか，痃癖・癥瘕といわれる腹腔内の硬い腫瘤に，牡蛎・三棱・莪朮・鼈甲などと用いる。

2．利水消腫

　檳榔子には軽度の逐水の効能があり，下痢と利尿によって浮腫・水腫を改善する。

湿脚気，すなわち下肢の浮腫・運動障害・しびれなどの症候に，呉茱黄・木瓜・茯苓・防已などと用いる。

> 方剤例　九味檳榔湯・鶏鳴散

水腫（胸水・腹水・浮腫など）には，牽牛子・芫花・大戟・大黄などと用いる。

> 方剤例　舟車丸

脾腎陽虚の浮腫・口渇がない・水様便・冷え・舌苔が白滑・脈が沈遅などの症候には，附子・乾姜・白朮・茯苓などの補助として用いる。

> 方剤例　実脾飲

3．殺虫

檳榔子は多種の腸内寄生虫に殺虫効果をもつので，条虫・回虫・蟯虫などに，単独であるいは南瓜子・烏梅・使君子などと用いる。

> 方剤例　駆蛔湯

4．補遺

檳榔子は「截瘧(さいぎゃく)」にも働くので，瘧に用いられる。

湿熱による瘧疾（悪寒・発熱と熱感・解熱の発作をくり返す疾患の総称）で，不定期の瘧発作・胸苦しい・口が乾く・口が苦い・舌苔が白厚～厚膩などがみられるときに，草果・常山・柴胡・青皮・黄芩・知母などと用いる。

> 方剤例　達原飲・截瘧七宝飲

［常用量］3～9g

［使用上の注意］

①気虚・陽虚の泥状～水様便には用いない。ただし，同時に浮腫がみられる場合には，利水消腫の目的で補助的に用いることがある（例えば実脾飲）。

②砕いて用いる。新しいものを使用する方が効果がある。

③大腹皮（檳榔の果実の皮）と効能が似る。檳榔子の方が理気・破気の効能がつよくて瀉下に働くが。大腹皮は止瀉に働く。

茯苓（ぶくりょう）

［別　名］苓・茯菟

［薬　用］茯苓の使用部位・種類などによって，以下の区別がある。

①伏苓・白茯苓：茯苓菌の菌核で白色のもの。

②赤茯苓：菌核で赤色のもの。

③茯神：菌核のうち松の根の周辺のもの。

④茯苓皮：茯苓の皮部（別項で述べる）。

赤茯苓は補益性がよわく清熱利水の効能がつよく，茯神は安神の効能がつよ

く，茯苓皮は利水の効能のみがあるとされ，区別して使用されたが，現在では茯苓皮と茯苓のみを区別して用いることが多い。

[基　原] サルノコシカケ科のマツホドの菌核。
[性　味] 甘・淡，平
[帰　経] 心・肺・脾・胃・腎
[効　能] 利水滲湿・健脾・安神

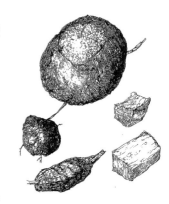

臨床応用

1．利水滲湿

茯苓は「淡滲利水」の代表薬で，消化管内や組織間の水分を血中にひきこんで除去し尿量を増すので，浮腫・腹水・下痢・尿量減少を改善する。平性であるところから，寒・熱に関係なく広く用いられる。

水腫・水湿（浮腫・むくみ・腹水）・水湿の下痢には，猪苓・沢瀉などを配合し，さらに通陽の桂枝などを補助的に加える。

　　方剤例　四苓散・五苓散

湿困脾胃の悪心・嘔吐・下痢には，半夏・生姜・厚朴・蒼朮などと用いる。

　　方剤例　胃苓湯・小半夏加茯苓湯・半夏厚朴湯

寒湿で冷え・むくみ・腰痛・下痢などがみられるときは，乾姜・附子・当帰・川芎などに配合する。

　　方剤例　苓姜朮甘湯・五積散・当帰芍薬散

湿熱や水熱互結のむくみ・下痢・尿量減少・排尿痛などには，滑石・沢瀉・茵蔯蒿・黄芩などと用いる。

　　方剤例　猪苓湯・五淋散・茵蔯五苓散

湿温の頭重・身体が重だるい・頭痛・悪風・悪心・嘔吐・下痢などには，藿香・厚朴・杏仁などと用いる。

　　方剤例　藿朴夏苓湯・薏苡竹葉散

2．健脾

茯苓は「性質は和平，補して峻ならず，利して猛ならず，補正して祛邪する」という特徴がある。健脾の効能をもち，脾の運化をつよめ消化吸収を促進し，かつ利水の効能により消化管内の水分を除くので，脾虚にともなう水分停滞に必ず用いられる。「正虚（脾虚）邪盛（湿盛）に不可欠」といわれている。

❶健脾利水

脾気虚の食欲不振・味がない・泥状〜水様便には，人参・黄耆・白朮・炙甘草などに配合して用いる。

方剤例　四君子湯・六君子湯・参苓白朮散・啓脾湯

脾腎陽虚の浮腫・下痢には，附子・乾姜・肉桂などと用いる。

　　方剤例　真武湯・実脾飲

❷利水化飲

脾気虚を基礎に発生する飲（消化管内の水分停滞）には，必ず用いる。

胃内の溜飲には，健脾利水の白朮・蒼朮および理気の枳実などを配合して用いる。

　　方剤例　茯苓飲

寒飲には，桂枝・白朮・炙甘草などを配合して用いる。

　　方剤例　苓桂朮甘湯・苓甘姜味辛夏仁湯

3．安神

茯苓は脾を補うことを通じて安神に働く。

動悸・不安感・驚きやすい・不眠などに，茯苓の安神（精神安定）の効能を利用する。竜骨・牡蛎・酸棗仁・大棗などと用いる。

　　方剤例　苓桂朮甘湯・苓桂甘棗湯・養心湯・帰脾湯・人参養栄湯・清心蓮子飲

4．補遺

茯苓は，効能を利用し，以下のように使用する。

❶化痰

茯苓は，利水の効能により化痰を補助する。

湿痰の多痰・咳嗽には，半夏・生姜・陳皮などと用いる。

　　方剤例　二陳湯・半夏厚朴湯

痰濁上擾のめまい・悪心・嘔吐には，天麻・半夏・生姜などと用いる。

　　方剤例　半夏白朮天麻湯

❷補腎

腎虚にも補腎薬とともに用い，補腎薬の滋膩の性質を緩和し内湿を除き健脾する目的で配合される。

　　方剤例　六味丸・八味丸・牛車腎気丸・左帰飲・右帰飲

［常用量］　5〜15g。浮腫がつよいときには20〜30g。

［使用上の注意］

多尿には用いない。

茯苓皮（ぶくりょうひ）

性味は茯苓と同じで，利水の効能のみをもつ。水腫に用いる。

　　方剤例　五皮飲

［常用量］10〜15g

附子（ぶし）

[別　名] 附片・熟附・製附

[修　治] 附子には毒性があるので，一般に加工・修治して減毒したものを用いる。日本市場で入手できるものは炮附子・加工附子である。参考までに以下に説明を加える。

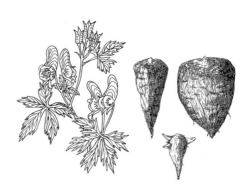

① 炮附子・製附子・熟附子・黒附子：中国の修治で，塩のにがりにつけて水洗し，黒豆と煮る過程をくり返す。毒性はあまりない。

② 加工附子：日本の修治で，高圧加熱により減毒して粉末にする。毒性はほとんどない。

③ 生附子・塩附子・白河附子：生のまま，あるいは塩のにがりや石灰水などにつけたもので，生附子と考えてよい。毒性がつよい。

④ 烏頭：元来は主根を烏頭・側根を附子として用いたが，現在の生薬市場では熱処理・減毒したものを附子とし，生附子を烏頭として用いている。

[基　原] キンポウゲ科のハナトリカブト，オクトリカブトの子根。

[性　味] 大辛，大熱。有毒

[帰　経] 心・脾・腎

[効　能] 回陽救逆・補陽散寒・袪風湿・止痛

臨床応用

1．回陽救逆

附子は下焦の元陽（腎陽）を峻補する。強心・末梢循環改善・代謝の亢進・脳の興奮性増大などに働いて，ショック状態を改善する。

亡陽（ショック）で，顔面蒼白・チアノーゼ・四肢の冷え・脈が微弱などの末梢循環不全を来したときに，人参・炙甘草などに配合して用いる。

> 方剤例　参附湯・四逆湯・通脈四逆湯・茯苓四逆湯・乾姜附子湯

発汗がつよい場合はさらに，止汗の竜骨・牡蛎・五味子などを配合する。

> 方剤例　参附竜牡湯

下痢・発汗・嘔吐などで亡陰（脱水）をともなう場合には，附子に補気生津の人参・炙甘草を大量に配合し，麦門冬・五味子などの生津薬を加える。

附子（ぶし） 229

> **方剤例** 四逆加人参湯・真武湯合生脈散

2．補陽散寒

附子は，補陽と散寒の両面の効能をもつので，虚寒・実寒のいずれにも使用できる。

❶補陽

附子の陽気を振奮させ血行を促進する効能を利用する。

陽虚の元気がない・疲れやすい・四肢の冷え・寒がる・舌質は胖大で淡白・脈は沈遅で弱などの症候に用い，とくに虚寒の顕著な陽虚寒盛（陽虚陰盛）に適している。附子は大熱であるから，長期連用すると傷陰（陰液の消耗）を来し陰虚を生じる恐れがあるので，注意して用いる必要がある。

腎陽虚で，膝や腰がだるく無力・頻尿あるいは排尿困難・性機能減退・尺脈が弱などの症候がみられるときは，熟地黄・何首烏・枸杞子・山薬などの補腎薬に配合して用いる。

> **方剤例** 右帰飲・右帰丸・八味丸

肝陽虚で，やる気が出ない・四肢のしびれ・下腹両側〜大腿内側の冷え痛み・胸脇部の脹った痛みなどを呈するときは，柔肝の当帰・白芍や補肝気の人参・黄耆・炙甘草，ならびに補肝陽の淫羊藿・巴戟天・杜仲などに配合して用いる。

> **方剤例** 温陽補肝湯

脾陽虚で，食欲がない・腹部の冷え・よだれが多い・泥状〜水様便などがみられるときは，人参・白朮・炙甘草などの補気健脾薬に配合して用いる。

> **方剤例** 附子人参湯（附子理中湯）・桂附理中湯・附子補中湯

陽虚の自汗には，黄耆・五味子などを配合して用いる。

> **方剤例** 耆附湯

陽虚の化膿症で，慢性の勢いのない化膿には，薏苡仁・敗醬草などに配合して用いる。

> **方剤例** 薏苡附子敗醬散

❷散寒止痛

附子は，辛熱壮烈で「走きて守らず」「十二経を通ず」とされ，表・裏の寒湿を除く。血管拡張・血行促進に働いて身体を温めるので，寒邪の侵襲による中寒，すなわち寒冷の環境や冷たい飲食物の摂取などによって急激に生じる冷え・疼痛に用いる。

臓腑の中寒で，激しい腹痛・下痢・腹の冷えなどを呈するときは，白朮・茯苓・炙甘草などの健脾薬に配合し，冷え・疼痛がつよいときは乾姜を加えて用いる。

> **方剤例** 附子人参湯（附子理中湯）・朮附湯・芍薬甘草附子湯

経絡の中寒で，四肢の冷え・関節の痛みや拘縮などを呈するときは，散寒の乾姜・桂枝・当帰や，止痙の白芍・葛根などに配合して用いる。

> **方剤例** 桂枝加朮附湯・葛根加朮附湯・芍薬甘草附子湯・附子湯・甘草附子湯

❸散寒・祛風湿

ふ

附子の祛風湿（しびれ痛みを止める）と散寒の効能を利用する。

寒湿痺，すなわちしびれ痛み・関節の運動障害や拘縮・冷え・むくみなどの症候に，白朮・蒼朮・麻黄・独活・羌活などの祛風湿薬とともに用いる。

> **方剤例** 朮附湯・桂枝加朮附湯・桂枝加苓朮附湯・葛根加朮附湯・小続命湯・大防風湯

３．温陽利水

陰水，すなわち陽虚の浮腫・腹水・水様便などに，利水の白朮・蒼朮・茯苓・牛膝・車前子などに配合し，附子のもつ補陽と軽度の利水の効能を利用する。陰水は身体の機能が衰弱して水分代謝が低下したことによって生じるので，単なる利水薬では効果がなく，補陽の附子・乾姜などで強心し機能や血行を促進することが必要であり，こうした配合による利水を「温陽利水」という。さらに理気薬を配合して，腸蠕動を促進し吸収を高める方が有効である。

> **方剤例** 真武湯・実脾飲・桂枝加苓朮附湯・牛車腎気丸

４．補遺

附子の効能を利用し，以下のように使用することがある。

❶通陽

「附子はよく走き，上より下へ，表に出て裏に入り，気に走き血に走き，上は心肺に走き，中は脾胃に走き，遍く経絡・骨肉・営衛におよぶ」といわれるように，血行や機能を促進し消化吸収を高め，陽気を通じる「通陽」の効能をもつ。この効能を利用し，補気・補血・滋陰・清熱・活血化瘀・利水・化痰などの方剤があまり有効でない場合に，少量の附子を加えて効果を補佐する。

滋陰の生地黄や清熱の石膏などの寒涼性の薬物に，辛温の附子を少量加えて寒涼薬の効果を高める方法は，反対の性質による補佐すなわち「反佐」の例である。

❷止痛

附子の鎮痛作用を目的に，他方剤に少量加えて用いる。

❸補陽解表

陽虚の表寒で，寒気・冷え・発熱・頭痛・元気がない・横になっていたいなどの症候がみられるときに，麻黄・細辛などの解表薬とともに用いる。

> **方剤例** 麻黄附子細辛湯・麻黄附子甘草湯・再造散

❹散寒瀉下

寒秘，すなわち寒冷による腸蠕動固縮や，陽虚の蠕動無力にともなう便秘に，瀉下の大黄を配合して用いる。

> **方剤例** 大黄附子湯・温脾湯

❺引火帰原

陽虚でみられる頬部の紅潮・口渇・体表部の熱感などの戴陽・格陽は，体内の虚寒にともなう上部や体表部の仮熱の症候で，附子を大量に用いて補陽することにより消

失させることができる。
[常用量] 1～9g
[使用上の注意]
　①陰虚・熱証には，少量を反佐として用いる以外は禁忌である。
　②妊婦には用いない。
　③一般に，1時間以上先煎する方がよい。
　④中毒症状は，しびれ・めまい・発汗・悪心・よだれが出るなどで，動悸・不整脈・けいれん・意識障害・甚だしければ死亡などを来すことがある。重症には一般的な救急措置とアトロピン注射を行い，軽症には生姜・甘草あるいは緑豆の煎湯を服用させる。

鼈甲（べっこう）

[別　名] 土鼈甲・別甲
[修　治] 修治により以下の区別がある。
　①生鼈甲：生のもので，滋陰潜陽・清虚熱に働く。
　②炙鼈甲：砂あるいは醋で炙したもの。軟堅散結の効能がつよい。
　③鼈甲膠：鼈甲を煎じて膠にしたもの。滋陰補腎の効能にすぐれている。
[基　原] スッポン科のシナスッポンの背甲または腹甲。
[性　味] 鹹，寒
[帰　経] 肝・脾・腎
[効　能] 滋陰潜陽・清虚熱・軟堅散結

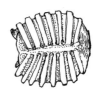

臨床応用

1．滋陰

　鼈甲は，肝脾の血分に入り腎陰を滋潤し，潜陽・清虚熱にも働くので，肝腎陰虚に適し，火旺・陽亢をともなったり傷陰を来した場合に使用される。

❶滋陰潜陽

　鼈甲は滋陰して陽気の亢進を抑制する（潜陽）ので，陰虚陽亢・肝陽化風に使用される。

　肝腎陰虚で，のぼせ・頭痛・耳鳴・いらいら・不眠などの肝陽上亢の症候や，ふらつき・めまい・筋肉のひきつり・手足のふるえなどの肝陽化風の症候がみられ，腰や膝がだるく無力・舌質が紅で乾燥・少苔～無苔・脈が細数などを呈するとき

に，生地黄・熟地黄・亀板・竜骨・牡蛎などと用いる。温熱病の後期の傷陰（肝腎陰虚）で同様の症候を呈する場合にもよい。

方剤例 大定風珠・二甲復脈湯・三甲復脈湯

❷滋陰・清虚熱

鼈甲は滋陰して虚熱をしずめるので，陰虚火旺に使用される。

肝腎陰虚で虚熱がつよく（陰虚火旺），身体の熱感・潮熱・手のひらや足のうらのほてり・のぼせ・盗汗・舌質が紅で乾燥・脈が細数などの症候に，生地黄・亀板・玄参・知母・地骨皮などと用いる。

方剤例 鼈甲養陰煎・秦艽鼈甲散・青蒿鼈甲湯・清骨散・秦艽扶羸湯

２．軟堅散結

癥積・瘕母，すなわち腹腔内腫瘤・肝腫・脾腫などに，鼈甲の軟堅散結（腫瘤を軟化する作用で，結合織増生を抑制するともいわれる）の効能を利用し，三棱・莪朮・檳榔子・牡蛎などと用いる。

方剤例 緩痃湯・解労散・鼈甲煎丸

３．補遺

鼈甲は破瘀通経の効能をもつので，陳旧性の血瘀に，桃仁・紅花・三棱・莪朮などと用いる。

[常用量] ９〜30ｇ。鼈甲膠は３〜９ｇ。

[使用上の注意]

①鼈甲は砕いて先に煎じる。鼈甲膠は煎湯に溶かして服用する。

②滋膩で消化されにくいので，脾虚には用いない。

③滋陰・清虚熱の効能がつよいので，陽虚には用いない。

④流産の恐れがあるので妊婦には禁忌である。

⑤亀板と効能が似るが，鼈甲は滋陰補腎の効能が劣り，清虚熱・潜陽の効能にすぐれ，また軟堅散結にも働く。滋膩で消化されにくいが，亀板ほどではない。

扁豆（へんず）

[別　名] 白扁豆・南扁豆・羊眼豆

[基　原] マメ科のフジマメの成熟種子。

[性　味] 甘，微温

[帰　経] 脾・胃

[効　能] 解暑化湿・補脾止瀉・解毒和中

臨床応用

1. 解暑化湿

扁豆は「芳香化湿」して燥性が激しくないので，暑湿を発散して除くのに適している。

暑湿，すなわち夏期の胃腸型感冒で嘔吐・下痢・頭痛・発熱などを呈するときに，香薷・厚朴・荷葉などとともに用いる。生扁豆が適する。

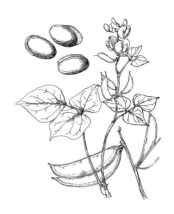

> 方剤例　香薷飲

扁豆と藿香の粉末6gずつを湯で服用しても有効である（扁豆散）。

2. 補脾止瀉・止帯

扁豆は，脾を補って膩滞せず，運化をつよめて下痢や帯下を止める作用がある。脾陽・脾陰の両面を補益するところに特徴があるが，補助的な作用をもつにとどまる。以下のように用いる。

❶健脾化湿・止帯

脾胃気虚の食欲不振・悪心・嘔吐・泥状～水様便・帯下などに用い，止嘔・止瀉・止帯する。炒扁豆が適している。一般に，党参・白朮・茯苓などの補助として用いる。

❷扶脾（滋補脾陰）

脾陰虚の食べると腹が脹る・食欲不振・手足のほてり・舌質が紅などの症候に，山薬・薏苡仁・蓮子などの補助として用いる。

3. 解毒和中

アルコールや魚・カニ・エビなど魚貝類の中毒で，嘔吐・下痢・腹痛を呈するときに，生白扁豆末6gを水で服用すると有効である。

[常用量]　6～18g

[使用上の注意]

解暑化湿・解毒には生用，健脾には炒用する。

防已（ぼうい）

[別　名] 漢防已・木防已
[基　原] 防已と呼ばれる薬物には以下の4種があり，効能もやや異なる。とくに中国産と日本産は大きく異なるので注意が必要であり，中国産を使用すべきである。

①漢防已（粉防已・土防已・防已・青藤）：ツヅラフジ科シマハスノカズラの根。
②木防已（広防已）：ウマノスズクサ科ウマノスズクサ属植物の根。日本では「唐防已」と呼び，輸入時の商品名を「漢防已」とも称する。

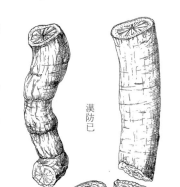

以上の2種が中国産の防已で，両者ともに利水消腫・祛風湿・止痛に働くが，漢防已の方が利水消腫の効能がつよく下部の湿証に有効とされ，木防已は祛風湿・止痛の効能がつよく上部の湿証に有効とされている。

③日本産の漢防已（防已）：ツヅラフジ科オオツヅラフジのつる性の茎および根茎。中国では「清風藤」と呼ばれる。
④日本産の木防已：ツヅラフジ科のアオツヅラフジ（カミエビ）の根。

日本産の2種の防已には利水消腫の効能はなく，祛風湿・止痛に働く。

[性　味] 苦・辛，寒
[帰　経] 膀胱・脾・肺・腎
[効　能] 利水消腫・祛風湿・止痛

臨床応用

1．利水消腫

防已は「苦寒降泄」に働いて清熱利水し，「下焦血分の湿熱を泄する」といわれ，組織間の水分を血中に吸収し利尿作用によって除去するので，浮腫・肺水腫・胸水・関節水腫・腹水などに用いられる。とくにうっ血性のものに有効である。ただし，寒性であるから，寒証には適切な配慮を要する。

支飲，すなわちうっ血性心不全による呼吸困難（肺水腫）・チアノーゼ・肝腫・脾腫・胸水・腹水・下肢の浮腫・脈が沈緊などの症候に，通陽の桂枝・利水の茯苓・瀉下の芒硝・補気の党参などと用いる。

　　方剤例　木防已湯・木防已加茯苓芒硝湯

水腫（浮腫・腹水・関節水腫）には，通陽利水の黄耆・白朮・茯苓・桂枝あるい

は瀉下逐水の椒目・葶藶子・大黄などと用いる。

方剤例 防已茯苓湯・防已黄耆湯・已椒藶黄丸

風水すなわち突発性浮腫で，自汗・悪風・身体が重い・尿量が少ない・冷え・脈が浮弱などの表虚の症候がみられるときは，黄耆・白朮・生姜などと用いる。

方剤例 防已黄耆湯

２．祛風湿・止痛

防已は辛味で発散して祛風し，さらに利水するので，祛風利水・通絡止痛にも働く。寒性であるところから湿熱痺に適するが，他薬の配合により湿痺・寒湿痺にも使用できる。

湿熱痺で関節の疼痛・熱感・発赤・腫脹とともに舌苔が黄膩・脈が滑数などを呈するときは，薏苡仁・滑石・茵蔯蒿・知母・蒼朮などと用いる。

方剤例 宣痺湯・加減木防已湯・当帰拈痛湯

湿痺の関節痛・動かしにくい・むくみ・身体が重だるいなどの症候には，防風・羌活・蒼朮・牛膝などと用いる。

方剤例 疎経活血湯

気虚をともなうときは，黄耆・白朮などと用いる。

方剤例 防已黄耆湯・防已茯苓湯

風寒湿痺の激しい関節痛・冷え・関節拘縮・舌苔が白・脈が沈緊などの症候には，桂枝・附子・防風・麻黄などと用いる。

方剤例 小続命湯・防已湯

３．補遺

防已には「通腠理，利九竅」の効能があるとされ，意識を明瞭にする「開竅」の効果を期待して用いられることがある。

方剤例 防已地黄湯

[常用量] 3〜9 g
[使用上の注意]

①苦・寒の性質がつよいので大量を用いてはならない。

②少量から次第に増量する方がよい。大量を用いるとかえって尿量減少を来すことがある。

③陰虚には，湿熱をともなうとき以外は用いない。

炮姜（ほうきょう）

姜を参照（57 頁）

茅根（ぼうこん）

[別　名] 白茅根

[薬用と修治] 以下のような区別がある。

①鮮茅根（白茅根）：新鮮な根茎。清熱涼血・止血の効能がつよく，血尿によく奏効する。

②乾茅根：根茎を干したもの。清熱利水に働き，清熱涼血・止血の効能がややよわくなる。

③茅根炭：根茎を炒したもの。止血に働く。

④茅花（茅針花）：花穂。清熱涼血・止血に働き，鼻出血・喀血など上焦の出血に奏効する。

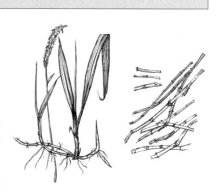

[基　原] イネ科のチガヤの根茎。

[性　味] 甘，寒

[帰　経] 心・肺・胃・膀胱

[効　能] 清熱生津・涼血止血・利水消腫

臨床応用

1．清熱涼血・止血

茅根は清熱涼血・止血に働き，消炎・血管透過性亢進の抑制・凝血促進・出血時間の短縮などに作用するので，炎症性の出血に適している。また，胃腸を傷害しないので，止血薬としてよく使用される。

血熱妄行すなわち炎症性出血に，単独であるいは大薊・側柏葉・牡丹皮・山梔子・生地黄などと用いる。

　方剤例　十灰散・清経止血湯・茅根湯

2．清熱生津

茅根は「甘寒」で清熱（消炎）するとともに津液を生じるので，熱証で脱水をともなう場合に適し，心・肺・胃の熱証に使用する。

温熱病（発熱性疾患）の傷津による口渇に，芦根・生地黄・知母などと用いる。麻疹の発疹期・回復期の口渇などにも有効である。

胃熱の口渇・吃逆・悪心・嘔吐には，葛根と用いる。

　方剤例　茅葛湯

肺熱の咳嗽・喀痰に，桑白皮・貝母などと用いる。

3. 利水消腫

茅根は，清熱利水に働くが，生津の効能もあるので傷陰の弊害がなく，湿熱や熱証の水腫に適している。

膀胱湿熱の排尿痛・排尿困難・血尿・尿の混濁などの症候に，車前子・木通・猪苓・沢瀉などと用いる。

熱証の水腫（急性腎炎など）で尿量減少・血尿・身体の熱感・舌質が紅・脈が数などを呈するときに，赤小豆・車前子・沢瀉などと用いる。

このほか，湿熱の黄疸にも使用してよい。

[常用量] 鮮茅根は 30〜60ｇ。乾茅根は 15〜30ｇ。茅花は 3〜9ｇ。

[使用上の注意]
①寒証には使用しない。
②肺・胃の清熱の効能が芦根に似るが，芦根は「生津」の効能がつよく気分の熱を清するのに対し，茅根は清熱の効能がつよく血分に働く。

芒硝（ぼうしょう）

[別　名] 朴硝・玄明粉・元明粉・風化硝・硫酸ナトリウム
[基　原] 含水硫酸ナトリウム（$Na_2SO_4 \cdot 10H_2O$）
[性　味] 鹹・苦，寒
[帰　経] 胃・大腸・三焦
[効　能] 瀉熱通便・軟堅破血

> 備考　朴硝・芒硝・玄明粉は雑質の量によって区別され，朴硝は雑質が多く，芒硝は少なく，玄明粉が最も純粋で結晶水をもたない（$NaSO_2$）。風化硝（$Na_2SO_4 \cdot 2H_2O$ は玄明粉に相当する。一般に，現在では精製品を用いるので，区別をしない。局方の硫酸ナトリウムを使用してもよい。

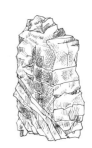

臨床応用

1. 瀉熱通便

芒硝は硫酸ナトリウムが主成分であり，硫酸ナトリウムが腸管内で多量の水分を保持して吸収されないので，容積性刺激となって腸管内の蠕動をつよめ排便を促進する。さらに，芒硝は消炎にも働き（清熱），かつ排便作用によって腸内の腐敗産物を除き，消化管の運動を正常化させ，また利胆にも働く。こうした作用を利用し，多くは大黄とともに使用して，瀉下・清熱の効果をつよめる。

熱結（陽明病・気分証），すなわち炎症による腸管麻痺・高熱・口渇・発汗・腹

満・腹痛・圧痛・便秘・舌質が紅・舌苔が黄〜褐色・脈が洪大などの症候に，大黄・枳実・厚朴などと用いる。

> 方剤例　大承気湯・調胃承気湯・複方大承気湯・白虎承気湯・増液承気湯

少陽病に熱結をともなう場合には，柴胡・黄芩などと用いる。

> 方剤例　柴胡加芒硝湯

腸癰（虫垂炎など）には，大黄・牡丹皮・桃仁などと用いる。

> 方剤例　大黄牡丹皮湯

このほか，熱痰などに熱結をともなうときや，湿熱で便秘を呈するときなどにも配合する。熱積の便秘には大黄とともに用いる。

２．軟堅破血

芒硝は軟堅破血にも働き，血瘀に対し大黄の効能をつよめる目的で配合される。

> 方剤例　桃核承気湯・大黄牡丹皮湯

３．清熱消腫・止痛

芒硝は，外用すると消炎に働いて炎症性腫脹を消退させ，鎮痛に働くので，皮膚の炎症・口内炎・咽痛などに散布する。

［常用量］　3〜9 g

［使用上の注意］

　　①煎じずに，他薬の煎汁に溶かすか，別に湯に溶いて後で服用する。すなわち，冲服する。

　　②妊婦には禁忌。

　　③清熱瀉下の効能がつよいので実熱以外には使用しない。

　　④朴硝・芒硝・元明粉の順に瀉下作用が緩やかになる。

ほ

防風 （ぼうふう）

［別　　名］青防風

［修　　治］炮製の違いにより以下のものがある。

　　①防風（青防風）：生用。解表・祛風湿・止痙の効能がつよい。

　　②炒防風：焦黄に炒したもの。止瀉の効能がある。

　　③防風炭：黒色に炒したもの。止血に働く。

［基　　原］セリ科のボウフウの根および根茎。

［性　　味］辛・甘，微温

［帰　　経］膀胱・肝・脾

［効　　能］祛風解表・祛風湿・止痛・止痒・熄風止痙・止瀉・止血

臨床応用

1. 祛風解表

防風は「微温で燥さず，甘緩で峻ならず」といわれ，発汗力が緩和で燥性もつよくないところから「風薬中の潤剤」と称される。浮で昇散の性質があり，風邪を除くのに適している。微温であるところから表寒・表熱のいずれにも使用でき，軽度の化湿の効能もあるので表湿にも適する。

表寒（風寒表証）の悪寒・発熱・身体痛・脈が浮などの症候に，荊芥・紫蘇などと用いる。湿証をともない（表湿・表寒湿），頭重・身体が重だるい・つよい身体痛などがみられるときは，羌活・独活・蒼朮などを配合する。

方剤例 荊防敗毒散・羌活勝湿湯・九味羌活湯・川芎茶調散

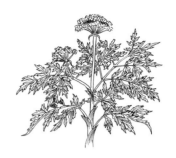
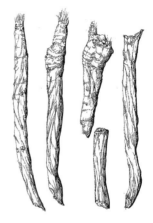

表熱（風熱表証）の軽度の悪寒あるいは熱感・発熱・頭痛・目の充血・咽痛・舌質が尖紅・脈が浮数などの症候には，薄荷・連翹・山梔子・黄芩などと用いる。

このほか，衛気虚の悪風・自汗・カゼを引きやすく治りにくい・脈が弱などの症候に，黄耆・白朮などの補気固表薬と用い，固表薬を体表部に作用させる（体表血管の拡張作用による）とともに，発散により外邪の侵入を防止する。

方剤例 玉屏風散

2. 祛風

防風の発散の効能を利用する。

❶祛風止痒・化湿

防風は止痒し，滲出を抑制する（化湿）作用がある。

風湿の皮疹，すなわちかゆみ・滲出がつよい湿疹などに，荊芥・蟬退・蒼朮・薄荷・羌活などと用いる。

方剤例 消風散・治頭瘡一方

❷祛風止痛・消蒼

癰疽疔瘡すなわち皮膚化膿症の初期に，荊芥・白芷・薄荷などと用いて発散をつよめ，排膿を促進したり止痒・鎮痛し，連翹・黄連・山梔子などの清熱の効果を補助する。反復したりやや慢性化した場合には，さらに地黄・当帰・白芍などを配

合する。

> **方剤例** 十味敗毒湯・清上防風湯・防風通聖散・荊芥連翹湯

３．祛風湿

防風は「全身を行る」とされ，発散・化湿の効能により祛風湿して痺証のしびれ痛みを改善する。

風寒湿痺の関節痛・運動障害・身体が重だるい・しびれ・むくみなどの症候に，羌活・独活・蒼朮・防已・薏苡仁・威霊仙などと用いる。冷え・つよい痛み・関節拘縮などの寒証がつよければ桂枝・当帰・附子などを，浮腫・身体が重だるい・しびれなどの湿証がつよければ白朮・茯苓などを配合する。

> **方剤例** 疎経活血湯・羌活勝湿湯・九味羌活湯・小続命湯

局所の発赤・熱感がみられるときには，知母・石膏などを配合する。

> **方剤例** 桂芍知母湯

湿熱痺の関節痛・発赤・腫脹・疼痛・身体が重だるい・脈が滑数などの症候には，羌活・蒼朮・知母・黄芩・沢瀉・茵蔯蒿などと用いる。

> **方剤例** 当帰拈痛湯

肝腎両虚の風寒湿痺には，独活・羌活・秦艽などと用い，さらに熟地黄・杜仲・牛膝・続断・黄耆などを配合する。

> **方剤例** 独活寄生湯・三痺湯・大防風湯

４．熄風止痙

防風は鎮痙作用（熄風止痙）をもつので，破傷風の後弓反張に用いられるが，作用はよわく補助的に使用されるにすぎない。天麻・白附子・白僵蚕・全蝎などと用いる。

> **方剤例** 玉真散・五虎追風湯

５．補遺

防風を以下のように使用することがある。

❶ 止痛

防風の止痛の効能を利用し，歯痛・偏頭痛などの鎮痛に，川芎・白芷・細辛・羌活などと用いる。

> **方剤例** 立効散・川芎茶調散・清上防風湯・清上蠲痛湯

❷ 止瀉

肝脾不和の精神的要因で発生する腹痛・腹鳴・下痢に，白芍・白朮・陳皮と用い，止瀉をつよめる（止痙の効能により腸管のけいれんを解除するとも考えられる）。炒防風が適している。

> **方剤例** 痛瀉要方

❸ 止血

防風炭の止血の効能を利用し，血便・不正性器出血などに用いる。一般に地楡

炭・槐角炭・炒槐花などと用いる。

[常用量] 3〜9 g

[使用上の注意]
　①陰虚火旺には用いない。
　②荊芥と配合することが多く，麻黄・桂枝の配合に似るが発汗力はよわい。荊
　　芥の方が発汗作用が勝り，防風は止痛・止痒にすぐれており祛風湿・止瀉に
　　も働く。
　③浜防風とは効能が異なるので。混同しないように注意すべきである。

蜂蜜（ほうみつ）

[別　名] 蜜・食蜜・白蜜・ハチミツ
[基　原] ミツバチ科のヨーロッパミツバチ，トウヨウミツバチが巣に集めた花蜜。
[性　味] 甘，平
[帰　経] 肺・脾・大腸
[効　能] 補中・潤肺止咳・潤腸通便・緩急止痛・解毒

臨床応用

1．補中
　蜂蜜は甘味で軽度の補益・健脾の効能をもち，補益薬の補助として用いられる。
補益薬を蜜丸としたり，黄耆・甘草などを蜜炙するのは，補気の効能をつよめる目
的である。
　補中と滋潤の効能を利用し，地黄・茯苓などに配合して滋補する。
　　　方剤例　瓊玉膏（けいぎょくこう）
　他薬の胃腸に対する刺激性を防止し，脾胃を保護する。
　　　方剤例　大半夏湯

2．潤肺止咳
　肺虚の慢性咳嗽に補助的に用い，肺を滋潤して痰の喀出を容易にする。

3．潤腸通便
　腸燥便秘，すなわち老人・産後・虚弱者などの兎糞状便や便秘に，蜂蜜を服用さ
せて腸内を潤し排便しやすくする。

4．緩急止痛
　蜂蜜は腸管のけいれんを止めて鎮痛するので，腹痛に甘草を配合して用いる。
　　　方剤例　蜂蜜甘草合剤

5．解毒

他薬の毒性緩和に用いる。

[常用量] 10～30ml

[使用上の注意]

①湯に溶かすか他薬の煎湯に溶かして服用する。煎じなくてよい。

②痰湿・腹満・下痢には用いない。

③満中（腹満）を来すことがある。

牡丹皮（ぼたんぴ）

[別　名] 丹皮

[修　治] 生用（丹皮・粉丹皮）すると清熱・清虚熱・活血化瘀に働き，炒して黒くする（炒丹皮・丹皮炭）と涼血止血に働く。

[基　原] ボタン科のボタンの根皮。

[性　味] 辛・苦，微寒

[帰　経] 心・肝・腎

[効　能] 清熱涼血・止血・活血化瘀・清虚熱

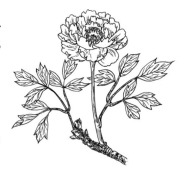

臨床応用

1．清熱涼血

牡丹皮は「寒涼辛散」で，涼血と行瘀の効能を兼ねており，血分の熱をさまして瘀滞させず，活血して血を妄行させないので，「血分の熱で瘀滞をともなうとき」の常用の薬物である。

❶清営涼血

牡丹皮の消炎・解熱・抗菌および血管収縮・止血の作用を利用し，営分証・血分証に用いる。止血して瘀滞を残さないので，出血傾向がみられるときに適切である。

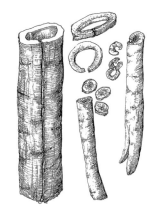

営分証・血分証，すなわち発熱性疾患の後期で脱水・栄養不良などとともに出血・発疹・夜間の発熱・皮膚の乾燥・舌質が深紅・舌苔が少・脈が細数などの症候がみられるときに，犀角・生地黄・白芍などと用いる。

方剤例 犀角地黄湯・犀角地黄丸・涼血地黄湯

牡丹皮（ぼたんぴ）　243

❷清熱涼血・止血

牡丹皮の消炎・血管収縮・止血の作用を利用する。

血熱妄行，すなわち炎症性の血管透過性亢進による急性の鮮紅色の出血・舌質が紅・脈が数などの症候に，山梔子・茅根・側柏葉・茜草根・生地黄・黄芩などと用いる。

> **方剤例**　十灰散・清経止血湯・清熱止崩湯

❸清虚熱

牡丹皮は「陰分・血分の伏熱をさます」ので，陰虚の虚熱に用いられる。

陰虚の虚熱で，手のひらや足の裏のほてり・のぼせ・身体の熱感・口乾・盗汗・舌質が紅で乾燥・舌苔が少〜無苔・脈が細数などを呈するときに，清虚熱の知母・地骨皮・青蒿・秦艽や，滋陰の鼈甲・生地黄などと用いる。

> **方剤例**　六味丸・知柏地黄丸・清骨散・青蒿鼈甲湯

陰陽両虚で，虚熱と虚寒が同時にみられる場合には，さらに附子・肉桂・桂枝などを配合する。

> **方剤例**　八味丸・牛車腎気丸

❹清肝火

牡丹皮の鎮静・降圧の効果を利用する。

肝鬱化火のいらいら・怒りっぽい・頭痛・顔面紅潮・のぼせ・舌質が紅・舌苔が黄・脈が弦数などの症候に，柴胡・白芍・香附子・鬱金・川楝子などと用いる。

> **方剤例**　加味逍遙散・滋水清肝飲・清肝達鬱湯

２．活血化瘀

牡丹皮は寒性の活血化瘀薬である。

❶清熱・活血化瘀

牡丹皮は，消炎・血管収縮に働く（清熱）と同時に，微小循環改善に作用する（活血化瘀）ので，炎症に付随する微小循環障害（血瘀）に最もよく用いられる。

腸癰（虫垂炎など）の発熱・腹痛・圧痛・便秘・舌質が紅・舌苔が黄・脈が数などの症候には，清熱瀉下の大黄・芒硝や，活血化瘀の桃仁・紅花・赤芍，あるいは清熱の蒲公英・薏苡仁・金銀花などと用いる。

> **方剤例**　大黄牡丹皮湯・腸癰湯・闌尾化瘀湯・闌尾清化湯・闌尾清解湯・丹柏四逆散

癰疽疔瘡すなわち皮膚化膿症に，金銀花・連翹・黄連などと用いる。

> **方剤例**　銀花解毒湯

❷活血化瘀

牡丹皮は活血化瘀に働き，微小循環を改善するが，寒性であるから，一般的な血瘀に用いる場合には温性の桂枝・川芎・当帰などを配合する必要がある。

血瘀の疼痛・うっ血・クモ状血管・腹腔内腫瘤・月経異常・舌質が紫〜暗あるい

は瘀点・脈が渋などの症候には，活血化瘀の桃仁・紅花・蘇木・赤芍や，活血の当帰・川芎・桂枝，あるいは理気の柴胡・香附子・枳殻などと用いる。打撲・捻挫の疼痛・腫脹にも用いてよい。寒証をともなうときには，さらに肉桂・乾姜・呉茱萸などを配合する。

　　方剤例　桂枝茯苓丸・膈下逐瘀湯・折衝飲・牛膝散・温経湯・牡丹皮散

[常用量] 3〜9g

[使用上の注意]

①月経過多・妊婦には禁忌。

②脾胃気虚の泥状便には用いない。

③陰虚や営分証・血分証には生地黄とよく併用する。生地黄は甘寒で滋陰にすぐれており「陰を生じて熱を退す」のに対し，牡丹皮は苦辛で清熱にすぐれ「熱を退して陰生を利す」とされ，両者を配合することより効果が高まる。

④活血の効能は桂枝と似るが，桂枝は温性で血寒の瘀滞を行らせるのに対し，牡丹皮は寒性で血熱の瘀滞を行らせる。

⑤赤芍と効能が似るが，赤芍は活血にすぐれ，牡丹皮は涼血に勝る。

牡蛎（ぼれい）

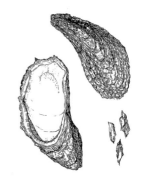

[別　名] 左殻

[修　治] 生牡蛎（生用）は平肝潜陽・安神定驚に働き，煅牡蛎（火熱を加える）は収渋・軟堅・制酸に働く。

[基　原] イタボガキ科のマガキ，イタボガキの殻。

[性　味] 鹹・渋，微寒

[帰　経] 肝・胆・腎

[効　能] 平肝潜陽・熄風止痙・安神定驚・定悸・収斂固渋・制酸止痛

臨床応用

1．平肝潜陽・熄風止痙

牡蛎は鹹渋で性質が重く，浮陽を潜鎮する。鎮静・鎮痙に働いて，頭のふらつき・めまい・筋肉のひきつりなどを改善する。また，収斂によって陰液を保持し汗を止めるので，陰虚に適している。

肝陽上亢（陰虚火旺）ののぼせ・いらいら・頭痛・顔面紅潮や，肝陽化風の頭のふらつき・めまい・目がくらむ・手足のふるえやひきつりなどの症候で，舌質が

紅・少苔・脈が弦数などを呈するときに，竜骨・代赭石・釣藤鈎・牛膝や地黄・白芍・鼈甲などと用いる。

> **方剤例** 鎮肝熄風湯・建瓴湯・平肝降圧湯

熱病の後期で傷陰のために虚風内動し，めまい・筋肉のひきつり・けいれん・舌質が紅で乾燥・無苔・脈が細数などがみられるときに，生地黄・阿膠・白芍・麦門冬・鼈甲などと用いる。

> **方剤例** 大定風珠・一甲復脈湯・二甲復脈湯・阿膠鶏子黄湯

2．安神定驚・定悸

牡蛎は鎮静効果をもち，驚きやすい・不安感・動悸（胸中の動悸）・不眠・多夢などを改善する。性質が重いので「重鎮安神」ともいわれる。

心神不安の驚きやすい・不安感・動悸・多夢・不眠などの症候に，竜骨・真珠・酸棗仁・柏子仁・遠志・茯神などと用いる。気虚には人参・炙甘草などを，血虚には当帰・白芍などを，陽虚には附子・桂枝・肉桂・巴戟天などを，陰虚には鼈甲・地黄などを，それぞれ配合する必要がある。

> **方剤例** 桂枝去芍薬加蜀漆竜骨牡蛎救逆湯・桂枝加竜骨牡蛎湯・桂枝甘草
> 加竜骨牡蛎湯

このほか，少陽病を誤下して心神不安が生じたときに，小柴胡湯に配合して用いる。

> **方剤例** 柴胡加竜骨牡蛎湯・柴胡桂枝乾姜湯

3．収斂固渋（止汗・固精・止崩漏・縮尿・止帯）

煅牡蛎は，自汗・盗汗を止め（止汗），遺精を止め（固精），不正性器出血を改善し（止崩漏），遺尿を止め（縮尿），帯下を改善する（止帯）といった収斂固渋の効能をもつので，さまざまに応用する。

気虚・陽虚・亡陽の自汗には，麻黄根・黄耆・白朮・附子などと用いる。

> **方剤例** 牡蛎散・参附竜牡湯

陰虚の盗汗には，生地黄・麦門冬・五味子などと用いる。

腎虚の遺精には，鹿茸・潼蒺藜・芡実・蓮子などと用いる。

> **方剤例** 金鎖固精丸

崩漏（不正性器出血）には，竜骨・芡実・地楡・山梔子・黄連などと用いる。

> **方剤例** 治崩証極験方

遺尿・頻尿・多尿などには，菟絲子・桑螵蛸・山茱萸などと用いる。

> **方剤例** 菟絲子丸

帯下には，白朮・菟絲子・芡実などと用いる。

> **方剤例** 鹿角菟絲丸

なお，少陽病に発汗・瀉下を行って，脱水が生じた場合に，牡蛎を止汗のために配合する。

> **方剤例** 柴胡桂枝乾姜湯

4．軟堅散結

牡蛎は軟堅散結の効果により，腫瘤を軟化させる。

痰核（リンパ節腫など）・瘿瘤（甲状腺腫）・癥癖癖母（腹中の腫塊・肝腫・脾腫など）に，鼈甲・桃仁・三稜・莪朮・玄参・檳榔子などと用いる。

方剤例 玄参牡貝湯・柴胡桂枝乾姜湯

5．制酸止痛

煅牡蛎は，胃酸を中和し鎮痛に働くので，呑酸・胃痛を呈するときに用いられる。

方剤例 安中散

[常用量] 15〜30 g。軟堅散結には 90〜120 g 用いることもある。

[使用上の注意]

①先に煎じる必要がある。

②収斂固渋は虚証に用いるべきである。熱盛の発汗などには使用しない。

③竜骨と効能が似るが，竜骨の方が安神定驚の効能がつよい。牡蛎は軟堅散結・制酸の効能をもち，竜骨は止瀉にも働く。

麻黄（まおう）

[別　名] 竜沙

[修　治] 炮製の違いにより以下のものがある。

①生麻黄（浄麻黄）：生用。発汗解表・利水消腫の効能がつよい。

②水炙麻黄：水で炒したもの。発汗解表の効能がややよわい。

③蜜炙麻黄：蜂蜜で炒したもの。発汗解表の効能がよく，潤肺平喘に働く。

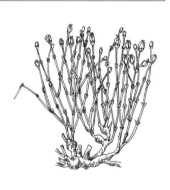

[基　原] マオウ科のシナマオウなどの木質化していない地上茎。

[性　味] 辛・微苦，温

[帰　経] 肺・膀胱

[効　能] 発汗解表・宣肺平喘・止咳・利水消腫・祛風湿・散寒

臨床応用

1．発汗解表（辛温解表）

麻黄は辛温で発散に働き，肺・膀胱経に入り，肺は皮毛に合し膀胱経は全身の表を主るので，風寒の邪による表証（表寒）によく用いられる。桂枝と併用すると発

汗力がつよまるので，表実の無汗には麻黄と桂枝を配合する。

表寒・表実の悪寒・発熱・頭痛・身体痛・無汗・咳嗽・脈が浮緊などの症候に，桂枝・杏仁などと用いる。

方剤例 麻黄湯・葛根湯・桂麻各半湯・小青竜湯

湿邪をともなって身体がだるい・つよい関節痛・むくみなどの表湿の症候を呈するときは，さらに白朮・蒼朮などを配合する。

方剤例 麻黄加朮湯

裏熱をともなって口渇・高熱・じっとしていられない（煩躁）・舌質が紅などがみられるときは，さらに石膏を配合する。

方剤例 大青竜湯・防風通聖散

陽虚の表寒で，元気がない・眠い・横になっていたい・冷え・発熱・頭痛・脈が沈などを呈するときには，附子・細辛などと用いる。

方剤例 麻黄附子細辛湯・麻黄附子甘草湯

２．宣肺平喘・止咳

麻黄は肺気を宣揚して壅閉を除くので，肺気が閉塞した喘咳（呼吸困難・咳嗽）によく使用する。気管支平滑筋のけいれんを解除して呼吸困難をしずめ（平喘），咳嗽を止める（止咳）ものと考えられる。この場合には蜜炙麻黄を用いるべきで，降気化痰の杏仁・半夏を配合する方が効果がつよい。なお，表寒にともなう喘咳には，生麻黄と桂枝の配合により表邪を発散させて除くと，喘咳は自然におさまる。

肺寒の喘咳で，うすい痰～白色痰・寒がる・冷え・舌苔が白滑・脈が遅などを呈するときは，乾姜・細辛・半夏・杏仁などと用いる。

方剤例 三拗湯・華蓋散・小青竜湯

肺熱の喘咳で，黄痰～粘稠な痰・呼吸促迫・口渇・咽痛・胸痛・舌苔が黄・脈が数などを呈するときは，清熱の石膏・桑白皮・黄芩などと用いる。この場合は，麻黄を清熱薬の１／５～１／10量にとどめる方がよい。

方剤例 麻杏甘石湯・五虎湯・定喘湯

喘息発作（哮喘）あるいは咳嗽発作には，厚朴・半夏・杏仁・五味子・射干・紫菀・款冬花などの平喘薬と用いる。発作が反復あるいは慢性化すると化熱が生じるので，清熱の石膏・桑白皮・黄芩・射干などを配合する必要がある。

方剤例 神秘湯・麻杏甘石湯・五虎湯・射干麻黄湯・厚朴麻黄湯・定喘湯・
小青竜加石膏湯・越婢加半夏湯

３．利水消腫

麻黄は宣肺を通じて利水消腫に働き，血管透過性亢進による浮腫・水腫あるいは滲出物などを軽減する。麻黄を浮腫・水腫に使用すると，軽度の発汗や利尿あるいは水様便がみられると同時に効果が生じる。一般には石膏を配合して麻黄の発汗作用を抑制し，利尿効果をつよめる。

水腫（浮腫・関節水腫など），とくに風水（突発性の全身浮腫で血管透過性亢進によるものと考えられ，急性腎炎・慢性腎炎の急性発作などでみられる）に，石膏・白朮・蒼朮・薏苡仁・杏仁・赤小豆などと用いる。アレルギー性鼻炎などの鼻水・くしゃみなどにも使用してよい。

> 方剤例 越婢湯・越婢加朮湯・麻杏甘石湯・五虎湯・小青竜加石膏湯・大青竜湯・麻杏薏甘湯・麻黄連翹赤小豆湯

寒証をともなう水腫や鼻感には，桂枝・細辛・生姜・附子などの通陽利水薬と用いる。

> 方剤例 麻黄加朮湯・麻黄附子細辛湯・小青竜湯・甘草麻黄湯・麻黄附子甘草湯

4．補遺

麻黄はよく以下のようにも使用される。

❶ 化飲利水

麻黄の利水の効能を利用し，飲証にも使用する。

肺の寒飲（すなわち肺水腫）で，呼吸困難・咳嗽・うすい多量の痰・はなはだしければ浮腫や起坐呼吸・尿量が少ない・舌苔が白滑などを呈するときに，細辛・乾姜・五味子などと用いる。

> 方剤例 小青竜湯

脾腎陽虚の胃内溜飲で，上腹部に「大きさ盤のごとく，辺は旋杯のごとし」といわれる腫瘤が触れるときには，細辛・附子・炙甘草などと用いる。

> 方剤例 桂姜棗草黄辛附湯・甘草麻黄湯

❷ 祛風湿

麻黄の発散・利水の効能を利用し，痺証に用いる。

風湿痺・風寒湿痺の，関節痛・運動障害・身体が重だるい・むくみ・冷えなどの症候に，白朮・蒼朮・薏苡仁・防已・防風・羌活などと用い，冷え・疼痛がつよいときには烏頭・附子・乾姜・当帰などを配合する。

> 方剤例 麻杏薏甘湯・薏苡仁湯・葛根加朮附湯・烏頭湯・小続命湯

局所の発赤・熱感などをともなうとき（寒熱挾雑）には，知母・防已・薏苡仁などを配合する。

> 方剤例 桂芍知母湯

熱痺の関節痛・発赤・熱感・腫脹・疼痛などの症候には，石膏・知母・薏苡仁・防已などと用いる。

> 方剤例 越婢加朮湯

❸ 通陽・散陰疽

麻黄の血管拡張・循環促迫（通陽）の作用を利用し，陰疽に用いる。

陰疽，すなわち慢性で化膿傾向がなく治癒傾向にも乏しい炎症（流注膿瘍・皮膚潰瘍・瘻孔など）に，熟地黄・鹿茸・肉桂などと用いる。

方剤例　陽和湯

❹透疹

　麻疹の透発が不十分な場合や風疹に，辛涼解表の薄荷・蟬退・葛根・升麻などの補助として少量配合し，皮疹の透発を補助する。

[常用量] 1.5 ～ 9 g

[使用上の注意]

　①表熱（風熱表証）には用いない（大量の清熱薬とともに補助的に少量使用するのはよい）。

　②表寒に使用する場合，発汗過多にならないよう注意が必要である。また，気候が温暖な場合にも慎重に用いる。とくに夏期には用いない方がよい（香薷を使用する）。

　③肺虚の喘咳には用いない。

　④炎症傾向のつよい皮膚化膿症には禁忌である（初期で悪寒・発熱をともなう場合には用いてもよい）。

　⑤脾虚・腎虚などの水腫には適切ではない。

麻黄根（まおうこん）

[基　原] マオウ科のシナマオウなどの根。

[性　味] 甘，平

[帰　経] 肺

[効　能] 止汗

臨床応用

　止汗の専用薬で，気虚の自汗・陰虚の盗汗を問わず用いてよい。黄耆・浮小麦・牡蛎・竜骨などを配合する。

　　方剤例　牡蛎散・止汗方

[常用量] 6 ～ 9 g

[使用上の注意]

　虚証の自汗・盗汗にのみ用いる。

麻子仁（ましにん）

[別　名] 火麻仁・大麻仁・麻仁

[基　原] アサ科のアサの成熟種子。
[性　味] 甘, 平
[帰　経] 脾・胃・大腸
[効　能] 潤腸通便
> 備考　砕いて使用する。

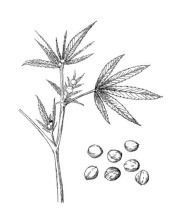

臨床応用

1．潤腸通便
　麻子仁は, 豊富な油性成分を含み, 便を軟化させ通便する。
　腸燥便秘, すなわち老人・熱病の回復期・産後などの津液不足・血虚・陰虚による腸管内の乾燥で生じる兎糞状のコロコロ便や便秘に, 杏仁・桃仁・栝楼仁・地黄・当帰・蜂蜜などと用いる。理気薬や大黄などを配合することもある。
> 方剤例　麻子仁丸・潤腸湯

2．滋陰生津
　古人は, 麻子仁について「久服すれば肥健せしむ」「五臓を潤す」と述べており, 滋陰生津にも使用したが, 現在では補益薬とは認められておらず, 滋陰潤燥の補助として加えられる。潤腸通便の目的でもある。
　熱病の回復期などでみられる陰虚の段階に, 地黄・白芍・阿膠・麦門冬・鼈甲などの補助として用いる。
> 方剤例　加減復脈湯・二甲復脈湯・三甲復脈湯

　気陰両虚にも同様の目的で配合される。
> 方剤例　炙甘草湯

[常用量] 6〜15g
[使用上の注意]
①大量（60〜120g）を服用すると, 嘔吐・下痢・しびれ・失見当識・昏睡などを来すことがある。
②長期間の連続服用は避ける方がよい。

蔓荊子（まんけいし）

[基　原] クマツヅラ科のハマゴウ, ミツバハマゴウの成熟果実。
[性　味] 苦・辛, 微寒
[帰　経] 肝・膀胱・肺・胃

[効　能] 疏散風熱・止痛・祛風湿

> 臨床応用

1. 疏散風熱（辛涼解表）

蔓荊子は辛散・清熱し軽浮で上行し，頭面部の邪を発散して除く。また，止痛の効能がつよく，頭痛・眼痛に奏効し，とくに側頭部〜太陽穴（こめかみ）の痛みに有効である。清熱・化湿にも働くので，風熱・風湿の表証に適する。

風湿・風熱による頭痛・発熱などに，薄荷・菊花・防風・羌活などと用いる。

　　方剤例　羌活勝湿湯

また，風熱の眼病・流涙には，菊花・蟬退・決明子などと用いる。

2. 祛風湿・止痛

蔓荊子の発散と組織間の水分除去の作用（祛風化湿）および鎮痛作用を利用して，痺証に使用する。また，止痛の効能のみを応用することも多い。

風湿痺の関節痛・しびれ・運動障害などに，羌活・独活・防風・蒼朮などと用いる。

　　方剤例　羌活勝湿湯

歯齦の腫脹・疼痛には，石膏・生地黄・黄芩・薄荷などと用いる。
頭痛には防風・白芷・藁本などと用いる。

　　方剤例　清上蠲痛湯

[常用量] 3〜9 g
[使用上の注意]
①燥散に働くので，血虚頭痛や肝陰虚の眼痛には用いない。
②藁本・白藁と同様に頭痛に有効であるが，藁本・白藁は風寒頭痛に，蔓荊子は風熱頭痛に適する。また，藁本は頭頂〜後頭部の頭痛に，白藁は前額・眉稜骨の頭痛に，蔓荊子は側頭・太陽穴の頭痛に，それぞれ効果がある。

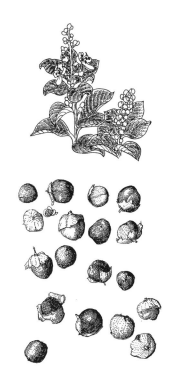

木通（もくつう）

[別　名] 潼木通・細木通・通草

[基　原] アケビ科のアケビ，ミツバアケビのつる性の茎。

[性　味] 苦，寒

[帰　経] 心・肺・小腸・膀胱

[効　能] 清心降火・利水・通乳・通淋・通脈

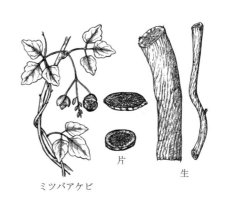

片　　生

ミツバアケビ

> 臨床応用

1．降火利水

木通は苦寒で通利・清降の性質をもち，「上は心肺の火を清し，下は小腸・膀胱の湿を除き，湿熱の邪を尿として排出する」といわれる。

❶清心降火

木通の「心火を清降」する効能を利用する。「上焦の心火を尿として排泄する」と説明されるが，消炎・鎮静・利尿に関連した効果と考えられる。

心火の焦躁感・不眠・口内炎・舌尖が紅・脈が数などの症候に，生地黄・竹葉・甘草梢などと用いる。さらに排尿痛・排尿困難などの症状をともなうものを「心が熱を小腸に移す」といい，この病態にも同様に使用してよい。

> 方剤例　導赤散・火府丹

心肝火旺でいらいら・怒りっぽいなどの症候をともなう場合にも，竜胆草・柴胡・山梔子・黄芩などの補助として使用する。

> 方剤例　竜胆瀉肝湯

❷清熱通淋・利水

膀胱湿熱の排尿痛・排尿困難・残尿感・尿の混濁などの症候に，滑石・沢瀉・車前子・茯苓などと用いる。

> 方剤例　八正散・五淋散・小薊飲子・石葦散・竜胆瀉肝湯

2．宣通血脈

木通は「通利血脈関節」の効能をもち，以下のように利用される。

❶通乳

木通は乳汁分汁を促進する（通乳）ので，穿山甲・猪蹄などと用いられる。

> 方剤例　通乳丹

❷通経

木通は血脈を通じることにより月経を発来させる。

血瘀の無月経に，丹参・牛膝・桃仁・生蒲黄などと用いる。

❸通利関節・利水

木通は血脈を通じて関節の動きをよくし，かつ利水に働いて浮腫を除く。

脚気腫痛すなわち下肢の腫脹・疼痛に，桑白皮・檳榔子・猪苓などの利水薬と用いる。

> 方剤例　木通散

湿熱痺の関節痛・浮腫・発赤・熱感などの症候に，忍冬藤・海桐皮・桑枝などと用いる。

寒湿痺の関節痛・冷えなどの症候には，当帰・桂枝・細辛・呉茱萸などと用いる。

> 方剤例　当帰四逆湯・当帰四逆加呉茱萸生姜湯

[常用量] 3～9 g
[使用上の注意]
　①気虚・陽虚・滑精には用いない。
　②妊婦には禁忌である。
　③通便の効能もあるので泥状～水様便には用いない。

木瓜（もっか）

[別　名] 宣木瓜・唐木瓜・陳木瓜
[基　原] バラ科のボケの成熟果実。日本産の木瓜はカリンの成熟果実。
[性　味] 酸，温
[帰　経] 肝・脾
[効　能] 舒筋活絡・和胃化湿

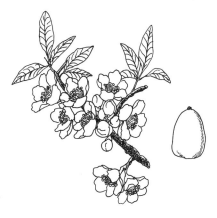

> 臨床応用

1．舒筋活絡・化湿

　木瓜は酸温で香りがあり，肝経に入って筋の攣急を舒緩するので「一切転筋の要薬」といわれ，さらに香燥によって肌腠(きそう)の湿滞や脾湿を除く。現代医学的には，胃腸平滑筋や骨格筋のけいれんを抑制する作用（舒筋活絡），さらに消化管内や組織中の水分を血中に吸収する作用（化湿）がある。

　霍乱転筋(かくらんてんきん)，すなわち嘔吐・下痢にともなうアルカローシス・低カリウムで生じる筋肉けいれんに，鎮痙の目的で配合する。

　湿熱による悪心・嘔吐・下痢・尿が濃い・舌苔が黄膩などの症候には，黄連・黄芩・薏苡仁などと用いる。

> 方剤例　連朴飲

寒湿による悪心・嘔吐・下痢・冷え・舌苔が滑などの症候には，呉茱萸・生姜・小茴香などと用いる。

> **方剤例** 呉茱木瓜湯・木瓜湯

湿痺の関節痛・運動障害・むくみなどには，虎骨・牛膝・独活などと用いる。

> **方剤例** 虎骨木瓜酒

血虚による筋けいれんには，四物湯などに配合して使用する。

> **方剤例** 補肝湯

2．和胃化湿・醒脾

木瓜は酸温で理脾和胃し，香燥で脾湿を除き，酸味により気津を収斂する。止嘔・止瀉し胃腸の機能を調整する。

湿困脾胃の悪心・嘔吐・腹満・下痢・舌苔が白膩などの症候に，白朮・茯苓・半夏・厚朴などの補助として用いる。

> **方剤例** 六和湯

脾腎陽虚の浮腫・腹満・口渇がない・冷え・水様便・舌苔が滑・脈が沈遅などの症候に，附子・乾姜・白朮・茯苓などと用いる。

> **方剤例** 実脾飲

湿脚気，すなわち両下肢の浮腫・しびれ・だるい・運動障害などの症候に，利水の檳榔子・呉茱萸・生姜などと用いる。

> **方剤例** 鶏鳴散

［常用量］ 3～9g

［使用上の注意］

酸味で収渋性があり，抗利尿に働くので，単独で使用せず利水薬に配合して用いる。

木香（もっこう）

［別　名］広木香・唐木杏・雲木香

［修　治］生用では理気止痛の効能がつよく，炒して煨木香にすると止瀉の効能がつよくなる。

［基　原］キク科のトウヒレン属植物の根。

［性　味］辛・苦，温

［帰　経］肺・肝・脾・胃・大腸・三焦

［効　能］理気止痛・化湿・血瀉・疏肝解鬱

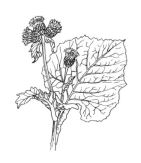

臨床応用

1．理気止痛

木香は芳香で燥性を有し辛散苦降して温通し，「昇・降」に働いて胃腸を通行し三焦の気滞を除き，「行気止痛の要薬」といわれる。気滞に広く使用される。

❶理気止痛

木香は，胃腸の蠕動を調整して円滑にさせ（理気），膨満感や脹った痛みを軽減する（止痛）ので，気滞による腹痛によく用いる。

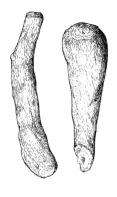

脾胃気滞の腹満・脹った痛み・遊走性の疼痛などの症候に，檳榔子・枳実・枳殻・厚朴・香附子・莱菔子などと用い，便秘をともなうときには大黄・芒硝を配合する。

方剤例 九味檳榔湯・木香順気丸・寛中八宝散

腸癰（虫垂炎など）で，腹満・腹痛・発熱・便秘・舌苔が黄・脈が数などの熱盛気滞・血瘀がみられるときは，大黄・牡丹皮・赤芍・川楝子などと用いる。

方剤例 闌尾化瘀湯・闌尾清化湯・闌尾清解湯

寒疝，すなわち寒冷による気滞で下腹両側〜陰部〜大腿内側（肝経）の冷え・疼痛を呈するときは，烏薬・小茴香・高良姜などと用いる。

方剤例 天台烏薬散

❷疏肝解鬱・理気止痛

木香は軽度の疏肝解鬱の効能をもつので，肝気鬱結に柴胡・香附子・白芍などの補助として用いられる。

2．醒脾・理気

木香は，胃腸の蠕動を正常化させ消化吸収を促進する（醒脾）ので，補益の効果を促進する目的で補益剤に少量配合されることが多い。

方剤例 香砂六君子湯・健脾丸・帰脾湯

3．理気化湿

木香は三焦の気滞を通じ化湿して下痢をとめ，利水薬の効果をつよめる。

大腸湿熱の悪臭のある下痢・腹痛・テネスムス・発熱・舌苔が黄・脈が数などの症候に，黄連・黄芩・大黄などと用いる。

方剤例 香連丸・芍薬湯・木香檳榔丸

このほか，脾胃の湿熱・寒湿や肝胆の湿熱にも配合して使用される。

脾胃気虚・陽虚などの泥状〜水様便にも，四君子湯を基本にした方剤に配合して

用いる。

>方剤例< 香砂六君子湯・健脾丸・真人養臓湯

なお，逐水・利水などの方剤に木香を配合すると，他薬の吸収を促進するとともに，木香の化湿の効能によって効果をつよめることができる。

>方剤例< 九味檳榔湯・実脾飲・舟車丸

［常用量］1.5～9 g．粉末は1回0.5～1.5 g．
［使用上の注意］
　①精油を含有し芳香を有するので，長時間煎じてはならない（後下する）。
　②理気止痛に用いる場合は，粉末を服用する方が有効である。ただし，大量を使用するとかえって悪臭となり，服用に耐えないので，注意を要する。
　③蠕動調整に働くので，便秘にも下痢・テネスムスにも用いてよい。
　④陰虚・燥証には用いない。

射干（やかん）

［別　　名］嫩射干・烏扇
［基　　原］アヤメ科のヒオウギの根茎。
［性　　味］苦，寒
［帰　　経］肺・肝
［効　　能］清熱解毒・利咽・降気平喘・消痰散結

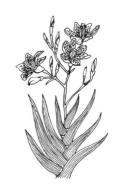

臨床応用

1．清熱解毒・利咽

　射干は苦降・清熱で降火解毒に働き，消炎作用により咽喉の発赤・腫脹・疼痛を改善するので，咽痛に常用される。

　風熱・熱痰などによる咽喉痛に，牛蒡子・桔梗・玄参・連翹などと用いる。

>方剤例< 射干消毒飲・銀翹馬勃散

2．降気平喘・祛痰

　射干は寒性で，降気平喘に働いて呼吸困難・喘息を改善し，痰を排除する。熱咳に適する。

　肺熱の咳嗽・黄痰あるいは粘稠痰・咽痛・喘息・胸痛・舌質が紅・舌苔が黄・脈が数などの症候に，桑白皮・貝母・竹筎・黄芩などと用いる。

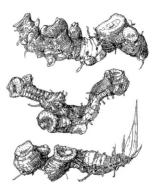

風寒による喘息発作や咳嗽に，温性の麻黄・紫菀・款冬花・細辛・生姜などの平喘・化痰薬とともに使用すると，射干の寒性がよわまって平喘・化痰の効能が生かされ，より有効である。また，気管支喘息では発作が反復することにより化熱する傾向をもつので，温性の麻黄などの平喘薬に寒性の射干を配合する方がよい。

　　方剤例　射干麻黄湯

3．消痰散結

射干は消痰散結して硬結を軟化する。

癥瘕・瘕母，すなわち肝腫・脾腫その他の腹腔内腫瘤に，鼈甲・莪朮・穿山甲・牡蛎などと用いる。

[常用量] 3～9g

[使用上の注意]

①気虚下陥には用いない。

②妊婦には禁忌。

益智（やくち）

[別　名] 益智仁・益智子
[基　原] ショウガ科のハナショウガ属植物の成熟果実。
[性　味] 辛，温
[帰　経] 脾・腎
[効　能] 温補脾陽・止瀉・摂涎唾・温補腎陽・固精・縮尿

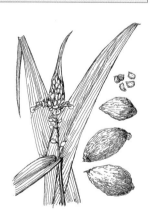

臨床応用

1．温補脾陽・止瀉・摂涎唾

益智仁は辛温で香りを有し，脾陽を温補するとともに固渋に働く。

脾胃虚の食欲不振・泥状〜水様便・よだれが多い・腹の冷えなどの症候に人参・白朮・茯苓などと用い，寒証がつよければ乾姜・附子などと配合して使用する。六君子湯・理中湯などに益智仁を配合してもよい。

　　方剤例　益智散

2．温補腎陽・固精・縮尿

益智仁は腎陽を補い，固渋によって遺精・遺尿を止める。

腎陽虚の遺精・頻尿・遺尿などに用いる。遺精には補骨脂・菟絲子などの補腎薬

を，頻尿・遺尿には山薬・烏薬・桑螵蛸などの固渋薬を配合する。

　　方剤例　縮泉丸

[常用量]　3〜9 g

[使用上の注意]

　熱証・陰虚には用いない。

益母草（やくもそう）

[別　　名]芁蔚・坤草

[基　　原]シソ科のホソバメハジキ，メハジキの全
　草。

[性　　味]辛・微苦，微寒

[帰　　経]肝・心・腎

[効　　能]活血化瘀・調経・利水消腫

臨床応用

1．活血化瘀・調経

　益母草は，「瘀血を行らせて新血を傷らず，新血
を養して瘀血を滞らせず」といわれ，血瘀に用いら
れる。とくに，「経産の良薬」として産前・産後を通じて使用できるために，「益
母」の名称がついている。月経調整にも働き，婦人科の常用薬である。

　月経不順・月経痛・産後の悪露排出不全や腹痛などに，単独（黒砂糖・大棗を加
えてもよい）であるいは当帰・白芍・川芎などと用いる。

　　方剤例　益母草膏・益母丸・調経湯

　一般的な血瘀にも，活血化瘀薬に配合して用いてよい。

2．利水消腫

　益母草は，利尿による浮腫消退の作用をもつので，血瘀や出血をともなう浮腫
（腎炎など）にも，茅根・茯苓・白朮・桑白皮などと使用する。

[常用量]　9〜30 g

[使用上の注意]

　　血瘀を除去することにより間接的に止血に働くが，直接の止血作用はないの
　で，血瘀によらない出血には使用しない。

　　また，利水消腫には大量を用いないと効果がない（有効成分が少ないためら
　しい）。

薏苡仁（よくいにん）

[別　名] 苡仁・苡米・米仁
[修　治] 臨床上，以下のように使い分けられる。
　①生薏苡仁（生苡仁・生米仁・生苡米）：生で用いる。利水滲湿・祛風湿・清熱解毒の効能がつよい。
　②炒薏苡仁（炒苡仁）：炒して用いる。健脾止瀉の効能がつよい。
　③生熟苡仁（生熟米仁）：生と炒を半々で用いる。健脾と利水の両方の効能を利用する。
[基　原] イネ科のハトムギの種皮を除いた種子。
[性　味] 甘・淡，微寒
[帰　経] 脾・胃・肺
[効　能] 利水滲湿・清熱解毒・排膿・祛風湿・健脾止瀉

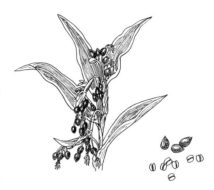

臨床応用

1．利水滲湿

薏苡仁は，利水滲湿の効能によりむくみ・浮腫・下痢などを消退させるが，性が微寒なので湿熱に適する。

風湿表証（表湿）で，頭重・身体が重だるい・関節の鈍痛・悪風・発熱・脈は浮などがみられるときには，麻黄・杏仁などと用いる。

　方剤例　麻杏薏甘湯

湿温の初期（夏期に多い）で，頭痛・頭重・身体が重い・悪風・発熱・身体痛・自汗・胸苦しい・悪心・下痢・乏尿・むくみなどがみられるときには，藿香・杏仁・滑石・竹葉・通草・茯苓などと用いる。

　方剤例　三仁湯・薏苡竹葉散・藿朴夏苓湯

湿熱蘊結（うんけつ）による下肢の発赤・腫脹・疼痛には，牛膝・黄柏・蒼朮などと用いる。

　方剤例　四妙散

2．清熱解毒・排膿

薏苡仁は清熱解毒（消炎・化膿の抑制）と排膿に働く。

肺癰（はいよう）の咳嗽・胸痛・腐臭のある黄痰などには，芦根・冬瓜仁・魚醒草・桃仁などと用いる。

方剤例　葦茎湯

　腸癰の腹痛・発熱・便秘あるいは悪臭のある下痢などには，牡丹皮・敗醤草など
と用いる。

　　　方剤例　腸癰湯・薏苡附子敗醤散

３．祛風湿

　薏苡仁は，しびれ痛みを止め，組織中の水分を吸収して除く。

　湿痹のむくみ・浮腫・関節のしびれ痛み・運動障害などには，麻黄・蒼朮などと
用いる。

　　　方剤例　薏苡仁湯・麻杏薏甘湯

　湿熱痹のむくみ・しびれ痛み・発赤・熱感などには，石膏・防已・滑石などと用
いる。

　　　方剤例　宣痹湯・加減木防已湯

４．健脾止瀉・止帯

　薏苡仁は脾の運化を助けて消化吸収をつよめ，泥状便・帯下を改善する。

　脾気虚の食欲不振・泥状〜水様便・帯下などに，党参・白朮・茯苓・山薬などと
用いる。炒薏苡仁が適する。

　　　方剤例　参苓白朮散・資生湯

５．補遺

❶扶脾（滋補脾陰）

　薏苡仁は脾陰を滋補する。

　脾陰虚の食べると腹が脹る・手足のほてり・口唇乾燥・舌質が紅などの症候に，
山薬・茯苓・扁豆・蓮子などと用いる。

　　　方剤例　参苓白朮散・資生湯・珠玉二宝粥

❷治疣贅

　疣贅（扁平疣贅・尋常性疣贅など）に奏効することが，経験的に知られている。
薏苡仁30gを１〜３か月ぐらい服用するとよい。

［常用量］15〜30g

莱菔子（らいふくし）

［別　名］蘿蔔子
［基　原］アブラナ科のダイコンの成熟種子。
［性　味］辛・甘，平
［帰　経］脾・胃・肺
［効　能］消食・理気導滞・降気平喘・化痰

臨床応用

1. 消食・理気導滞

莱菔子は，消化酵素を含み主にデンプン質の消化を促進し（消食），蠕動をつよめて腸内の残渣の排出を促進する（理気導滞）ので，食滞に用いる。

食滞（消化不良）の腹満・腐臭のある噯気・口臭・呑酸・腹痛・下痢してすっきりしない・舌苔が厚などの症候に，神麴・麦芽・山楂子などと用いる。

方剤例 保和丸・大安丸

2. 理気（破気）

莱菔子のつよい蠕動促進作用（破気）を利用し，気滞に用いる。

気滞の腹満・痞え・腹痛・便秘などに，縮砂・檳榔子・木香などと用いる。

方剤例 寛中八宝散・莱菔通結湯

なお，急性腹症に大承気湯を用いる場合に，莱菔子を加えて瀉下効果をつよめるのも，同様の効能を利用している。

方剤例 加味大承気湯・複方大承気湯

3. 降気平喘・化痰

湿痰の呼吸困難（喘）・咳嗽・白色多量の痰・舌苔が膩などの症候に，蘇子・白芥子などと用いる。

方剤例 三子養親湯

[常用量] 3～9 g

[使用上の注意]
①破気の効能があるので，気虚には慎重に用いる。
②燥湿化痰に働くので，痰が多いものに適する。陰虚や燥咳には用いない。

竜眼肉（りゅうがんにく）

[別　名] 竜眼・桂円肉・桂円・円肉
[基　原] ムクロジ科のリュウガンの仮種皮。

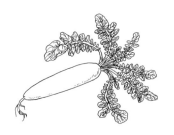
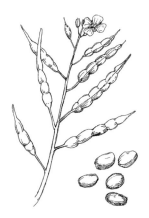

[性　味] 甘, 平
[帰　経] 心・脾
[効　能] 養血安神・養営・健脾

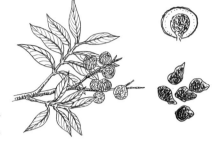

> 臨床応用

1. 養血安神

　竜眼肉は, 甘平で滋潤性をもち補心血・安神に働くほか健脾の効能をもつので, 心脾両虚に最も適している。

　心脾両虚の, 眠りが浅い・多夢・よく目が覚める・びくびくする・驚きやすい・不安感・動悸などの症候（心血虚）と, 食欲不振・元気がない・疲れやすいなどの症候（脾気虚）がみられる場合に, 当帰・酸棗仁・白朮・茯苓などと用いる。

> 方剤例　帰脾湯・加味帰脾湯

2. 健脾養営

　竜眼肉は, 脾胃の気をつよめ営を生じ, 膩でなく壅滞の弊害がないので,「滋補の佳品」とされ, 病後・産後・老人などの気血不足の状態に, 1味を煎じるか膏として服用する。補気・補血の薬物を配合してもよい。

[常用量] 3〜9 g

[使用上の注意]
①湿困脾胃・痰飲には禁忌。
②大棗と効能がよく似るが, 竜眼肉は安神の効能がつよく満中（満腹）の副作用が少ない。

竜骨（りゅうこつ）

[別　名] 土竜骨・花竜骨・竜歯

[品種と修治] ①生竜骨（花竜骨）：生の竜骨。
　平肝潜陽・安神定驚・熄風に働く。
②竜歯：生の竜骨。生竜骨より安神定驚の効能がつよい。
③煅竜骨：煅いたもの。収斂固渋に働く。

[基　原] 古代の大型脊椎動物の骨格の化石。
　歯牙の化石を竜歯として使用。

[性　味] 甘・渋, 平（竜歯は渋, 涼）

[帰　経] 心・肝・腎

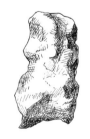
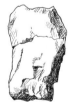

竜骨（りゅうこつ）　263

[効　能] 平肝潜陽・熄風止痙・安神定驚・定悸・収斂固渋

臨床応用

1．平肝潜陽・熄風止痙

　竜骨は甘渋で性質が重く，浮陽を潜鎮する。鎮静・鎮痙に働いて，頭のふらつき・筋肉の線維束性けいれん・めまいなどを改善する。

　肝陽上亢（陰虚火旺）ののぼせ・いらいら・頭痛・顔面紅潮や，肝陽化風のふらつき・めまい・耳鳴・手足のふるえ・筋肉がピクピクひきつるなどの症候で，舌質が紅・舌苔が少・脈が弦数などがみられるときに，平肝熄風の牡蛎・代赭石・釣藤鈎・牛膝や，滋陰の鼈甲・地黄・天門冬・玄参・白芍などと用いる。

　　　方剤例　平肝降圧湯・鎮肝熄風湯・建瓴湯

2．安神定驚・定悸

　竜骨は，鎮静に働いて，驚きやすい・動悸・不安感・不眠などを改善し，性質が重いところから「重鎮安神」と呼ばれる。また，動悸に関しては「臍下の動悸」に有効であるとされる（この効能は竜歯の方がすぐれている）。

　心神不安の驚きやすい・不安感・不眠・多夢・動悸などの症候に，牡蛎・真珠・酸棗仁・遠志・茯神などと用い，気虚をともなうときは人参・炙甘草などを，血虚をともなうときは当帰・白芍などを，陰虚をともなうときは熟地黄・玄参などを，陽虚をともなうときは肉桂・桂枝・附子などを配合して用いる。

　　　方剤例　桂枝去芍薬加蜀漆竜骨牡蛎救逆湯・桂枝甘草加竜骨牡蛎湯・桂枝
　　　　　　　加竜骨牡蛎湯・安神定志丸

　このほか，少陽病を誤下して心神不安を生じた場合にも，小柴胡湯に配合して用いられる。

　　　方剤例　柴胡加竜骨牡蛎湯

3．収斂固渋（止汗・固精・止崩漏・縮尿・止痢・止帯）

　煅竜骨は収斂固渋の効能により，自汗・盗汗を止め（止汗），遺精を止め（固精），不正性器出血を改善し（止崩漏），遺尿を止め（縮尿），慢性の下痢を改善し（止痢），帯下を止める（止帯）ので，さまざまに用いられる。

　気虚の自汗には麻黄根・浮小麦・黄耆・白朮などと用いる。

　陽虚の自汗や亡陽の脱汗には，附子・人参などと用いる。

　　　方剤例　参附竜牡湯

　陰虚の盗汗には，麦門冬・五味子・生地黄などと用いる。

　腎虚の遺精には，鹿茸・潼蒺藜・芡実・蓮子などと用いる。

　　　方剤例　固精丸・金鎖固精丸

　崩漏（不正性器出血）には，続断・阿膠・桑寄生・陳棕炭などと用いる。

　遺尿には，桑螵蛸・益智仁・山茱萸・烏薬などと用いる。

り

慢性の下痢には，赤石脂・木香・烏梅などと用いる。
帯下には，蒼朮・薏苡仁・茯苓などと用いる。

4．歛瘡生肌
煅竜骨の粉末を外用すると，皮膚潰瘍に有効である。

［常用量］　9～30 g
［使用上の注意］
　①生で煎剤に用いる場合は，先に煎じる必要がある。
　②収歛固渋を目的とする場合は，虚証に用いるべきである。熱盛の発汗・火旺の遺精などには用いない。
　③牡蛎と効能がほぼ同じで，よく一緒に使用される。竜骨は牡蛎より安神定驚の効能がつよく，牡蛎は胸中の動悸に，竜骨は臍下の動悸に有効とされる。また，牡蛎は軟堅散結・制酸にも用いられる。

竜胆（りゅうたん）

［別　　名］　竜胆草・胆草
［基　　原］　リンドウ科のトウリンドウまたは同属植物の根および根茎。
［性　　味］　苦，寒
［帰　　経］　肝・胆・膀胱
［効　　能］　清熱燥湿・清肝瀉火・定驚・熄風・明目

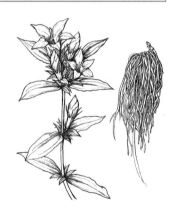

臨床応用

1．清熱燥湿
竜胆は苦寒で沈降の性質をもち，肝・胆および下焦の清熱燥湿に働く。

肝胆湿熱のいらいら・怒りっぽい・口が苦い・口がねばる・悪心・嘔吐・頭重・胸脇部が脹って苦しい・甚だしければ黄疸・舌苔が黄膩・脈が弦滑数などの症候に，茵蔯蒿・柴胡・鬱金・黄芩・沢瀉などと用いる。

　　方剤例　清胆瀉火湯・利胆丸・竜胆瀉肝湯

湿熱下注の排尿痛・排尿困難・頻尿・残尿感・尿の混濁などの症候や，陰部の湿疹・瘙痒あるいは黄色帯下などがみられるときは，黄柏・苦参・沢瀉・車前子・木通などと用いる。

　　方剤例　竜胆瀉肝湯

湿疹などで，発赤・熱感・滲出物が多いといった湿熱の症候がみられるときにも使用する。

湿熱蘊結による下肢の関節腫脹・疼痛・発赤などにも，牛膝・黄柏・蒼朮・防已などと用いる。

> **方剤例** 疎経活血湯

２．清肝瀉火・定驚・熄風・明目

竜胆は主として「肝胆実火」を清瀉し，鎮静（定驚）・解熱・抗けいれん（熄風）に作用し，目の充血を改善する（明目）。

肝胆実火（肝火）のいらいら・怒りっぽい・激しい頭痛・耳鳴・突発性難聴・目の充血・口が苦い・ふらつき・胸脇部が脹って苦しい・舌質は尖辺が紅・脈が弦数などの症候に柴胡・鬱金・黄芩・黄連・山梔子などと用いる。

> **方剤例** 当帰竜薈丸・竜胆瀉肝湯・清胆瀉火湯

熱極生風すなわち高熱によるけいれんに，釣藤鈎・羚羊角・牛黄・黄連などと用いる。

> **方剤例** 涼驚丸

肝火の目の充血・腫脹・疼痛・羞明・流涙などには，木賊・菊花・荊芥・蔓荊子などと用いる。

３．補遺

竜胆の清熱止痛の効能を利用し，防風・細辛などと鎮痛剤として用いる。

> **方剤例** 立効散

［常用量］２〜６ g

［使用上の注意］

①実火にのみ使用する。

②少量で苦味健胃に働くが，大量では胃腸を障害するので注意が必要である。

③胃腸虚弱者や軟便〜下痢傾向のものには禁忌である。

良姜（りょうきょう）

［別　名］高良姜

［基　原］ショウガ科のハナショウガ属植物の根茎。

［性　味］辛，熱

［帰　経］脾・胃

［効　能］散寒止痛・温中止嘔

臨床応用

1．散寒止痛

良姜は，腹中を温め（循環促進と考えられる）て鎮痛に働くので，寒痛に用いられる。

胃寒の上腹部痛・悪心・つばやよだれが多い・脈が遅などの症候に，香附子・縮砂・呉茱萸・半夏などと用いる。

方剤例 良附丸・安中散・高良姜湯

このほか，中寒による下痢・腹痛などにも，茯苓・白朮・肉桂・木香などと用いる。

2．温中止嘔

良姜は胃中を温めて，寒凝気滞による悪心・嘔吐・吃逆などを止める。

胃寒の悪心・嘔吐・吃逆・舌苔が白滑などの症候に，大棗とともに用いる。

[常用量] 3～9 g

[使用上の注意]

①熱証には禁忌。

②乾姜と効能が似るが，乾姜は温中散寒の効能がつよく，高良姜は止痛にすぐれている。

連翹（れんぎょう）

[別　名] 連翹殻・連喬

[薬　用] 連翹の果実の殻を「連翹殻」，種子を「連翹心」と呼び，殻と種子を同時に用いるときは「帯心連翹」と称する。連翹心は清心瀉火の効能がつよいとされ区別されてきたが，現在では帯心連翹をそのまま連翹として用いることが多い。

[基　原] モクセイ科のレンギョウの成熟果実。

[性　味] 苦，微寒

[帰　経] 心・胆

[効　能] 清熱解毒・消腫散結・清熱化湿

臨床応用

1．清熱解毒

連翹は苦寒で軽浮の性質をもち，消炎し化膿を抑制する（清熱解毒）だけでなく，「散風熱・昇散透表」の効能により発散に働くので，解表薬として風熱表証に用い

られる（金銀花と配合する）。さらに，温病の気分証・営分証にも使用され，「営に入りて透熱し気に転ずること可なり」といわれるように，熱邪を発散して除く。

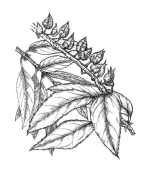

❶ **透表清熱（疏散風熱）**
風熱表証（表熱）の発熱・頭痛・咽痛・軽度の悪寒・舌質が偏紅・脈が浮数などの症候に，薄荷・金銀花・荊芥・菊花・豆豉・桑葉などと用いる。
　方剤例　銀翹散・桑菊飲・銀翹敗毒散

❷ **清気・清営**
気分証（陽明病）の高熱・熱感・口渇・発汗・脈が洪大・舌質が紅で乾燥などの症候に，石膏・知母などと用いる。
　方剤例　銀翹白虎湯

営分証のつよい熱感・午後～夜間の発熱・無汗・口乾・舌質が深紅で乾燥・舌苔が少・脈は細数で虚などの症候には，生地黄・玄参・麦門冬・犀角などと用いる。
　方剤例　清営湯

このほか，気血両燔（気分証・営分証が同時にみられる）の場合には，上記の薬物を同時に配合して用いる。
　方剤例　清瘟敗毒飲

❸ **解毒消瘡**
連翹は「瘡家の要薬」といわれ，化膿症によく用いられるが，「昇散透表」の効能があり体表部・身体上部に適している。
皮膚化膿症の初期には，防風・荊芥・羌活・柴胡などと用いる。
　方剤例　十味敗毒湯・銀翹敗毒散・治頭瘡一方

また，化膿がつよくなれば黄連・黄芩・山梔子などを配合し，慢性化したときには熟地黄・当帰・白芍などの補血薬を配合する。
　方剤例　清上防風湯・連翹消毒飲・連翹解毒湯・荊芥連翹湯

なお，上記の諸方剤は咽・鼻・耳などの化膿性炎症にも用いられる。

2．瀉火散結
連翹は消炎して結節などを消退させるので，瘰癧（るいれき）（リンパ節腫）などに，夏枯草・玄参などと用いる。

3．補遺
連翹の効能を利用し，以下のようにも使用される。

❶ **清心火**

連翹は心火を清する効能があるので，意識障害・口内炎などにも使用する。

温熱病の熱入心包で，営分証とともに意識障害・うわごとなどを呈するときに，犀角・玄参・麦門冬などと用いる。連翹心を使用する方がよい。

> 方剤例 清宮湯

心火の口内炎・咽喉が腫れて痛む・目の充血・不眠・焦躁感・脈が数などの症候に，赤芍・生地黄・玄参などと用いる。

❷ 清熱化湿

連翹には利尿作用があって，軽度の清熱化湿の効能をもつので，湿熱に化湿利水薬とともに補助的に用いる。

湿温の発熱・身体が重だるい・尿が濃い・下痢・腹満・悪心・舌苔が膩などの症候に，滑石・藿香・茵蔯蒿・黄芩などと用いる。

> 方剤例 甘露消毒丹・銀翹馬勃散

湿熱の黄疸・浮腫・尿量減少・舌苔が黄膩・脈が滑などの症候に，麻黄・赤小豆・杏仁などと用いる。

> 方剤例 麻黄連翹赤小豆湯

湿熱による痺証にも，薏苡仁・防已・滑石などと用いる。

> 方剤例 薏苡竹葉散・宣痺湯

このほか，食滞が化熱して湿熱を呈することが多いので，消導薬に補助的に配合する。

> 方剤例 保和丸

[常用量] 9〜15g

[使用上の注意]

① 寒証には禁忌。

② 化膿症が自潰した後は用いない。

③ 金銀花と効能が似るが，金銀花の方が風熱を疏散する力がつよく，連翹は消腫散結に勝る。

蓮肉（れんにく）

[別　名] 蓮子・蓮子肉・湘蓮肉・建蓮肉

[基　原] スイレン科のハスの内果皮についた種子。

[性　味] 甘・渋，平

[帰　経] 脾・腎・心

[効　能] 養心安神・補腎固精・健脾止瀉

> 備考 蓮肉には青い胚芽があり，これを蓮心と呼ぶ。一般には，蓮肉と蓮心を同時に用いるが，効能がやや異なる。

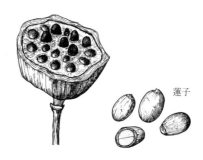

蓮子

臨床応用

1．養心安神

蓮肉は養心に働いて，心神を安定させる。

心血虚・心陰虚の動悸・不安・眠りが浅い・よく目が覚める・多夢などの症候に，酸棗仁・柏子仁・茯苓などと用いる。

方剤例 清心蓮子飲

2．補腎固精

蓮肉は益腎し，渋性により固精に働く。

腎虚の遺精・帯下などに，菟絲子・芡実・山薬・牡蛎などと用いる。

3．健脾止瀉

蓮肉は甘平で補脾し，収渋の性質により下痢を止める。

脾気虚の泥状〜水様便に，党参・白朮・茯苓・山薬などと用いる。

方剤例 参苓白朮散・啓脾湯・資生湯

4．補遺

蓮肉は扶脾（滋補脾陰）に働くので，脾陰虚の食べると腹が脹る・食欲不振・手足のほてり・舌質が紅などの症候に，山薬・茯苓・芡実などの補助として用いる。

[常用量] 6〜12 g

蓮心（れんしん）

[別　名] 蓮子心・青蓮心
[基　原] スイレン科のハスの果実中にある緑色棒状の胚芽。
[性　味] 苦，寒
[帰　経] 心
[効　能] 清心安神

臨床応用

蓮心は，寒性で心火を清し安神に働くので，熱病の傷陰による意識障害・うわごとや，心火による焦躁感・不眠などに用いられる。

方剤例 清宮湯・清心蓮子飲

[常用量] 1.5〜6 g

芦薈（ろかい）

[別　名] 真芦薈・アロエ
[基　原] ユリ科のアロエの葉から得た液汁。
[性　味] 苦，寒
[帰　経] 肝・心・胃・大腸
[効　能] 清熱涼肝・明目・瀉下・破血通経・殺虫

臨床応用

１．瀉熱通便
　芦薈は「苦寒瀉下の潤剤」といわれ，以下のように用いられる。

❶清熱涼肝・明目・瀉下
　瀉下は苦寒で肝火をしずめ（清熱涼肝），目の充血を除き（明目），瀉下作用によって体内の熱を外泄するので，肝火で便秘をともなう場合に適する。
　肝火のいらいら・怒りっぽい・頭のふらつき・頭痛・耳鳴・顔面紅潮・目の充血・口が苦い・胸脇部が脹って痛い・便秘・舌辺が紅・脈が弦数で有力などの症候に，竜胆草・黄連・黄芩・山梔子・大黄などと用いる。

　　　　方剤例　当帰竜薈丸

❷清熱瀉下
　熱秘，すなわち身体の熱感・口渇・舌苔が黄・舌質が紅・脈が数などの熱証をともなう便秘に用いる。

　　　　方剤例　更衣丸

　習慣性便秘にも，頓服として0.3〜0.6ｇを服用してもよい。

２．殺虫
　回虫症などに，使君子・雷丸などと用いる。
　白癬症に外用してもよい。

３．補遺
　芦薈には「破瘀通経」の効能があり，血瘀の無月経に，当帰・川芎・熟地黄・赤芍・紅花などと用いる。

[常用量] 0.3〜1.5ｇ
[使用上の注意]
　　①非常に苦いので，丸薬にするか粉末をカプセルに入れて服用する。一般に煎
　　　剤には入れない。

②刺激性の瀉下薬で，瀉下時に腹痛を来すことがある。ただし，大黄のようにタンニンを含まず，瀉下後に便秘を来すことはない。
③妊婦・月経期には禁忌。
④脾胃気虚には用いない。
⑤授乳時には乳汁中に入り，乳児が下痢することがあるので，服用しない方がよい。

芦根（ろこん）

[別　名] 葦茎・葦根
[基　原] イネ科のアシの根茎。
[性　味] 甘，寒
[帰　経] 肺・胃
[効　能] 清熱生津・清肺・排膿祛痰・清胃止嘔・透疹

> 備　考　葦茎は芦・葦（あし）の地上茎で，葦根（芦根）は根茎である。元来は葦茎が用いられていたが，効能は同じで，現在では葦根が商品となっている。葦茎と葦根を同時に用いてもよい。

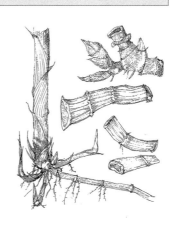

臨床応用

1．清熱生津

芦根は，清熱して生津に働くが，清熱（消炎）の効能はあまりつよくなく，他の清熱薬の補助として用いられ，熱証にともなう傷津の防止の意味で加えられる。ただし，生津しても膩でなく邪をとどめない（利尿にも作用する）ところから，温熱病の衛分証・気分証あるいは熱病後の傷津に広く用いることができる。

表熱（衛分証）の軽度の悪寒・発熱・頭痛・咽痛・咳嗽・脈が浮数などの症候に，金銀花・連翹・薄荷・菊花・淡豆豉などの辛涼解表薬と用いる。

　　方剤例　銀翹散・桑菊飲

温熱病（熱盛・気分証）の高熱・熱感・咽痛・口渇・舌質は紅・舌苔は黄で乾燥などの症候にも，生地黄・玄参・黄連・山梔子などと用いる。

　　方剤例　涼営清気湯

2．清肺・排膿祛痰

芦根は，肺熱を清し祛痰するので，肺熱に適している。

肺熱の咳嗽・咽痛・粘稠な黄痰・胸痛・舌苔は黄・脈は細などの症候に，栝楼仁・貝母・知母・石膏などと用い，口乾・咽の乾燥など傷津がつよければ麦門冬・栝楼根などの生津薬とともに使用する。

> 方剤例　芦根散

肺癰，すなわち肺化膿症の胸痛・悪臭のある膿性痰・発熱などの症候には，生薏苡仁・冬瓜仁・桔梗・魚腥草などと用いる。

> 方剤例　葦茎湯・銀葦合剤

３．清胃熱・止嘔

芦根は，胃熱を清し胃陰（胃津）を滋補して，胃気を通降させる。

胃熱の悪心・口臭・胸やけ・上腹部痛などで，口渇・舌質が紅で乾燥などの傷津をともなうときに，竹筎・枇杷葉・麦門冬などと用いる。胃陰虚の乾嘔・口渇などにも使用してよい。

> 方剤例　芦根散

４．透疹

麻疹の初期で発疹が透発しないときに，単独であるいは葛根・升麻などの透疹薬とともに用いる。

［常用量］ 15 ～ 30 g

［使用上の注意］

①胃寒・湿痰の悪心・嘔吐には禁忌である。

②気虚・陽虚には禁忌である。

③栝楼根と効能が似るが，栝楼根より生津の効能が劣り，清熱の力が勝っている。

煨姜（わいきょう）

姜を参照（60 頁）

わ

効能別薬物一覧表

1. 補益薬

(1) 補気・健脾薬

薬名	性味	帰経	効能	常用量	備考
人参	甘・微苦微温	脾・肺心	大補元気・補脾益肺生津・安神・昇提	1～9g	肝陽上亢・火旺・湿熱には禁忌，湿証には注意
党参	甘平	脾・肺心	補気健脾・益肺生津・昇提・安神	9～15g	同上
黄耆	甘微温	脾・肺	補気昇陽・固表止汗托毒生肌・利水消腫	9～15g	熱証には用いない
白朮	苦・甘温	脾・胃	補気健脾・燥湿利水固表止汗・祛風湿安胎	3～12g	津虚・陰虚には用いない
山薬	甘平	脾・肺腎	健脾・扶脾・補腎益精補肺・固精・止瀉止帯	5～30g	湿熱・熱証には用いない
炙甘草	甘平	十二経	補中益気・生津緩急止痛・調和	2～6g	湿証には用いない
大棗	甘温	脾・胃心・肝	補脾益胃・養営安神緩和薬性	5～20g	便秘・腹満には用いない
膠飴	甘微温	脾・胃肺	補中緩痛・潤肺止咳	30～60g	湿熱・悪心・嘔吐・腹満には用いない
蜂蜜	甘平	肺・脾大腸	補中・潤肺止咳潤腸通便・緩急止痛解毒	10～30ml	痰湿・腹満・下痢には用いない
扁豆	甘微温	脾・胃	解暑化湿・補脾止瀉解毒和中	6～18g	
粳米	甘平	脾・肺胃	養胃健脾	5～15g	
茯苓	甘・淡平	心・肺脾・胃腎	利水滲湿・健脾安神	5～15g	多尿には用いない

薬名	性味	帰経	効能	常用量	備考
蒼朮	苦・辛 温	脾・胃	燥湿・解表・健脾 運脾・積風湿	3〜9g	陰虚・津虚には禁忌
薏苡仁	甘・淡 微寒	脾・胃 肺	利水滲湿・清熱解毒 排膿・祛風湿 健脾止瀉	15〜30g	
芡実	甘・渋 平	脾・腎	補腎固精・健脾止瀉 扶脾・化湿止帯	6〜18g	長期服用の必要あり
蓮子	甘・渋 平	脾・腎 心	養心安神・補腎固精 健脾止瀉	6〜12g	

(2) 補陽薬

薬名	性味	帰経	効能	常用量	備考
淫羊藿	辛・甘 温	肝・腎	補腎壮陽・強筋骨 祛風湿	6〜12g	実熱・陰虚火旺には 禁忌
肉蓯蓉	甘・鹹 温	腎・大 腸	補腎壮陽・潤腸通便	6〜18g	陰虚火旺・泥状便に は用いない
益智	辛 温	脾・腎	温補脾陽・止瀉 摂涎唾・温補腎陽 固精・縮尿	3〜9g	陰虚には用いない
蛇床子	辛・苦 温	腎	温腎補陽・殺虫止痒	3〜9g	
杜仲	甘・微辛 温	肝・腎	温補肝腎・強筋骨 安胎	6〜15g	陰虚火旺には禁忌
附子	大辛 大熱	心・脾 腎	回陽救逆・補陽散寒 祛風湿・止痛	1〜9g	陰虚・熱証には用い ない 妊婦には用いない 中毒に注意
肉桂	甘・辛 大熱	肝・腎 脾・胃	温中補陽・散寒止痛 温通経脈	0.5〜3g	亡陽・出血・陰虚・ 熱証・妊婦には禁忌
乾姜	大辛 大熱	心・肺 脾・胃	補陽散寒・回陽救逆 温肺化痰	1〜9g	熱証・陰虚には禁忌 妊婦には用いない
丁子	辛 温	肺・胃 脾・腎	温中降逆・温補腎陽	1〜5g	

（3）補血薬

薬名	性味	帰経	効能	常用量	備考
当帰	甘・辛 温	肝・心 脾	補血調経・活血 散寒止痛・潤腸通便 生肌	3〜15g	火旺・陰虚陽亢などに は用いない 脾虚の軟便には注意
白芍	酸・苦 微寒	肝・脾	補血斂陰・調経 緩急止痛・柔肝平肝	5〜15g	
熟地黄	甘 微温	心・肝 腎	補血滋陰・潤腸通便	6〜30g	脾虚の泥状便には用い ない
何首烏	苦・甘 渋 微温	肝・腎	補肝腎・益精補血 潤腸通便・解毒	9〜30g	脾虚の泥状便には用い ない
阿膠	甘 平	肺・肝 腎	補血・滋陰潤燥 止血	3〜15g	脾虚には用いない
枸杞子	甘 平	肝・腎 肺	滋補肝腎・益精・ 養肝明目	6〜18g	陰虚火旺には用いない 脾虚の泥状便には用い ない
竜眼肉	甘 平	心・脾	養血安神・養営 健脾	3〜9g	湿・痰には禁忌
小麦	甘 涼	心・肝	補血安神・益気 止汗	15〜60g	
丹参	苦 微寒	心・心 包・肝	活血化瘀・調経 補血安神・涼血止血	3〜15g	月経過多・寒証には用 いない
酸棗仁	甘・酸 平	心・脾 肝・胆	補血・滋陰・安神 止汗	6〜18g	

(4) 滋陰・生津薬

薬名	性味	帰経	効能	常用量	備考
沙参	甘・苦 微寒	肺・胃	生津養胃・潤肺止咳	6〜15g	肺寒・痰湿には用いない
麦門冬	甘・微苦 微寒	肺・心 胃	生津養胃・潤肺止咳 清心除煩・潤腸	6〜18g	脾虚の泥状便には用いない
天門冬	甘・苦 大寒	肺・腎	滋陰清熱・潤肺止咳 化痰・滋腎・生津 潤腸	6〜15g	脾虚には用いない
玉竹	甘 微寒	肺・胃	滋陰潤燥・補心気	9〜15g	湿証には禁忌
栝楼根	甘・微苦 酸 微寒	肺・胃	清熱生津・排膿消腫	3〜12g	湿証・脾胃気虚には用いない 妊婦には禁忌
白合	甘・微苦 微寒	心・肺	潤肺止咳・清心安神	9〜30g	痰湿には禁忌
玄参	苦・鹹 寒	胃・腎	滋陰生津・清熱解毒 涼血瀉火・利咽 散結消腫・潤腸通便	9〜12g	脾虚の泥状便には用いない
生地黄	甘・苦 寒	心・肝 腎・小腸	清熱滋陰・涼血 潤腸通便	6〜30g	気虚・陽虚・寒証には用いない
亀板	鹹・甘 寒	腎・心 肝	滋陰潜陽・補腎健骨 清虚熱・涼血	9〜30g	脾虚には用いない
鼈甲	鹹 寒	肝・脾 腎	滋陰潜陽・清虚熱 軟堅散結	9〜30g	脾虚・陽虚・妊婦には禁忌
胡麻	甘 平	肺・脾 肝・腎	滋補肝腎・潤腸通便	9〜30g	脾虚の泥状便には用いない
菟絲子	辛・甘 平	肝・腎 脾	補腎益精・固精 養肝明目・益脾止瀉 安胎	6〜18g	陰虚火旺には用いない
山茱萸	酸・渋 微温	肝・腎	補益肝腎・固精 止汗・固経止血	3〜9g	
五味子	酸 温	肺・心 腎	斂肺止咳・平喘 固表止汗・生津止瀉 固精止瀉	1.5〜9g	

2．散寒薬

薬名	性味	帰経	効能	常用量	備考
附子	大辛 大熱	心・脾 腎	補陽散寒・回陽救逆 祛風湿・止痛	1〜9 g	妊婦には用いない 中毒に注意
肉桂	甘・辛 大熱	肝・腎 脾	散寒止痛・温中補陽	0.5〜3 g	亡陽・出血・妊婦に は禁忌
乾姜	大辛 大熱	心・肺 脾・胃 腎	補陽散寒・回陽救逆 温肺化痰	1〜9 g	妊婦には用いない
呉茱萸	辛・苦 熱	肝・腎 脾・胃	散寒止痛・下気止嘔 疏肝理気・止瀉 殺虫	3〜9 g	
山椒	辛 大熱	脾・胃 肺・腎	散寒止痛・燥湿 殺虫	1.5〜5 g	
丁子	辛 温	肺・胃 脾・腎	温中降逆・温補腎陽	1〜5 g	胃熱・胃陰虚の嘔吐 には用いない
良姜	辛 熱	脾・胃	散寒止痛・温中止嘔	3〜9 g	
茴香	辛 温	肝・腎 脾・胃	散寒止痛・理気和胃	3〜9 g	
烏薬	辛 温	脾・肺 腎・膀胱	理気止痛・温腎散寒 縮尿・疏肝	3〜9 g	
薤白	辛・苦 温	肺・胃 大腸	通陽散結・理気止痛 活血	3〜9 g	
桂枝	辛・甘 温	肺・心・ 脾・肝・ 腎・膀胱	散寒止痛・通陽 発汗解肌・温通経脈	3〜9 g	妊婦・月経過多には 注意
生姜	辛 微温	肺・脾 胃	散寒解表・化痰燥湿 温中止嘔・解毒	3〜9 g	
当帰	甘・辛 温	肝・心 脾	散寒・活血 補血調経・止痛 潤腸通便・生肌	3〜15 g	脾虚の軟便には注意

川芎	辛温	肝・胆心包	散寒・活血理気止痛・調経疏肝解鬱・祛風湿	3～9g	月経過多には用いない
艾葉	苦・辛温	肝・脾腎	温経止血・散寒止痛安胎	3～9g	
細辛	辛温	心・肺肝・腎	散寒解表・祛風止痛温肺化飲・止咳	1～3g	気虚の多汗には禁忌
白芷	辛温	肺・胃大腸	散寒解表・祛風止痛排膿・祛風湿燥湿止帯・通鼻	3～9g	
麻黄	辛・微苦温	肺・膀胱	発汗解表・平喘止咳利水消腫・祛風湿散寒	1.5～9g	虚証には慎重を要す
草豆蔲	辛温	脾・胃	温胃止嘔・健脾燥湿	3～6g	

3．清熱薬

（1）清熱瀉火薬

薬名	性味	帰経	効能	常用量	備考
石膏	辛・甘 寒	肺・胃	清熱瀉火・除煩止渇 生肌斂瘡	9〜30 g	
知母	苦 寒	肺・胃 腎	清熱瀉火・生津止渇 滋腎・清虚熱・潤下	3〜9 g	脾虚・腎陽虚 の泥状便には 用いない
山梔子	苦 寒	心・肝 肺・胃・ 三焦	清熱瀉火・涼血止血 燥湿解毒・除煩	3〜9 g	脾虚の軟便に は注意
蓮心	苦 寒	心	清心瀉火・安神	1.5〜6 g	
芦根	甘 寒	肺・胃	清熱生津・清肺 透疹・排膿祛痰 清胃止嘔	15〜30 g	気虚・陽虚に は禁忌
夏枯草	苦・辛 寒	肝・胆	清肝火・消痰散結	9〜15 g	気虚には用い ない
決明子	甘・苦・鹹 微寒	肝・胆 腎	清肝瀉火・明目 祛風熱・益腎 潤腸通便	6〜15 g	
芦薈	苦 寒	肝・心 胃・大腸	清熱涼肝・明目 瀉下・破血通瘀・殺虫	0.3〜1.5 g	妊婦・月経期 には用いない
大黄	苦 寒	脾・胃 大腸 心包・肝	清熱・瀉下通便・涼血 解毒・活血化瘀・通経	3〜9 g 粉末は 0.5〜1 g	妊婦・月経期 には用いない
木通	苦 寒	心・肺 小腸 膀胱	清心降火・利水 通乳・通淋・通脈	3〜9 g	妊婦には禁忌
柴胡	苦 微辛・微寒	心包・肝 三焦・胆	清熱透表・疏肝解鬱 理気・昇発清陽	15〜20 g	陰虚には注意

(2) 清熱解毒薬

薬名	性味	帰経	効能	常用量	備考
金銀花	甘寒	肺・胃心・脾	清熱解毒・涼血止痢	9〜15 g 化膿には 30〜150 g	
連翹	苦微寒	心・胆	清熱解毒・消腫散結 清熱化湿	9〜15 g	
忍冬藤	甘寒	肺・胃心・脾	清熱解毒・通経活絡	15〜30 g	
野菊花	苦・辛涼	肺・肝	清熱解毒	9〜15 g	
牛蒡子	辛・苦寒	肺・胃	疏散風熱・清利咽喉 祛痰止咳・清熱解毒 透疹	3〜9 g	脾虚の軟便には 用いない
升麻	甘・辛微寒	肺・脾 大腸・胃	解表・透疹 清熱解毒・止痛 昇挙陽気	3〜9 g	肝火・陰虚火旺 には禁忌
生甘草	甘涼	十二経	清熱解毒・利咽止痛	3〜6 g	
魚醒草	辛微寒	肺・腎・膀胱	清熱解毒・消癰腫 化湿・利水通淋	9〜30 g	
山豆根	苦寒	心・肺胃	清熱解毒・利咽消腫	3〜9 g	脾胃気虚の軟便 には用いない
射干	苦寒	肺・肝	清熱解毒・利咽 降気平喘・消痰散結	3〜9 g	気虚下陥には用 いない 妊婦には禁忌
薏苡仁	甘・淡微寒	脾・胃肺	利水滲湿・清熱解毒 排膿・祛風湿 健脾止瀉	15〜30 g	
冬瓜子	甘寒	脾・胃大腸小腸	清熱・排膿・化湿 化痰・潤腸	6〜15 g	脾虚の泥状便に は用いない

(3) 清熱涼血薬

薬名	性味	帰経	効能	常用量	備考
生地黄	甘・苦寒	心・肝腎・小腸	清熱滋陰・涼血潤腸通便	6〜30 g	気虚・陽虚には用いない
玄参	苦・鹹寒	肺・胃・腎	滋陰生津・清熱解毒涼血瀉火・利咽散結消腫・潤腸通便	9〜12 g	脾虚の軟便には禁忌
牡丹皮	辛・苦微寒	心・肝腎	清熱涼血・止血活血化瘀・清虚熱	3〜9 g	月経過多・妊婦には禁忌脾虚の軟便には用いない
赤芍	苦微寒	肝	清熱涼血・活血散瘀止痛・清肝明目	5〜15 g	
紫根	甘寒	心・肝	清熱涼血・解毒透疹・通便	3〜9 g	泥状〜水様便には用いない
茅根	甘寒	心・肺胃・膀胱	清熱生津・涼血止血利水消腫	15〜30 g	
地骨皮	甘・淡寒	肺・肝腎	清熱涼血・清虚熱	6〜12 g	
丹参	苦微寒	心・心包・肝	活血化瘀・調経補血安神・涼血止血	3〜15 g	月経過多には用いない

(4) 清熱燥湿薬

薬名	性味	帰経	効能	常用量	備考
黄連	苦寒	心・肝 胆・胃 大腸	清熱燥湿・瀉火解毒 涼血止血	1.5～6 g	
黄芩	苦寒	肺・脾 胆・大腸 小腸	清熱燥湿・瀉火解毒 涼血止血・安胎	6～15 g	
黄柏	苦寒	腎・胆 膀胱・大腸	清熱燥湿・瀉火解毒 涼血止血・清虚熱	3～9 g	
竜胆草	苦寒	肝・胆・膀胱	清熱燥湿・清肝瀉火 定驚・熄風・明目	2～6 g	脾虚には禁忌
苦参	苦寒	心・脾・大腸 小腸・肝・腎	清熱燥湿・祛風殺虫	3～9 g	
茵蔯蒿	苦微寒	脾・胃 肝・胆	清熱化湿・退黄 疏肝	9～15 g	
滑石	甘寒	胃・膀胱	利水滲湿・清熱 解暑・通淋・止瀉	9～15 g	脾胃気虚には 用いない 陰虚には慎重 を要す
沢瀉	甘・淡寒	腎・膀胱	利水滲湿・止瀉 消腫・清熱	3～9 g	気虚・陽虚に は注意

4．理気薬

薬名	性味	帰経	効能	常用量	備考
陳皮	辛・苦 温	脾・肺	理気・化湿・化痰 止嘔・開胃	3～9g	熱証・燥証・陰虚には注意
青皮	苦・辛 温	肝・胆	疏肝破気・散積化滞	3～9g	気虚には用いない
枳実	苦 微寒	脾・胃 大腸	破気消積・化痰消痞 排膿	3～9g	気虚・陽虚には用いない
枳殻	苦・酸 微寒	脾・肺	理気・昇提	3～9g	
香附子	辛・微苦 微甘 平	肝・三焦	疏肝解鬱・理気止痛 調経	6～15g	気虚・陰虚には注意
木香	辛・苦 温	肺・肝・脾 ・胃・大腸 三焦	理気止痛・化湿 止瀉・疏肝解鬱	1.5～9g	
烏薬	辛 温	脾・肺 腎・膀胱	理気止痛・温腎散寒 縮尿・疏肝	3～9g	熱証には注意
薤白	辛・苦 温	肺・胃 大腸	理気止痛・通陽散結 活血	3～9g	
柿蒂	苦 平	胃	降気止嘔・止呃	3～9g	
半夏	辛・温	脾・胃	降逆止嘔・燥湿化痰	6～15g	熱証・陰虚には注意
厚朴	苦・辛 温	脾・胃 大腸・肺	理気燥湿・寛中除満 平喘	3～9g	気虚・陽虚・妊婦には注意
縮砂	辛 温	脾・胃 腎	理気上痛・温胃止嘔 化湿止瀉・醒脾 安胎	1.5～6g	陰虚・実熱には用いない
蘇葉	辛 温	肺・脾	理気寛中・解鬱 止嘔・発汗解表 化湿・安胎 解魚蟹毒	3～9g	

大腹皮	辛 微温	脾・胃 大腸・小腸	理気寛中・利水消腫 止瀉	3〜9g	気虚・陽虚には 用いない
檳榔子	辛・苦 温	胃・大腸	理気消積・利水消腫 殺虫	3〜9g	気虚・陽虚の軟 便には用いない
柴胡	苦・微辛 微寒	心包・三焦 肝・胆	疏肝解鬱・理気 昇発清陽・清熱透表	6〜9g	陰虚には注意
鬱金	辛・苦 寒	心・肺 肝・胆	疏肝解鬱・理気止痛 活血化瘀・清熱涼血 清心開竅・利胆退黄	3〜9g	
川楝子	苦 寒	肝・心包 小腸・膀胱	理気止痛・疏肝解鬱 殺虫	6〜15g	脾胃虚寒には用 いない
姜黄	苦・辛 温	脾・肝	理気止痛・活血化瘀 通経・祛風湿	3〜9g	虚弱者には慎重 を要す
延胡索	苦・辛 温	肝・脾・ 心・肺	活血・理気・止痛	3〜9g	妊婦・月経過早 には禁忌
川芎	辛 温	肝・胆 心包	活血理気・止痛 調経・疏肝解鬱・散寒 祛風湿	3〜9g	月経過多には用 いない
蒺藜子	辛・苦 微温	肝・脾	疏肝解鬱・理気活血 平肝熄風・祛風明目 止痒	3〜9g	気虚・妊婦には 注意
栝楼仁	甘 寒	肺・胃 大腸	寛胸理気・清熱化痰 潤肺化痰・散結消腫 潤腸通便	6〜18g	脾虚には用いな い
山楂子	酸・甘 微温	脾・胃 肝	消食導滞・破気 活血化瘀・止瀉	6〜15g	脾胃気虚には注 意
萊菔子	辛・甘 平	脾・胃 肺	消食・理気導滞 降気平喘・化痰	3〜9g	気虚には注意
三棱	苦 平	肝・脾	破血化瘀・消積軟堅 理気止痛	3〜9g	月経過多・妊婦 には禁忌
莪朮	苦・辛 温	肝・脾	理気破血・祛瘀 消積・止痛	3〜9g	月経過多・妊婦 には禁忌

効能別薬物一覧表　287

5．理血薬

（1）止血薬

薬名	性味	帰経	効能	常用量	備考
槐花	苦 微寒	肝・大腸	涼血止血	6〜15 g	寒証には用いない
茅根	甘 寒	心・肺 胃・膀胱	清熱生津・涼血止血 利水消腫	15〜30 g	寒証には用いない
艾葉	苦・辛 温	肝・脾 腎	温経止血・散寒止痛 安胎	3〜9 g	血熱・陰虚の出血 には注意
阿膠	甘 平	肺・肝 腎	補血・滋陰潤燥 止血	3〜15 g	脾胃気虚には用い ない
炮姜	辛・苦 大熱	心・肺 脾・胃	補陽散寒・止血	1〜9 g	熱証には禁忌

（2）活血化瘀薬

薬名	性味	帰経	効能	常用量	備考
当帰	甘・辛 温	肝・心 脾	活血・補血調経 散寒止痛・潤腸通便	3〜15 g	火旺・陰虚陽亢に は用いない 脾虚の軟便には注 意
川芎	甘・辛 温	肝・胆 心包	活血理気・散寒止痛 調経・疏肝解鬱 祛風湿	3〜9 g	月経過多には用い ない
延胡索	辛・苦 温	肝・脾 心・肺	活血・理気・止痛	3〜9 g	妊婦・月経過早に は禁忌
姜黄	苦・辛 温	脾・肝	理気止痛・活血化瘀 通経・祛風湿	3〜9 g	虚弱者には注意
鬱金	辛・苦 寒	心・肺 肝・胆	活血化瘀・疏肝解鬱 理気止痛・清熱涼血 清心開竅・利胆退黄	3〜9 g	

三棱	苦 平	肝・脾	破血化瘀・消積軟堅 理気止痛	3～9g	月経過多・妊婦に は禁忌
莪朮	苦・辛 温	肝・脾	理気破血・祛瘀 消積・止痛	3～9g	月経過多・妊婦に は禁忌
丹参	苦 微寒	心・心包 ・肝	活血化瘀・調経 補血安神・涼血止血	3～15g	月経過多・寒証に は用いない
益母草	辛・微苦 微寒	肝・心・ 腎	活血化瘀・調経 利水消腫	9～30g	
紅花	辛 温	心・肝	活血化瘀・通経 止痛	3～9g	妊婦・月経過多・ 出血傾向には用い ない
番紅花	甘 寒	心・肝	活血化瘀・通経 涼血解毒	1.5～3g	
牛膝	苦・酸 平	肝・腎	活血通経・祛風湿 引血下行・利水	3～9g	脾虚の軟便には用 いない 月経過多・妊婦に は用いない
蘇木	甘・鹹・辛 平	心・肝 脾	活血化瘀・止痛消腫・ 祛風和血	3～9g	妊婦には用いない
桃仁	苦・甘 平	心・肝 大腸	破血化瘀・潤腸通便	3～9g	妊婦には禁忌
牡丹皮	辛・苦 微寒	心・肝 腎	清熱涼血・止血 活血化瘀・清虚熱	3～9g	月経過多・妊婦に は禁忌 脾虚の軟便には用 いない
赤芍	苦 微寒	肝	清熱涼血・活血散瘀 止痛・清肝明目	5～15g	
大黄	苦 寒	脾・胃 大腸 心包・肝	瀉下通便・清熱・涼 血解毒 活血化瘀・通経	3～9g 粉末は 0.5～1g	妊婦・月経期・授 乳期には用いない
山楂子	酸・甘 微温	脾・胃 肝	消食導滞・破気 活血化瘀・止瀉	6～15g	脾胃気虚には注意
鼈甲	鹹 寒	肝・脾 腎	滋陰潜陽・消虚熱 軟堅散結・破瘀通経	9～30g	脾虚には用いない

効能別薬物一覧表　*289*

| 地竜 | 鹹寒 | 胃・脾肝・腎 | 清熱熄風・安神定驚止痙・平喘・通絡利水 | 3〜9g | 陽虚には用いない妊婦には注意 |
| 芦薈 | 苦寒 | 肝・心胃・大腸 | 清熱涼肝・明目瀉下・破血通瘀殺虫 | 0.3〜1.5g | 妊婦・月経期には用いない |

6．化湿・利水薬

（1）芳香化湿薬

薬名	性味	帰経	効能	常用量	備考
藿香	辛微温	脾・胃肺	化湿止嘔・理気止痛発表解暑	3〜9g	陰虚・胃熱には用いない
蒼朮	苦・辛温	脾・胃	燥湿・解表・健脾運脾・祛風湿	3〜9g	陰虚・津虚には禁忌
厚朴	苦・辛温	脾・胃大腸・肺	理気燥湿・寛中除満平喘	3〜9g	気虚・陽虚・妊婦には注意
白豆蔲	辛温	肺・脾胃	理気止痛・化湿消痞温胃止嘔	3〜9g	気虚・胃熱には用いない
縮砂	辛温	脾・胃腎	理気止痛・温胃止嘔化湿止瀉・醒脾・安胎	1.5〜6g	陰虚・実熱には用いない
草豆蔲	辛温	脾・胃	健脾燥湿・温胃止嘔	3〜6g	熱証には用いない

（2）利水滲湿薬

薬名	性味	帰経	効能	常用量	備考
茯苓	甘・淡平	心・肺脾・胃腎	利水滲湿・健脾安神	5〜15g	
猪苓	甘平（偏涼）	腎・膀胱	利水滲湿・止瀉消腫	6〜12g	気虚・陽虚には注意
沢瀉	甘・淡寒	腎・膀胱	利水滲湿・止瀉消腫・清熱	3〜9g	気虚・陽虚には注意
車前子	甘寒	肝・腎小腸・肺	清熱利水・通淋消腫・止瀉・止帯滋補肝腎・明目止咳化痰	3〜15g	
滑石	甘寒	胃・膀胱・肺	利水滲湿・清熱解暑・通淋・止瀉	9〜15g	脾胃気虚には用いない陰虚には注意

効能別薬物一覧表　291

薏苡仁	甘・淡微寒	脾・胃肺	利水滲湿・清熱解毒排膿・祛風湿健脾止瀉	15～30 g	
防已	苦・辛寒	膀胱・脾肺・腎	利水消腫・祛風湿止痛	3～9 g	
木通	苦寒	心・肺小腸膀胱	清心降火・利水通乳・通淋・通脈	3～9 g	妊婦には禁忌
椒目	苦微温	腎	利水・平喘	3～9 g	
茯苓皮	甘・淡平	心・肺脾・胃腎	利水消腫	10～15 g	
黄耆	甘微温	脾・肺	補気昇陽・固表止汗托毒生肌・利水消腫	9～15 g	熱証には用いない
白朮	苦・甘温	脾・胃	補気健脾・燥湿利水固表止汗・祛風湿安胎	3～12 g	津虚・陰虚には用いない
大腹皮	辛微温	脾・胃大腸・小腸	理気寛中・利水消腫止瀉	3～9 g	気虚・陽虚には用いない
呉茱萸	辛・苦熱	肝・腎脾・胃	散寒止痛・下気止嘔疏肝理気・利水止瀉・殺虫	3～9 g	
茅根	甘寒	心・肺胃・膀胱	清熱生津・涼血止血利水消腫	15～30 g	
益母草	辛・微苦微寒	肝・心・腎	活血化瘀・調経利水消腫	9～30 g	
牛膝	苦・酸平	肝・腎	活血通経・祛風湿引血下行・利水消腫	3～9 g	脾虚の軟便には用いない月経過多・妊婦には用いない
麻黄	辛・微苦温	肺・膀胱	発汗解表・平喘止咳利水消腫・祛風湿散寒	1.5～9 g	虚証には注意
桑白皮	甘寒	肺	清熱止咳・降気平喘利水消腫	3～15 g	寒証には用いない

檳榔子	辛・苦 温	胃・大腸	理気消積・利水消腫 殺虫	3〜9 g	気虚・陽虚の軟 便には用いない
葶藶子	辛・苦 寒	肺・膀胱・ 大腸	降気平喘・行水消腫	3〜9 g	
番瀉葉	甘・苦 大寒	大腸	瀉熱通便・行水消腫	1.5〜5 g	妊婦・月経期・ 授乳期には禁忌
牽牛子	苦 寒	肺・腎 大腸	逐水消腫・祛痰逐飲 平喘・殺虫攻積 瀉下	3〜9 g	妊婦には禁忌 虚弱者には注意

効能別薬物一覧表　293

7．化痰止咳薬

（1）温化寒痰薬

薬名	性味	帰経	効能	常用量	備考
半夏	辛 温	脾・胃	降逆止嘔・燥湿化痰	6～15g	
天南星	苦・辛 微温	肺・肝 脾	燥湿化痰・熄風止痙	3～9g	血虚・陰虚には禁忌 妊婦には用いない
細辛	辛 温	肺 腎	温肺化飲・止咳 祛風止痛・散寒解表	1～3g	陰虚火旺・気虚・多汗には禁忌
白芥子	辛 温	肺	理気祛痰・散結消腫	3～6g	気虚・陰虚・熱証には禁忌 妊婦には用いない
桔梗	苦・辛 平	肺	宣肺祛痰・止咳 利咽・排膿・提気	3～9g	慢性咳嗽・陰虚火旺には用いない

（2）清化熱痰薬

薬名	性味	帰経	効能	常用量	備考
前胡	苦・辛 微寒	肺	降気平喘・止咳化痰 疏散風熱	3～9g	気虚下陥・陰虚火旺・寒飲咳嗽には用いない
栝楼仁	甘 寒	肺・胃 大腸	清熱化痰・寛胸理気 潤肺化痰・散結消腫 潤腸通便	6～18g	脾虚には用いない
貝母	苦・甘 寒～微寒	心・肺	潤肺化痰・止咳 清熱散結	3～9g	
竹筎	甘 微寒	肺・胃・ 胆	清化熱痰・止嘔	3～9g	
夏枯草	苦・辛 寒	肝・胆	清肝火・消痰散結	9～15g	気虚には用いない

(3) 止咳平喘薬

薬名	性味	帰経	効能	常用量	備考
杏仁	苦・辛 温	肺・大腸	止咳平喘・化痰 潤腸通便	3〜12g	肺虚の喘咳には用いない
紫蘇子	辛 温	肺・大腸	降気平喘・止咳 消痰・寛胸・寛陽潤燥	3〜9g	気虚下陥には禁忌
款冬花	辛・甘 温	肺	止咳平喘・化痰	3〜9g	
紫菀	辛・苦 微温	肺	止咳化痰	3〜9g	
枇杷葉	苦 平	肺・胃	化痰止咳・降逆止嘔	6〜15g	肺寒には用いない
百部	甘・苦 微温	肺	潤肺止咳・殺虫	6〜18g	脾虚の軟便には用いない
桑白皮	甘 寒	肺	清熱止咳・降気平喘 利水消腫	3〜15g	寒証には用いない
射干	苦 寒	肺・肝	降気平喘・消痰散結 消熱解毒・利咽	3〜9g	妊婦には禁忌 気虚下陥には用いない
旋覆花	苦・辛 鹹 微温	肺・胃 脾・大腸	降気平喘・消痰利水 下気止嘔	3〜9g	脾虚の泥状便は用いない
萊菔子	辛・甘 平	脾・胃 肺	降気平喘・化痰 理気導滞・消食	3〜9g	気虚には注意
葶藶子	辛・苦 寒	肺・膀胱 ・大腸	降気平喘・行水消腫	3〜9g	肺陰虚には禁忌
沙参	甘・苦 微寒	肺・胃	潤肺止咳・生津養胃	6〜15g	肺寒・痰湿には用いない
麦門冬	甘・微苦 微寒	肺・心 胃	潤肺止咳・生津養胃 清心除煩・潤腸	6〜18g	脾虚の軟便には用いない
天門冬	甘・苦 大寒	肺・腎	潤肺止咳・化痰 滋陰清熱・滋腎 生津・潤腸	6〜15g	脾虚には用いない

効能別薬物一覧表　295

五味子	酸 温	肺・心 腎	斂肺止咳・平喘 固表止汗・生津止渇 固精止瀉	1.5〜9 g	
訶子	苦・酸 渋 平	肺・大腸	斂肺利咽・渋腸止瀉	3〜9 g	急性期には用いない
麻黄	辛・微苦 温	肺・膀胱	平喘止咳・発汗解表 利水消腫・祛風湿 散寒	1.5〜9 g	虚証には注意
厚朴	苦・辛 温	脾・胃 大腸・肺	平喘・理気燥湿 寛中除満	3〜9 g	気虚・陽虚・妊婦 には注意
地竜	鹹 寒	胃・脾 肝・腎	平喘・通絡・利水 止痙・清熱熄風 安神定驚	3〜9 g	陽虚には用いない 妊婦には注意
百合	甘・微苦 微寒	心・肺	潤肺止咳・清心安神	9〜30 g	痰湿には禁忌
牽牛子	苦 寒	肺・腎 大腸	祛痰逐飲・平喘 逐水消腫・瀉下 殺虫攻積	3〜9 g	妊婦には禁忌 虚弱者には注意

8．祛風湿薬

薬名	性味	帰経	効能	常用量	備考
独活	辛・苦 微温	腎・膀胱 肝	祛風湿・散寒解表 止痛	3〜9g	陰虚火旺には禁忌
羌活	苦・辛 温	膀胱・肝 腎	祛風湿・散寒解表 止痛	3〜9g	虚弱者には慎重を 要す
威霊仙	辛・鹹 温	膀胱	祛風湿・通絡・止痛	3〜9g	虚弱者には慎重を 要す
木瓜	酸 温	肝・脾	舒筋活絡・和胃化湿	3〜9g	
防風	辛・甘 微温	膀胱・肝 脾	祛風湿・止痛 熄風止痙・祛風解表 止痒・止瀉・止血	3〜9g	陰虚火旺には禁忌
蒼朮	苦・辛 温	脾・胃	祛風湿・燥湿・解表 健脾・運脾	3〜9g	陰虚・津虚には禁 忌
麻黄	辛・微苦 温	肺・膀胱	祛風湿・散寒 利水消腫・発汗解表 平喘止咳	1.5〜9g	虚証には慎重を要 す
白芷	辛 温	肺・胃 大腸	祛風湿・祛風止痛 散寒解表・燥湿止帯 排膿・通鼻	3〜9g	陰虚火旺には禁忌
細辛	辛 温	肺 腎	祛風止痛・散寒解表 温肺化飲・止咳	1〜3g	陰虚火旺・気虚多 汗には禁忌
川芎	辛 温	肝・胆 心包	祛風湿・散寒・止痛 理気活血・調経 疏肝解鬱	3〜9g	月経過多には用い ない
姜黄	苦・辛 温	脾・肝	祛風湿・理気止痛 活血化瘀・通経	3〜9g	虚弱者には注意
牛膝	苦・酸 平	肝・腎	祛風湿・活血通経 引血下行・利水	3〜9g	月経過多・妊婦・ 脾虚の軟便には用 いない

効能別薬物一覧表　297

薏苡仁	甘・淡微寒	脾・胃肺	祛風湿・利水滲湿清熱解毒・排膿健脾止瀉	15〜30g	
防已	苦・辛寒	膀胱脾・肺・腎	祛風湿・利水消腫止痛	3〜9g	
地竜	鹹寒	胃・脾肝・腎	通絡止痙・利水清熱熄風・安神定驚平喘	3〜9g	妊婦には注意陽虚には用いない

9．解表薬

（1）辛温解表薬

薬名	性味	帰経	効能	常用量	備考
麻黄	辛・微苦温	肺・膀胱	発汗解表・平喘止咳利水消腫・袪風湿散寒	1.5〜9 g	虚証には慎重を要す
桂枝	辛・甘温	肺・心・脾・肝・腎・膀胱	発汗解肌・通陽散寒止痛・温通経脈	3〜9 g	妊婦・月経過多には注意
蘇葉	辛温	肺・脾	発汗解表・化湿止嘔・理気寛中・解鬱安胎・解魚蟹毒	3〜9 g	
荊芥	辛温	肺・肝	袪風解表・止痒止血・透疹・消瘡・止血暈	3〜9 g	
羌活	辛・苦温	膀胱肝・腎	散寒解表・袪風湿止痛	3〜9 g	虚弱者には慎重を要す
防風	辛・甘微温	膀胱肝・脾	袪風解表・袪風湿止痛・止痒・熄風止痙止瀉・止血	3〜9 g	陰虚火旺には禁忌
白芷	辛温	肺・胃大腸	散寒解表・袪風止痛排膿・袪風湿燥湿止帯・通鼻	3〜9 g	陰虚火旺・血虚頭痛には禁忌
藁本	辛温	膀胱	散寒解表・止痛袪風湿	3〜9 g	血虚頭痛・陰虚火旺・熱証には用いない
細辛	辛温	肺腎	散寒解表・袪風止痛温肺化飲・止咳	1〜3 g	陰虚火旺・気虚多汗には禁忌
生姜	辛微温	肺・脾胃	発表散寒・化痰燥湿温中止嘔・解毒	3〜9 g	陰虚・燥証・熱証には禁忌
藿香	辛微温	脾・胃肺	発表解暑・化湿止嘔理気止痛	3〜9 g	陰虚・胃熱には用いない
辛夷	辛温	肺・胃	通鼻・袪風解表	3〜6 g	陰虚火旺には禁忌

(2) 辛涼解表薬

薬名	性味	帰経	効能	常用量	備考
薄荷	辛涼	肺・肝	疏散風熱・清利咽喉 明目・透疹止痒 解鬱	2～6g	陰虚火旺・気虚には用いない 授乳中の婦人にも用いない
牛蒡子	辛・苦 寒	肺・胃	疏散風熱・清利咽喉 祛痰止咳・清熱解毒 透疹	3～9g	脾虚の軟便には禁忌
蟬退	甘 寒	肺・肝	疏散風熱・清利咽喉 透疹止痒・熄風止痙 定驚・退翳	3～6g	虚弱者・妊婦には用いない
桑葉	苦・甘 微寒	肺・肝	疏散風熱・清肺止咳 清肝明目・平肝止痙	6～12g	
菊花	甘・微苦 微寒	肺・肝	疏散風熱・明目 清熱解毒・平肝潜陽 熄風	6～15g	
蔓荊子	苦・辛 微寒	肝・膀胱 肺・胃	疏散風熱・止痛 祛風湿	3～9g	血虚頭痛・肝陰虚眼痛には用いない
葛根	甘・辛 涼	脾・胃	解表・透疹・生津止渇 昇陽止瀉	6～15g	表虚の多汗には用いない
柴胡	苦・微辛 微寒	心包・三焦 肝・胆	清熱透表・疏肝解鬱 理気・昇発清陽	6～9g	陰虚には慎重を要す
升麻	甘・辛 微寒	肺・脾 大腸・胃	解表・透疹・清熱解毒 止痛・昇挙陽気	3～9g	陰虚火旺・肝火には禁忌
金銀花	甘 寒	肺・胃 心・脾	透表・清熱解毒 涼血止痢	9～15g	
連翹	苦 微寒	心・胆	透表・清熱解毒 消腫散結・清熱化湿	9～15g	

10. 瀉下薬

（1）攻下薬

薬名	性味	帰経	効能	常用量	備考
大黄	苦寒	脾・胃 大腸 心包・肝	瀉下通便・清熱・涼血 解毒 活血化瘀・通経	3〜9g 粉末は 0.5〜1g	妊婦・月経期・授乳期には用いない
芒硝	鹹・苦寒	胃・大腸 三焦	瀉熱通便・軟堅破血	3〜9g	妊婦には禁忌 実熱以外には用いない
番瀉葉	甘・苦大寒	大腸	瀉熱通便・行水消腫	1.5〜5g	妊婦・月経期・授乳期には禁忌
芦薈	苦寒	肝・心 胃・大腸	瀉下・明目・清熱涼肝 破血通経・殺虫	0.3〜1.5g	妊婦・月経期・授乳期には禁忌 脾胃気虚には用いない

（2）潤下薬

薬名	性味	帰経	効能	常用量	備考
麻子仁	甘平	脾・胃 大腸	潤腸通便	6〜15g	
桃仁	苦・甘平	心・肝 大腸	破血化瘀・潤腸通便	3〜9g	妊婦には禁忌
杏仁	苦・辛温	肺・大腸	止咳平喘・潤腸通便	3〜12g	
栝楼仁	甘寒	肺・胃 大腸	清熱化痰・潤肺化痰 寛胸理気・散結消癰 潤腸通便	6〜18g	脾虚には用いない
胡麻	甘平	肺・脾 肝・腎	滋補肝腎・潤腸通便	9〜30g	脾気虚には用いない
何首烏	苦・甘渋微温	肝・腎	補肝腎・益精補血 解毒・潤腸通便	9〜30g	

効能別薬物一覧表　*301*

薬名		性味	帰経	効能	常用量	備考
当帰		甘・辛 温	肝・心 脾	活血・散寒・止痛 補血調経・生肌 潤腸通便	3〜15g	
地黄	熟	甘 微温	心・肝 腎	補血滋陰・潤腸通便	6〜30g	
	生	甘・苦 寒	心・肝 腎・小腸	清熱滋陰・涼血 潤腸通便	6〜30g	
蜂蜜		甘 平	肺・脾 大腸	補中・潤肺止咳 潤腸通便・緩急止痛 解毒	10〜30ml	痰湿・腹満には用い ない
玄参		苦・鹹 寒	肺・胃・ 腎	滋陰生津・清熱解毒 涼血瀉火・利咽 散結消腫・潤腸通便	9〜12g	脾虚には禁忌
決明子		甘・苦 鹹 微寒	肝・胆 腎	明目・清肝瀉火 祛風熱・益腎 潤腸通便	6〜15g	
肉蓯蓉		甘・鹹 温	腎・大腸	補腎壮陽・潤腸通便	6〜18g	陰虚火旺・熱証には 禁忌

(3) 逐水瀉下薬

薬名	性味	帰経	効能	常用量	備考
牽牛子	苦 寒	肺・腎 大腸	逐水消腫・祛痰逐飲 平喘・殺虫攻積 瀉下	3〜9g	妊婦には禁忌 虚弱者には慎重を 要す

11. 平肝熄風薬

薬名	性味	帰経	効能	常用量	備考
天麻	微辛・甘 平	肝	熄風止痙・通絡止痛	3〜9 g	
釣藤鈎	甘 微寒	肝・心包	平肝潜陽・熄風止痙 清熱・舒筋活絡	6〜15 g	
地竜	鹹 寒	胃・脾 肝・腎	清熱熄風・止痙 安神定驚・平喘 通絡・利水	3〜9 g	妊婦には注意
竜骨	甘・渋 平	心・肝 腎	平肝潜陽・熄風止痙 安神定驚・定悸 収斂固渋	9〜30 g	
牡蛎	鹹・渋 微寒	肝・胆 腎	平肝潜陽・熄風止痙 安神定驚・定悸 収斂固渋・制酸	15〜30 g	
亀板	鹹・甘 寒	腎・心 肝	滋陰潜陽・補腎健骨 清虚熱・涼血・養血補心	9〜30 g	脾虚には用いない
竜胆草	苦 寒	肝・胆・ 膀胱	清肝瀉火・熄風・定驚 清熱燥湿・明目	2〜6 g	脾虚には禁忌
蒺藜子	辛・苦 微温	肝・肺	平肝熄風・疏肝解鬱 祛風明目・止痒 理気活血	3〜9 g	気虚・妊婦には注意
菊花	甘・微苦 微寒	肺・肝	平肝潜陽・熄風 疏散風熱・明目 清熱解毒	6〜15 g	
桑葉	甘・苦 微寒	肺・肝	平肝止痙・清肝明目 疏散風熱・清肺止咳	6〜12 g	
天南星	苦・辛 微温	肺・肝 脾	熄風止痙・燥湿化痰	3〜9 g	血虚・陰虚には禁忌 妊婦には用いない
蟬退	甘 寒	肺・肝	熄風止痙・定驚 疏散風熱・清利咽喉 透疹止痒・退翳	3〜6 g	虚弱者・妊婦には用いない

12. 安神薬

(1) 重鎮安神薬

薬名	性味	帰経	効能	常用量	備考
竜骨	甘・渋 平	心・肝 腎	安神定驚・定悸 平肝潜陽・熄風止痙 収斂固渋	9〜30 g	
牡蛎	鹹・渋 微寒	肝・胆 腎	安神定驚・定悸 平肝潜陽・熄風止痙 収斂固渋・制酸	15〜30 g	

(2) 養心安神薬

薬名	性味	帰経	効能	常用量	備考
酸棗仁	甘・酸 平	心・脾 肝・胆	補血・滋陰・安神 止汗		
遠志	苦・辛 温	肺・心 腎	安神・祛痰・開竅・ 消癰	1.5〜9 g	悪心・嘔吐を引き 起こすことあり
竜眼肉	甘・平	心・脾	養血安神・養営 健脾	3〜9 g	
小麦	甘 涼	心・肝	補血安神・益気 止汗	15〜60 g	
丹参	苦 微寒	心・心 包・肝	補血安神・活血化瘀 調経・涼血止血	3〜15 g	月経過多・寒証に は用いない
百合	甘・微苦 微寒	心・肺	清心安神・潤肺止咳	9〜30 g	
大棗	甘 平	脾・胃 心・肝	養営安神・補益脾胃 緩和薬性	5〜20 g	便秘・腹満には用 いない
蓮子	甘・渋 平	脾・腎 心	養心安神・補腎固精 健脾止瀉	6〜12 g	
茯苓	甘・淡 平	心・肺 脾・胃 腎	安神・利水滲湿 健脾	5〜15 g	

13. 収渋薬

薬名	性味	帰経	効能	常用量	備考
山茱萸	酸・渋 微温	肝・腎	補益肝腎・固精 止汗・固経止血	3〜9 g	
烏梅	酸・渋 平	肝・脾 肺・大腸	斂肺止咳・渋腸止痢 開胃止渇・安蛔	3〜15 g	実熱・表証には用いない
肉豆蔲	辛 温	脾・胃 大腸	渋腸止瀉・温中理気 止痛	3〜9 g	陰虚・熱証には禁忌
訶子	苦・酸 渋 平	肺・大腸	渋腸止瀉・斂肺利咽	3〜9 g	急性期には使用しない
五味子	酸 温	肺・心 腎	斂肺止咳・平喘 固表止汗・固精止瀉 生津止渇	1.5〜9 g	
芡実	甘・渋 平	脾・腎	補腎固精・化湿止帯 健脾止瀉・扶脾	6〜18 g	
蓮子	甘・渋 平	脾・腎 心	補腎固精・健脾止瀉 養心安神	6〜12 g	
麻黄根	甘 平	肺	止汗	6〜9 g	実証には用いない
小麦	甘 涼	心	止汗・補血安神 益気	15〜60 g	
石榴皮	酸・渋 温	胃・大腸	渋腸止瀉・殺虫	3〜9 g	
竜骨	甘・渋 平	心・肝 腎	収斂固渋・平肝潜陽 熄風止痙・安神定驚 定悸	9〜30 g	
牡蛎	鹹・渋 微寒	肝・胆 腎	収斂固渋・平肝潜陽 熄風止痙・安神定驚 定悸・制酸	15〜30 g	

薬価基準収載品目リスト （厚生労働省ホームページより。平成29年8月30日適用）

区分	薬価基準収載 医薬品コード	成分名	規格		品名	メーカー名	薬価
内用薬	5100001X1016	アキョウ	10g		アキョウ		70.50
内用薬	5100001X1024	アキョウ	10g		ウチダのアキョウM	ウチダ和漢薬	71.90
内用薬	5100002A1018	アセンヤク	10g	局	アセンヤク末		15.30
内用薬	5100003A1012	アマチャ	10g	局	アマチャ末		45.50
内用薬	5100003X1015	アマチャ	10g	局	アマチャ		46.00
内用薬	5100004A1017	アロエ	10g	局	アロエ末		40.30
内用薬	5100005X1014	アンソッコウ	10g		アンソッコウ		12.10
内用薬	5100006X1019	イレイセン	10g	局	イレイセン		18.80
内用薬	5100006X1035	イレイセン	10g	局	トチモトのイレイセン	栃本天海堂	19.00
内用薬	5100006X1043	イレイセン	10g	局	ツムラの生薬イレイセン	ツムラ	19.00
内用薬	5100006X1078	イレイセン	10g	局	マツウラのイレイセン （調剤用）	松浦薬業	17.10
内用薬	5100007X1013	インチンコウ	10g	局	インチンコウ		25.20
内用薬	5100007X1021	インチンコウ	10g	局	ウチダのインチンコウM	ウチダ和漢薬	27.40
内用薬	5100007X1030	インチンコウ	10g	局	トチモトのインチンコウ	栃本天海堂	26.00
内用薬	5100007X1048	インチンコウ	10g	局	ツムラの生薬インチンコウ	ツムラ	28.00
内用薬	5100007X1056	インチンコウ	10g	局	インチンコウダイコーM	大晃生薬	25.20
内用薬	5100007X1064	インチンコウ	10g	局	花扇インチンコウK	小西製薬	28.00
内用薬	5100008X1018	ウイキョウ	10g	局	ウイキョウ		18.00
内用薬	5100009X1012	ウコン	10g	局	ウコン		9.70
内用薬	5100010X1015	ウズ	10g		ウズ		121.60
内用薬	5100010X1023	ウズ	10g		ウチダの烏頭	ウチダ和漢薬	135.10
内用薬	5100011X1010	ウバイ	10g		ウバイ		21.70
内用薬	5100012X1014	ウヤク	10g	局	ウヤク		15.90
内用薬	5100012X1030	ウヤク	10g	局	トチモトのウヤク	栃本天海堂	16.30
内用薬	5100013X1019	ウワウルシ	10g	局	ウワウルシ		18.60
内用薬	5100014A1010	エイジツ	10g	局	エイジツ末		12.80
内用薬	5100014X1013	エイジツ	10g	局	エイジツ		10.20
内用薬	5100015X1018	エンゴサク	10g	局	エンゴサク		24.80
内用薬	5100016X1012	エンメイソウ	10g		エンメイソウ		17.60
内用薬	5100017X1017	オウギ	10g	局	オウギ		22.90
内用薬	5100017X1025	オウギ	10g	局	ウチダのオウギM	ウチダ和漢薬	25.50
内用薬	5100017X1033	オウギ	10g	局	花扇オウギK	小西製薬	25.50
内用薬	5100017X1050	オウギ	10g	局	オウギダイコーM	大晃生薬	25.50
内用薬	5100017X1084	オウギ	10g	局	ツムラの生薬オウギ	ツムラ	23.80
内用薬	5100017X1106	オウギ	10g	局	トチモトのオウギ	栃本天海堂	23.80
内用薬	5100018A1019	オウギ	10g		オウギ末		27.40
内用薬	5100019A1013	オウゴン	10g	局	オウゴン末		22.40
内用薬	5100019X1016	オウゴン	10g	局	オウゴン		19.60
内用薬	5100020A1016	オウバク	10g	局	オウバク末		30.40
内用薬	5100020X1019	オウバク	10g	局	オウバク		26.80
内用薬	5100021X1013	オウヒ	10g	局	オウヒ		10.50
内用薬	5100022A1015	オウレン	10g	局	オウレン末		164.60
内用薬	5100022A1023	オウレン	10g	局	ウチダのオウレン末M	ウチダ和漢薬	170.50
内用薬	5100022X1018	オウレン	10g	局	オウレン		88.70

内用薬	5100023A1010	オンジ	10g		局	オンジ末		31.50
内用薬	5100023X1012	オンジ	10g		局	オンジ		39.70
内用薬	5100024X1017	カイカ	10g			カイカ		14.10
内用薬	5100025X1011	ガイヨウ	10g		局	ガイヨウ		12.90
内用薬	5100026X1016	カゴソウ	10g		局	カゴソウ		17.50
内用薬	5100027X1010	カシ	10g			カシ		10.80
内用薬	5100028X1015	カシュウ	10g		局	カシュウ		15.40
内用薬	5100028X1023	カシュウ	10g		局	ウチダのカシュウM	ウチダ和漢薬	16.70
内用薬	5100028X1031	カシュウ	10g		局	トチモトのカシュウ	栃本天海堂	17.10
内用薬	5100028X1040	カシュウ	10g		局	花扇カシュウK	小西製薬	16.70
内用薬	5100029X1010	ガジュツ	10g		局	ガジュツ		10.30
内用薬	5100029X1028	ガジュツ	10g		局	ウチダのガジュツM	ウチダ和漢薬	11.20
内用薬	5100029X1052	ガジュツ	10g		局	トチモトのガジュツ	栃本天海堂	11.20
内用薬	5100029X1060	ガジュツ	10g		局	高砂ガジュツM	高砂薬業	11.20
内用薬	5100030A1010	ガジュツ	10g			ガジュツ末		18.30
内用薬	5100031X1017	カッコウ	10g		局	カッコウ		14.10
内用薬	5100032X1011	カッコン	10g		局	カッコン		16.80
内用薬	5100033X1016	カッセキ	10g		局	カッセキ		15.10
内用薬	5100033X1032	カッセキ	10g		局	トチモトのカッセキ	栃本天海堂	15.50
内用薬	5100033X1040	カッセキ	10g		局	花扇カッセキK	小西製薬	15.50
内用薬	5100034A1018	カノコソウ	10g		局	カノコソウ末		49.70
内用薬	5100034X1010	カノコソウ	10g		局	カノコソウ		45.20
内用薬	5100035X1015	カマラ	10g			カマラ		330.70
内用薬	5100036X1010	カロコン	10g		局	カロコン		14.60
内用薬	5100036X1028	カロコン	10g		局	ウチダのカロコンM	ウチダ和漢薬	16.30
内用薬	5100036X1036	カロコン	10g		局	花扇カロコンK	小西製薬	17.00
内用薬	5100036X1087	カロコン	10g		局	ツムラの生薬カロコン	ツムラ	15.70
内用薬	5100036X1095	カロコン	10g		局	トチモトのカロコン	栃本天海堂	17.00
内用薬	5100036X1133	カロコン	10g		局	マツウラのカロコン (医療用)	松浦薬業	14.60
内用薬	5100037X1014	カロニン	10g			カロニン		29.30
内用薬	5100038X1019	カンキョウ	10g		局	カンキョウ		14.90
内用薬	5100038X1027	カンキョウ	10g		局	ウチダのカンキョウM	ウチダ和漢薬	15.20
内用薬	5100038X1035	カンキョウ	10g		局	トチモトの乾姜	栃本天海堂	15.90
内用薬	5100038X1051	カンキョウ	10g		局	マツウラのカンキョウ (調剤用)	松浦薬業	15.90
内用薬	5100038X1060	カンキョウ	10g		局	花扇カンキョウK	小西製薬	15.90
内用薬	5100039A1010	カンゾウ	10g		局	カンゾウ末		31.40
内用薬	5100039X1013	カンゾウ	10g		局	カンゾウ		20.90
内用薬	5100040X1016	カンタリス	10g			カンタリス		208.30
内用薬	5100041A1018	カンテン	10g		局	カンテン末		50.20
内用薬	5100042A1012	キキョウ	10g		局	キキョウ末		25.40
内用薬	5100042X1015	キキョウ	10g		局	キキョウ		27.70
内用薬	5100043X1010	キクカ	10g		局	キクカ		21.60
内用薬	5100043X1028	キクカ	10g		局	ウチダのキクカM	ウチダ和漢薬	23.60
内用薬	5100043X1044	キクカ	10g		局	花扇キクカK	小西製薬	23.60
内用薬	5100043X1052	キクカ	10g		局	ツムラの生薬キクカ	ツムラ	23.60
内用薬	5100044X1014	キササゲ	10g		局	キササゲ		19.00
内用薬	5100045X1019	キジツ	10g		局	キジツ		12.50
内用薬	5100045X1027	キジツ	10g		局	ウチダのキジツM	ウチダ和漢薬	14.10

内用薬	5100045X1035	キジツ	10g	局	花扇キジツK	小西製薬	12.70
内用薬	5100045X1051	キジツ	10g	局	キジツダイコーM	大晃生薬	12.70
内用薬	5100045X1060	キジツ	10g	局	小島枳実M	小島漢方	13.20
内用薬	5100045X1086	キジツ	10g	局	ツムラの生薬キジツ	ツムラ	14.10
内用薬	5100045X1094	キジツ	10g	局	トチモトのキジツ	栃本天海堂	14.10
内用薬	5100045X1124	キジツ	10g	局	マツウラのキジツ（医療用）	松浦薬業	13.20
内用薬	5100046X1013	キッピ	10g		キッピ		12.20
内用薬	5100046X1021	キッピ	10g		ウチダのキッピM	ウチダ和漢薬	12.80
内用薬	5100046X1030	キッピ	10g		トチモトのキッピ	栃本天海堂	12.80
内用薬	5100047A1015	キナ	10g		キナ末		12.20
内用薬	5100047X1018	キナ	10g		キナ		16.50
内用薬	5100048X1012	キョウカツ	10g	局	キョウカツ		29.50
内用薬	5100048X1039	キョウカツ	10g	局	トチモトのキョウカツ	栃本天海堂	31.00
内用薬	5100048X1047	キョウカツ	10g	局	花扇キョウカツK	小西製薬	29.50
内用薬	5100048X1055	キョウカツ	10g	局	ツムラの生薬キョウカツ	ツムラ	32.20
内用薬	5100048X1063	キョウカツ	10g	局	マツウラのキョウカツ（調剤用）	松浦薬業	31.00
内用薬	5100049X1017	キョウニン	10g	局	キョウニン		15.60
内用薬	5100050X1010	キンギンカ	10g		キンギンカ		64.00
内用薬	5100051X1014	グアヤク脂	10g		グアヤク脂		26.00
内用薬	5100052X1019	クコシ	10g	局	クコシ		28.30
内用薬	5100053X1013	クコヨウ	10g		クコヨウ		13.70
内用薬	5100054A1015	クジン	10g	局	クジン末		16.80
内用薬	5100054X1018	クジン	10g	局	クジン		13.30
内用薬	5100054X1085	クジン	10g	局	ツムラの生薬クジン	ツムラ	14.00
内用薬	5100054X1093	クジン	10g	局	トチモトのクジン	栃本天海堂	14.00
内用薬	5100055X1012	ケイガイ	10g	局	ケイガイ		15.30
内用薬	5100055X1020	ケイガイ	10g	局	ウチダのケイガイM	ウチダ和漢薬	17.20
内用薬	5100055X1039	ケイガイ	10g	局	花扇ケイガイK	小西製薬	17.20
内用薬	5100055X1063	ケイガイ	10g	局	小島荊芥M	小島漢方	17.20
内用薬	5100055X1098	ケイガイ	10g	局	トチモトのケイガイ	栃本天海堂	17.20
内用薬	5100056A1014	ケイヒ	10g	局	ケイヒ末		21.50
内用薬	5100056X1017	ケイヒ	10g	局	ケイヒ		15.90
内用薬	5100057X1011	ケツメイシ	10g	局	ケツメイシ		6.20
内用薬	5100058X1016	ケンゴシ	10g	局	ケンゴシ		9.50
内用薬	5100059X1010	ゲンジン	10g		ゲンジン		14.30
内用薬	5100059X1029	ゲンジン	10g		ウチダのゲンジンM	ウチダ和漢薬	15.10
内用薬	5100059X1037	ゲンジン	10g		トチモトのゲンジン	栃本天海堂	15.10
内用薬	5100060A1010	ゲンチアナ	10g	局	ゲンチアナ末		32.00
内用薬	5100060A1061	ゲンチアナ	10g	局	ゲンチアナ末「ケンエー」	健栄製薬	32.50
内用薬	5100060A1185	ゲンチアナ	10g	局	ゲンチアナ末N	日本粉末薬品	34.00
内用薬	5100060A1207	ゲンチアナ	10g	局	ゲンチアナ末「マルイシ」	丸石製薬	32.50
内用薬	5100060A1215	ゲンチアナ	10g	局 ※	ゲンチアナ末（山善）	山善製薬	34.00
内用薬	5100060A1231	ゲンチアナ	10g	局	ゲンチアナ末「ヨシダ」	吉田製薬	33.50
内用薬	5100060A1290	ゲンチアナ	10g	局	ゲンチアナ末「JG」	日本ジェネリック	34.00
内用薬	5100060X1013	ゲンチアナ	10g	局	ゲンチアナ		20.00
内用薬	5100061A1015	ゲンノショウコ	10g	局	ゲンノショウコ末		19.00
内用薬	5100061X1018	ゲンノショウコ	10g	局	ゲンノショウコ		19.00
内用薬	5100062X1012	コウカ	10g	局	コウカ		48.40
内用薬	5100063X1017	コウジン	1g	局	コウジン		11.70

内用薬	5100063X1025	コウジン	1g	局	ウチダのコウジンM	ウチダ和漢薬	12.80
内用薬	5100063X1041	コウジン	1g	局	花扇コウジンK	小西製薬	11.90
内用薬	5100063X1106	コウジン	1g	局	テイコク紅参（調剤用）	帝國漢方製薬	13.00
内用薬	5100063X1122	コウジン	1g	局	トチモトのコウジン	栃本天海堂	12.20
内用薬	5100063X1165	コウジン	1g	局	マツウラのコウジン（医療用）	松浦薬業	13.00
内用薬	5100063X1262	コウジン	1g	局	小島紅参M	小島漢方	11.70
内用薬	5100064A1027	コウジン	1g		ウチダのコウジン末M	ウチダ和漢薬	16.30
内用薬	5100064A1043	コウジン	1g		花扇コウジン末	小西製薬	12.50
内用薬	5100064A1051	コウジン	1g		コウジン末鈴	鈴粉末薬品	16.00
内用薬	5100064A1167	コウジン	1g		正官庄コウジン末	大木製薬	33.50
内用薬	5100064A1175	コウジン	1g		高砂コウジン末M	高砂薬業	17.80
内用薬	5100064A1183	コウジン	1g		ツムラの生薬コウジン末（調剤用）	ツムラ	35.00
内用薬	5100064A1205	コウジン	1g		トチモトのコウジン末AM	栃本天海堂	18.10
内用薬	5100064A1221	コウジン	1g		日粉コウジン末N	日本粉末薬品	11.60
内用薬	5100064A1230	コウジン	1g		ホンゾウコウジン末	本草製薬	10.80
内用薬	5100064A1248	コウジン	1g		マツウラのコウジン末（調剤用）	松浦薬業	10.80
内用薬	5100064A1256	コウジン	1g		マヤコウジン末	摩耶堂製薬	13.90
内用薬	5100064A1272	コウジン	1g		薬師印のコウジン末	薬師製薬	14.70
内用薬	5100064A1280	コウジン	1g		テイコク紅参末	帝國漢方製薬	16.70
内用薬	5100065A1013	コウブシ	10g	局	コウブシ末		13.00
内用薬	5100065X1016	コウブシ	10g	局	コウブシ		12.30
内用薬	5100065X1067	コウブシ	10g	局	小島香附子M	小島漢方	12.40
内用薬	5100065X1083	コウブシ	10g	局	ツムラの生薬コウブシ	ツムラ	12.40
内用薬	5100065X1091	コウブシ	10g	局	トチモトのコウブシ	栃本天海堂	12.40
内用薬	5100066X1010	コウベイ	10g	局	コウベイ		8.50
内用薬	5100067A1012	コウボク	10g	局	コウボク末		18.90
内用薬	5100067A1020	コウボク	10g	局	ウチダのコウボク末M	ウチダ和漢薬	21.00
内用薬	5100067A1063	コウボク	10g	局	高砂コウボク末M	高砂薬業	21.00
内用薬	5100067X1015	コウボク	10g	局	コウボク		17.90
内用薬	5100068X1010	コウホン	10g		コウホン		28.40
内用薬	5100068X1028	コウホン	10g		ウチダのコウホンM	ウチダ和漢薬	29.60
内用薬	5100069X1014	ゴシツ	10g	局	ゴシツ		17.00
内用薬	5100069X1030	ゴシツ	10g	局	花扇ゴシツK	小西製薬	18.10
内用薬	5100069X1057	ゴシツ	10g	局	ゴシツダイコーM	大晃生薬	17.00
内用薬	5100069X1081	ゴシツ	10g	局	ツムラの生薬ゴシツ	ツムラ	17.90
内用薬	5100069X1090	ゴシツ	10g	局	トチモトのゴシツ	栃本天海堂	18.80
内用薬	5100069X1103	ゴシツ	10g	局	マツウラのゴシツ（医療用）	松浦薬業	17.90
内用薬	5100070X1017	ゴシュユ	10g	局	ゴシュユ		28.30
内用薬	5100070X1025	ゴシュユ	10g	局	ウチダのゴシュユM	ウチダ和漢薬	32.60
内用薬	5100070X1033	ゴシュユ	10g	局	花扇ゴシュユK	小西製薬	33.30
内用薬	5100070X1050	ゴシュユ	10g	局	ゴシュユダイコーM	大晃生薬	28.30
内用薬	5100070X1068	ゴシュユ	10g	局	小島呉茱萸M	小島漢方	29.40
内用薬	5100070X1084	ゴシュユ	10g	局	ツムラの生薬ゴシュユ	ツムラ	31.00
内用薬	5100070X1106	ゴシュユ	10g	局	トチモトのゴシュユ	栃本天海堂	33.30
内用薬	5100070X1114	ゴシュユ	10g	局	マツウラのゴシュユ（医療用）	松浦薬業	29.40
内用薬	5100071X1011	ゴボウシ	10g	局	ゴボウシ		9.60

内用薬	5100072X1016	ゴミシ	10g	局	ゴミシ		109.50
内用薬	5100072X1024	ゴミシ	10g	局	ウチダのゴミシM	ウチダ和漢薬	112.00
内用薬	5100072X1032	ゴミシ	10g	局	花扇ゴミシK	小西製薬	119.20
内用薬	5100072X1083	ゴミシ	10g	局	ツムラの生薬ゴミシ	ツムラ	123.00
内用薬	5100072X1091	ゴミシ	10g	局	トチモトのゴミシ	栃本天海堂	123.00
内用薬	5100072X1156	ゴミシ	10g	局	ホリエ ゴミシK	堀江生薬	109.50
内用薬	5100073A1018	コロンボ	10g	局	コロンボ末		15.10
内用薬	5100073X1010	コロンボ	10g	局	コロンボ		12.10
内用薬	5100074X1015	コンズランゴ	10g	局	コンズランゴ		12.20
内用薬	5100075X1010	サイコ	10g	局	サイコ		45.30
内用薬	5100075X1087	サイコ	10g	局	ツムラの生薬サイコ	ツムラ	47.40
内用薬	5100076X1014	サイシン	10g	局	サイシン		70.70
内用薬	5100077X1019	ザクロヒ	10g		ザクロヒ		61.00
内用薬	5100078X1013	サフラン	1g	局	サフラン		354.00
内用薬	5100078X1021	サフラン	1g	局	ウチダのサフランM	ウチダ和漢薬	385.30
内用薬	5100078X1048	サフラン	1g	局	花扇サフランK	小西製薬	385.30
内用薬	5100078X1056	サフラン	1g	局	サフラン鈴	鈴粉末薬品	385.30
内用薬	5100078X1064	サフラン	1g	局	サフランダイコーM	大晃生薬	385.30
内用薬	5100078X1099	サフラン	1g	局	トチモトのサフラン	栃本天海堂	385.30
内用薬	5100079A1015	サンキライ	10g	局	サンキライ末		14.70
内用薬	5100079X1018	サンキライ	10g	局	サンキライ		14.70
内用薬	5100080X1010	サンザシ	10g	局	サンザシ		10.50
内用薬	5100081A1012	サンシシ	10g	局	サンシシ末		20.40
内用薬	5100081X1015	サンシシ	10g	局	サンシシ		15.60
内用薬	5100082X1010	サンシュユ	10g	局	サンシュユ		55.90
内用薬	5100082X1036	サンシュユ	10g	局	花扇サンシュユK	小西製薬	61.70
内用薬	5100082X1087	サンシュユ	10g	局	ツムラの生薬サンシュユ	ツムラ	61.70
内用薬	5100082X1095	サンシュユ	10g	局	トチモトのサンシュユ	栃本天海堂	57.90
内用薬	5100083A1011	サンショウ	10g	局	サンショウ末		100.00
内用薬	5100083X1014	サンショウ	10g	局	サンショウ		262.10
内用薬	5100084X1019	サンズコン	10g		サンズコン		12.90
内用薬	5100085X1013	サンソウニン	10g	局	サンソウニン		45.60
内用薬	5100086X1018	サンヤク	10g	局	サンヤク		18.40
内用薬	5100086X1026	サンヤク	10g	局	ウチダのサンヤクM	ウチダ和漢薬	19.60
内用薬	5100086X1034	サンヤク	10g	局	花扇サンヤクK	小西製薬	19.50
内用薬	5100086X1069	サンヤク	10g	局	小島山薬M	小島漢方	19.60
内用薬	5100086X1085	サンヤク	10g	局	ツムラの生薬サンヤク	ツムラ	21.70
内用薬	5100086X1093	サンヤク	10g	局	トチモトのサンヤク	栃本天海堂	21.70
内用薬	5100086X1107	サンヤク	10g	局	マツウラのサンヤク（医療用）	松浦薬業	18.80
内用薬	5100086X1140	サンヤク	10g	局	ホリエ サンヤクK	堀江生薬	18.40
内用薬	5100087X1012	ジオウ	10g	局	ジオウ		19.00
内用薬	5100088X1017	シオン	10g		シオン		10.80
内用薬	5100089X1011	ジコッピ	10g	局	ジコッピ		10.70
内用薬	5100090X1014	シコン	10g	局	シコン		31.20
内用薬	5100091X1019	シソシ	10g	局	シソシ		11.80
内用薬	5100092X1013	シツリシ	10g	局	シツリシ		17.50
内用薬	5100092X1030	シツリシ	10g	局	トチモトのシツリシ	栃本天海堂	19.10
内用薬	5100092X1056	シツリシ	10g	局	花扇シツリシK	小西製薬	18.50
内用薬	5100093X1018	シテイ	10g		シテイ		14.40

内用薬	5100093X1034	シテイ	10 g		トチモトのシテイ	栃本天海堂	14.90
内用薬	5100094A1010	シャクヤク	10 g	局	シャクヤク末		28.60
内用薬	5100094X1012	シャクヤク	10 g	局	シャクヤク		28.20
内用薬	5100095X1017	ジャショウシ	10 g	局	ジャショウシ		11.50
内用薬	5100096X1011	シャジン	10 g		シャジン		16.00
内用薬	5100097X1016	シャゼンシ	10 g	局	シャゼンシ		12.10
内用薬	5100098X1010	シャゼンソウ	10 g	局	シャゼンソウ		13.20
内用薬	5100099X1023	ブシ	10 g	局	マツウラの修治附子（調剤用）	松浦薬業	130.10
内用薬	5100099X1031	ブシ	10 g	局	ウチダの修治ブシM	ウチダ和漢薬	133.20
内用薬	5100100X1010	ジュウヤク	10 g	局	ジュウヤク		23.30
内用薬	5100101A1011	シュクシャ	10 g	局	シュクシャ末		54.90
内用薬	5100101X1014	シュクシャ	10 g	局	シュクシャ		35.70
内用薬	5100101X1022	シュクシャ	10 g	局	ウチダのシュクシャM	ウチダ和漢薬	45.50
内用薬	5100101X1030	シュクシャ	10 g	局	花扇シュクシャK	小西製薬	41.90
内用薬	5100101X1057	シュクシャ	10 g	局	シュクシャダイコーM	大晃生薬	35.70
内用薬	5100101X1065	シュクシャ	10 g	局	小島縮砂M	小島漢方	35.70
内用薬	5100101X1090	シュクシャ	10 g	局	トチモトのシュクシャ	栃本天海堂	41.90
内用薬	5100101X1138	シュクシャ	10 g	局	マツウラのシュクシャ（医療用）	松浦薬業	39.00
内用薬	5100102A1016	ショウキョウ	10 g	局	ショウキョウ末		17.00
内用薬	5100102X1019	ショウキョウ	10 g	局	ショウキョウ		14.10
内用薬	5100102X1027	ショウキョウ	10 g	局	ウチダのショウキョウM	ウチダ和漢薬	14.60
内用薬	5100102X1035	ショウキョウ	10 g	局	花扇ショウキョウK	小西製薬	14.30
内用薬	5100102X1060	ショウキョウ	10 g	局	小島生姜M	小島漢方	14.60
内用薬	5100102X1086	ショウキョウ	10 g	局	ツムラの生薬ショウキョウ	ツムラ	14.30
内用薬	5100102X1108	ショウキョウ	10 g	局	トチモトのショウキョウ	栃本天海堂	15.20
内用薬	5100103X1013	ショウズク	10 g	局	ショウズク		104.10
内用薬	5100104A1015	ショウズク	10 g		ショウズク末		112.80
内用薬	5100105X1012	ショウバク	10 g		ショウバク		8.60
内用薬	5100106X1017	ショウマ	10 g	局	ショウマ		12.30
内用薬	5100106X1092	ショウマ	10 g	局	トチモトのショウマ	栃本天海堂	12.50
内用薬	5100107X1011	シンイ	10 g	局	シンイ		56.60
内用薬	5100107X1020	シンイ	10 g	局	ウチダのシンイM	ウチダ和漢薬	57.30
内用薬	5100107X1046	シンイ	10 g	局	ツムラの生薬シンイ	ツムラ	57.30
内用薬	5100107X1054	シンイ	10 g	局	花扇シンイK	小西製薬	51.60
内用薬	5100108X1016	セキショウシ	10 g		セキショウシ		69.60
内用薬	5100109X1010	セッコウ	10 g	局	セッコウ		7.90
内用薬	5100109X1029	セッコウ	10 g	局	ウチダのセッコウM	ウチダ和漢薬	9.30
内用薬	5100109X1045	セッコウ	10 g	局	セッコウダイコーM	大晃生薬	7.90
内用薬	5100109X1053	セッコウ	10 g	局	小島石膏M	小島漢方	8.80
内用薬	5100109X1061	セッコウ	10 g	局	高砂セッコウM	高砂薬業	9.30
内用薬	5100109X1070	セッコウ	10 g	局	ツムラの生薬セッコウ	ツムラ	9.30
内用薬	5100109X1088	セッコウ	10 g	局	トチモトのセッコウ	栃本天海堂	9.30
内用薬	5100109X1096	セッコウ	10 g	局	マツウラのセッコウ（医療用）	松浦薬業	8.50
内用薬	5100109X1126	セッコウ	10 g	局	ホリエ　セッコウK	堀江生薬	7.90
内用薬	5100110X1010	セネガ	10 g	局	セネガ末		118.80
内用薬	5100110X1013	セネガ	10 g	局	セネガ		117.50
内用薬	5100111A1015	センキュウ	10 g	局	センキュウ末		29.20

内用薬	5100111X1018	センキュウ	10 g	局	センキュウ		22.30
内用薬	5100112X1012	ゼンコ	10 g	局	ゼンコ		14.00
内用薬	5100113X1017	センコツ	10 g	局	センコツ		35.20
内用薬	5100114X1011	センタイ	10 g		センタイ		69.80
内用薬	5100114X1020	センタイ	10 g		トチモトのセンタイ	栃本天海堂	75.00
内用薬	5100114X1046	センタイ	10 g		マツウラのセンタイ（調剤用）	松浦薬業	75.00
内用薬	5100115A1013	センナ	10 g	局	センナ末		12.40
内用薬	5100115X1016	センナ	10 g	局	センナ		9.40
内用薬	5100116A1018	センブリ	10 g	局	センブリ末		218.30
内用薬	5100116X1010	センブリ	10 g	局	センブリ		229.40
内用薬	5100117A1012	ソウジュツ	10 g	局	ソウジュツ末		23.00
内用薬	5100117X1015	ソウジュツ	10 g	局	ソウジュツ		25.20
内用薬	5100118X1010	ソウハクヒ	10 g	局	ソウハクヒ		15.20
内用薬	5100119X1014	ソボク	10 g	局	ソボク		28.60
内用薬	5100120X1017	ショウ	10 g	局	ショウ		20.60
内用薬	5100120X1025	ショウ	10 g	局	ウチダのショウM	ウチダ和漢薬	24.40
内用薬	5100120X1033	ショウ	10 g	局	花扇ショウK	小西製薬	24.40
内用薬	5100120X1050	ショウ	10 g	局	ショウダイコーM	大晃生薬	22.00
内用薬	5100120X1084	ショウ	10 g	局	ツムラの生薬ショウ	ツムラ	24.90
内用薬	5100120X1092	ショウ	10 g	局	トチモトのショウ	栃本天海堂	24.90
内用薬	5100121A1019	ダイオウ	10 g	局	ダイオウ末		21.70
内用薬	5100121A1035	ダイオウ	10 g	局	ウチダのダイオウ末M	ウチダ和漢薬	24.10
内用薬	5100121A1051	ダイオウ	10 g	局	花扇ダイオウ末K	小西製薬	24.10
内用薬	5100121A1060	ダイオウ	10 g	局	ダイオウ末「三恵」	三恵薬品	21.10
内用薬	5100121A1094	ダイオウ	10 g	局	ダイオウ末ダイコーM	大晃生薬	21.70
内用薬	5100121A1132	ダイオウ	10 g	局	トチモトのダイオウ末	栃本天海堂	24.10
内用薬	5100121A1140	ダイオウ	10 g	局	ダイオウ末N	日本粉末薬品	22.90
内用薬	5100121A1167	ダイオウ	10 g	局	三和ダイオウ末	三和生薬	22.60
内用薬	5100121A1191	ダイオウ	10 g	局	マツウラのダイオウ末（医療用）	松浦薬業	22.90
内用薬	5100121X1011	ダイオウ	10 g	局	ダイオウ		19.60
内用薬	5100122X1016	タイソウ	10 g	局	タイソウ		24.30
内用薬	5100122X1024	タイソウ	10 g	局	ウチダのタイソウM	ウチダ和漢薬	24.30
内用薬	5100122X1040	タイソウ	10 g	局	花扇タイソウK	小西製薬	24.30
内用薬	5100122X1083	タイソウ	10 g	局	高砂タイソウM	高砂薬業	24.30
内用薬	5100122X1105	タイソウ	10 g	局	トチモトのタイソウ	栃本天海堂	24.30
内用薬	5100123X1010	ダイフクヒ	10 g		ダイフクヒ		26.80
内用薬	5100124A1012	タクシャ	10 g	局	タクシャ末		22.70
内用薬	5100124X1015	タクシャ	10 g	局	タクシャ		16.80
内用薬	5100125X1010	チクジョ	10 g		チクジョ		16.30
内用薬	5100125X1036	チクジョ	10 g		トチモトのチクジョ	栃本天海堂	17.10
内用薬	5100125X1044	チクジョ	10 g		ツムラの生薬チクジョ	ツムラ	17.10
内用薬	5100126A1011	チクセツニンジン	10 g	局	チクセツニンジン末		179.70
内用薬	5100126X1014	チクセツニンジン	10 g	局	チクセツニンジン		179.70
内用薬	5100127X1019	チモ	10 g	局	チモ		16.30
内用薬	5100127X1027	チモ	10 g	局	ウチダのチモM	ウチダ和漢薬	16.80
内用薬	5100127X1043	チモ	10 g	局	チモダイコーM	大晃生薬	16.30
内用薬	5100127X1108	チモ	10 g	局	花扇チモK	小西製薬	17.80
内用薬	5100128A1010	チョウジ	10 g	局	チョウジ末		25.10

内用薬	5100128X1013	チョウジ	10 g	局	チョウジ		28.30
内用薬	5100129X1018	チョウトウコウ	10 g	局	チョウトウコウ		25.00
内用薬	5100130X1010	チョレイ	10 g	局	チョレイ		78.90
内用薬	5100131X1015	チンピ	10 g	局	チンピ		10.50
内用薬	5100131X1023	チンピ	10 g	局	ウチダのチンピM	ウチダ和漢薬	11.10
内用薬	5100131X1031	チンピ	10 g	局	花扇チンピK	小西製薬	10.70
内用薬	5100131X1058	チンピ	10 g	局	チンピダイコーM	大晃生薬	10.50
内用薬	5100131X1074	チンピ	10 g	局	ツムラの生薬チンピ	ツムラ	11.50
内用薬	5100131X1090	チンピ	10 g	局	トチモトのチンピ	栃本天海堂	11.50
内用薬	5100131X1104	チンピ	10 g	局	高砂チンピM	高砂薬業	11.50
内用薬	5100132X1010	テンナンショウ	10 g		テンナンショウ		23.00
内用薬	5100132X1036	テンナンショウ	10 g		トチモトのテンナンショウ	栃本天海堂	24.80
内用薬	5100133A1011	テンマ	1 g		テンマ末		24.30
内用薬	5100133A1046	テンマ	1 g		高砂テンマ末M	高砂薬業	26.40
内用薬	5100133A1054	テンマ	1 g		花扇テンマ末K	小西製薬	27.80
内用薬	5100133X1014	テンマ	1 g	局	テンマ		20.50
内用薬	5100133X1022	テンマ	1 g	局	ウチダのテンマM	ウチダ和漢薬	23.30
内用薬	5100133X1065	テンマ	1 g	局	マツウラの天麻（調剤用）	松浦薬業	22.80
内用薬	5100133X1073	テンマ	1 g	局	花扇テンマ	小西製薬	23.00
内用薬	5100133X1081	テンマ	1 g	局	ツムラの生薬テンマ	ツムラ	23.00
内用薬	5100134X1019	テンモンドウ	10 g	局	テンモンドウ		24.30
内用薬	5100135X1013	トウガシ	10 g	局	トウガシ		14.80
内用薬	5100135X1021	トウガシ	10 g	局	ウチダのトウガシM	ウチダ和漢薬	15.30
内用薬	5100136A1015	トウガラシ	10 g	局	トウガラシ末		15.10
内用薬	5100136X1018	トウガラシ	10 g	局	トウガラシ		12.10
内用薬	5100137A1010	トウキ	10 g	局	トウキ末		39.10
内用薬	5100137X1012	トウキ	10 g	局	トウキ		30.10
内用薬	5100137X1020	トウキ	10 g	局	ウチダのトウキM	ウチダ和漢薬	33.40
内用薬	5100137X1047	トウキ	10 g	局	花扇トウキK	小西製薬	33.40
内用薬	5100137X1063	トウキ	10 g	局	トウキダイコーM	大晃生薬	32.30
内用薬	5100137X1071	トウキ	10 g	局	小島当帰M	小島漢方	32.30
内用薬	5100137X1098	トウキ	10 g	局	ツムラの生薬トウキ	ツムラ	33.40
内用薬	5100137X1101	トウキ	10 g	局	トチモトのトウキ	栃本天海堂	32.30
内用薬	5100138X1017	トウドクカツ	10 g		トウドクカツ		11.80
内用薬	5100139X1011	トウニン	10 g	局	トウニン		50.40
内用薬	5100140A1011	トウヒ	10 g	局	トウヒ末		19.30
内用薬	5100140X1014	トウヒ	10 g	局	トウヒ		19.90
内用薬	5100141X1019	ドクカツ	10 g	局	ドクカツ		12.70
内用薬	5100141X1027	ドクカツ	10 g	局	ウチダのドクカツM	ウチダ和漢薬	13.10
内用薬	5100141X1051	ドクカツ	10 g	局	ツムラの生薬ドクカツ	ツムラ	14.10
内用薬	5100142A1010	トコン	1 g	局	トコン末		70.40
内用薬	5100142X1013	トコン	1 g	局	トコン		70.90
内用薬	5100143X1018	ドベッコウ	10 g		ドベッコウ		40.90
内用薬	5100144A1010	トラガント	10 g	局	トラガント末		90.80
内用薬	5100144X1012	トラガント	10 g	局	トラガント		63.80
内用薬	5100145X1017	ナンテンジツ	10 g		ナンテンジツ		23.10
内用薬	5100146A1019	ニガキ	10 g	局	ニガキ末		10.90
内用薬	5100146X1011	ニガキ	10 g	局	ニガキ		9.90
内用薬	5100147X1016	ニクズク	10 g	局	ニクズク		19.00

内用薬	5100148X1010	ニンジン	10 g	局	ニンジン			176.40
内用薬	5100149X1015	ニンドウ	10 g	局	ニンドウ			11.60
内用薬	5100149X1031	ニンドウ	10 g	局	トチモトのニンドウ	栃本天海堂		11.80
内用薬	5100150X1018	バイモ	10 g	局	バイモ			52.30
内用薬	5100151X1012	バクモンドウ	10 g	局	バクモンドウ			44.60
内用薬	5100152X1017	ハッカ	10 g	局	ハッカ			18.40
内用薬	5100153X1011	ハマボウフウ	10 g	局	ハマボウフウ			53.40
内用薬	5100154X1016	ハンゲ	10 g	局	ハンゲ			44.90
内用薬	5100155X1010	ヒシノミ	10 g		ヒシノミ			22.70
内用薬	5100156X1015	ビャクゴウ	10 g	局	ビャクゴウ			23.90
内用薬	5100156X1040	ビャクゴウ	10 g	局	トチモトのビャクゴウ	栃本天海堂		25.00
内用薬	5100157X1010	ビャクシ	10 g	局	ビャクシ			27.70
内用薬	5100157X1036	ビャクシ	10 g	局	花扇ビャクシK	小西製薬		28.60
内用薬	5100157X1052	ビャクシ	10 g	局	ビャクシダイコーM	大晃生薬		27.70
内用薬	5100157X1087	ビャクシ	10 g	局	ツムラの生薬ビャクシ	ツムラ		28.60
内用薬	5100157X1095	ビャクシ	10 g	局	トチモトのビャクシ	栃本天海堂		28.60
内用薬	5100157X1109	ビャクシ	10 g	局	マツウラのビャクシ (医療用)	松浦薬業		28.60
内用薬	5100158A1011	ビャクジュツ	10 g	局	ビャクジュツ末			35.50
内用薬	5100158X1014	ビャクジュツ	10 g	局	ビャクジュツ			28.50
内用薬	5100158X1022	ビャクジュツ	10 g	局	ウチダのビャクジュツM	ウチダ和漢薬		31.70
内用薬	5100158X1049	ビャクジュツ	10 g	局	花扇ビャクジュツK	小西製薬		31.70
内用薬	5100159X1019	ビワヨウ	10 g	局	ビワヨウ			17.80
内用薬	5100159X1035	ビワヨウ	10 g	局	トチモトのビワヨウ	栃本天海堂		18.70
内用薬	5100160A1019	ビンロウジ	10 g		ビンロウジ末			12.20
内用薬	5100160X1011	ビンロウジ	10 g	局	ビンロウジ			12.50
内用薬	5100161A1013	ブクリョウ	10 g	局	ブクリョウ末			28.40
内用薬	5100161X1016	ブクリョウ	10 g	局	ブクリョウ			23.50
内用薬	5100162X1029	ブシ	10 g	局	ウチダの附子	ウチダ和漢薬		163.60
内用薬	5100163X1015	ボウイ	10 g	局	ボウイ			16.90
内用薬	5100164X1010	ボウコン	10 g	局	ボウコン			14.40
内用薬	5100165X1014	ボウフウ	10 g	局	ボウフウ			39.50
内用薬	5100166X1027	ブシ	10 g	局	ウチダの炮附子	ウチダ和漢薬		96.10
内用薬	5100166X1035	ブシ	10 g	局	トチモトのホウブシ	栃本天海堂		89.90
内用薬	5100167X1013	ボクソク	10 g	局	ボクソク			10.80
内用薬	5100168A1015	ボタンピ	10 g	局	ボタンピ末			23.10
内用薬	5100168X1018	ボタンピ	10 g	局	ボタンピ			33.00
内用薬	5100169A1010	ボレイ	10 g	局	ボレイ末			10.00
内用薬	5100169X1012	ボレイ	10 g	局	ボレイ			9.20
内用薬	5100170X1015	マオウ	10 g	局	マオウ			12.30
内用薬	5100171X1010	マシニン	10 g	局	マシニン			10.80
内用薬	5100171X1036	マシニン	10 g	局	トチモトのマシニン	栃本天海堂		11.30
内用薬	5100171X1044	マシニン	10 g	局	ツムラの生薬マシニン	ツムラ		11.30
内用薬	5100172X1014	マンケイシ	10 g		マンケイシ			17.90
内用薬	5100172X1030	マンケイシ	10 g		トチモトのマンケイシ	栃本天海堂		18.80
内用薬	5100173X1019	モクツウ	10 g	局	モクツウ			13.90
内用薬	5100174X1013	モッカ	10 g		モッカ			10.80
内用薬	5100175X1018	モッコウ	10 g	局	モッコウ			18.00
内用薬	5100176A1010	モッコウ	10 g		モッコウ末			20.40

内用薬	5100177X1017	ヤクチ	10g	局	ヤクチ		23.80
内用薬	5100177X1025	ヤクチ	10g	局	ウチダのヤクチM	ウチダ和漢薬	25.80
内用薬	5100177X1068	ヤクチ	10g	局	高砂ヤクチM	高砂薬業	25.80
内用薬	5100177X1076	ヤクチ	10g	局	トチモトのヤクチ	栃本天海堂	25.80
内用薬	5100178X1011	ヤクモソウ	10g	局	ヤクモソウ		19.60
内用薬	5100179A1013	ヨウバイヒ	10g		ヨウバイヒ末		16.50
内用薬	5100179X1016	ヨウバイヒ	10g		ヨウバイヒ		13.90
内用薬	5100180A1016	ヨクイニン	10g	局	ヨクイニン末		12.30
内用薬	5100180X1019	ヨクイニン	10g	局	ヨクイニン		8.80
内用薬	5100181X1013	リュウガンニク	10g	局	リュウガンニク		32.40
内用薬	5100181X1030	リュウガンニク	10g	局	トチモトのリュウガンニク	栃本天海堂	35.00
内用薬	5100181X1048	リュウガンニク	10g	局	花扇リュウガンニクK	小西製薬	35.00
内用薬	5100182X1018	リュウコツ	10g	局	リュウコツ		20.70
内用薬	5100182X1034	リュウコツ	10g	局	花扇リュウコツK	小西製薬	20.70
内用薬	5100183A1010	リュウタン	10g		リュウタン末		38.80
内用薬	5100183X1012	リュウタン	10g	局	リュウタン		33.20
内用薬	5100184X1017	リョウキョウ	10g	局	リョウキョウ		12.90
内用薬	5100185X1011	レンギョウ	10g	局	レンギョウ		16.60
内用薬	5100185X1020	レンギョウ	10g	局	ウチダのレンギョウM	ウチダ和漢薬	16.80
内用薬	5100185X1038	レンギョウ	10g	局	花扇レンギョウK	小西製薬	16.80
内用薬	5100185X1054	レンギョウ	10g	局	レンギョウダイコーM	大晃生薬	16.60
内用薬	5100185X1070	レンギョウ	10g	局	高砂レンギョウM	高砂薬業	17.90
内用薬	5100185X1097	レンギョウ	10g	局	トチモトのレンギョウ	栃本天海堂	17.90
内用薬	5100186X1016	レンニク	10g	局	レンニク		20.40
内用薬	5100187X1010	ロートコン	10g	局	ロートコン		17.40
内用薬	5100188X1015	ワキョウカツ	10g		ワキョウカツ		17.20
内用薬	5100189X1010	ワコウホン	10g		ワコウホン		34.70
内用薬	5100190X1012	トチュウ	10g	局	トチュウ		30.40
内用薬	5100190X1020	トチュウ	10g	局	トチモトのトチュウ	栃本天海堂	33.70
内用薬	5100190X1047	トチュウ	10g	局	トチュウダイコーM（調剤用）	大晃生薬	30.40
内用薬	5100191X1017	バクガ	10g	局	バクガ		9.60
内用薬	5100192X1011	チャヨウ	10g		チャヨウ		16.00
内用薬	5100193X1016	ゴマ	10g	局	ゴマ		19.00
内用薬	5100194X1010	コウイ	10g	局	コウイ		23.50
内用薬	5900001A1025	ブシ末	1g	局	花扇加工ブシ末K	小西製薬	12.60
内用薬	5900001A1033	ブシ末	1g	局	本草加工ブシ末	本草製薬	9.80
内用薬	5900001A1041	ブシ末	1g	局	オースギ加工ブシ末	高砂薬業	10.60
内用薬	5900001F1022	ブシ末	166.67mg 1錠		アコニンサン錠	三和生薬	5.60
内用薬	5900001X1036	ブシ末	1g	局	加工ブシ末「三和生薬」	三和生薬	12.00
内用薬	5900002A1020	ブシ末	1g	局	小太郎漢方の炮附子末	小太郎漢方製薬	11.90
内用薬	5900003B1020	ヨクイニンエキス	1g		ヨクイニンエキス散「コタロー」	小太郎漢方製薬	16.30
内用薬	5900003F1021	ヨクイニンエキス	1錠		ヨクイニンエキス錠「コタロー」	小太郎漢方製薬	5.80
内用薬	5900004A1037	ブシ末	1g	局	マツウラの修治附子末（調剤用）	松浦薬業	11.90
内用薬	5900004A1053	ブシ末	1g	局	ブシ末（調剤用）「ツムラ」	ツムラ	12.70

薬物名索引

《あ》

阿膠……………………3
アロエ…………………270

《い》

葦茎……………………271
葦根……………………271
萎蕤……………………64
葳蕤……………………64
飴糖……………………83
苡仁……………………259
苡米……………………259
威霊仙…………………5
茵陳……………………6
茵蔯……………………6
茵蔯蒿…………………6
淫羊藿…………………7

《う》

茴香……………………9
烏元参…………………81
烏玄参…………………81
ウコン…………………60
宇金……………………10
鬱金……………………10

于朮……………………137
烏扇……………………256
空穂草…………………30
烏梅……………………11
烏梅肉…………………11
烏薬……………………13
雲木香…………………254

《え》

延胡……………………14
延胡索…………………14
塩知母…………………175
円肉……………………261
円宝貝…………………205

《お》

黄耆……………………15
黄芩……………………18
黄柏……………………21
黄蘗……………………21
黄連……………………23
於朮……………………137
遠志……………………26
遠志通…………………26
遠志筒…………………26
遠志肉…………………26

《か》

艾　……………………28
槐花……………………27
槐花炭…………………27
槐花米…………………27
懐山……………………113
懐山薬…………………113
芥子……………………207
薤白……………………28
薤白頭…………………28
槐米……………………27
艾葉……………………28
画石……………………37
夏枯草…………………30
瓜子……………………189
訶子……………………30
呵子……………………30
訶子肉…………………30
何首烏…………………31
莪朮……………………32
花椒……………………110
藿香……………………34
葛根……………………35
滑石……………………37
瓜仁……………………189
花檳榔…………………224
花粉……………………39

火麻仁		249
花竜骨		262
訶黎勒		30
瓜呂		40
瓜蔞		40
栝楼		40
栝蔞		40
瓜呂根		39
瓜樓根		39
栝楼根		39
栝楼実		40
栝蔞実		40
瓜呂仁		40
瓜蔞仁		40
栝楼仁		40
栝蔞仁		40
甘葛		35
甜葶藶		184
乾帰		190
甘菊		48
乾姜		55, 57
干姜		55
甘枸杞		68
官桂		71
甘杞子		68
乾地		118
干地		118
乾地黄		118
干地黄		118
乾生姜		55
乾地竜		145
甘草		42
甘草梢		45
款冬		45
款冬花		45
漢防已		233

《き》

耆	15
祈艾	28
桔梗	46
菊花	48
亀甲	53
亀殻	53
枳殻	49, 52
枳実	49, 50
北五味	98
北五味子	98
北柴胡	100
橘紅	181
橘皮	181
亀板	53
蚯蚓	145
芎藭	151
姜	54
膠	3
姜黄	60
羌活	61
京赤芍	130
杏仁	63
玉桔梗	46
玉金	10
玉竹	64
巨勝子	97
魚腥草	65
銀花	66
銀花藤	67
均姜	57
金銀花	66
錦紋	164
金鈴子	157

《く》

空沙参	133
九眼独活	198
苦桔梗	46
苦杏	63
苦杏仁	63
枸杞	68
枸杞子	68
苦骨	69
枸杞皮	121
苦参	69
苦豆根	111
苦楝子	157

《け》

桂	70, 71
桂円	261
桂円肉	261
荊芥	75
荊芥穂	75
荊三棱	114
桂枝	73
桂枝尖	73
桂心	71
鶏心檳榔	224
鶏頭	80
鶏頭米	80
桂皮	71
血丹参	172
決明子	77
牽牛	78
元胡	14
玄胡	14

薬物名索引　317

元胡索	14	
玄胡索	14	
牽牛子	78	
芡実	80	
芡実米	80	
元参	81	
玄参	81	
建沢瀉	170	
元明粉	237	
玄明粉	237	
建蓮肉	268	

《こ》

膠飴	83
紅花	84
広藿香	34
杭菊	48
光杏	63
光杏仁	63
鈎鈎	178
香藁本	90
硬紫根	122
杭芍	127
紅芍	130
杭芍薬	127
紅条紫草	122
硬蒺藜	125
広地竜	145
紅参	201
広豆根	111
紅棗	168
公丁香	177
広陳皮	181
鈎藤	178
光桃仁	194

厚杜仲	197
香独活	198
杭白芷	217
香白芷	217
広杷葉	223
香附	86
香附子	86
香附米	86
粳米	88
厚朴	88
藁本	90
広木香	254
高良姜	265
杷果	68
黒姜	57
黒玄参	81
黒三棱	114
黒脂麻	97
黒芝麻	97
黒升麻	143
黒棗	168
黒蘇子	123
杷子	68
牛子	95
牛膝	91
呉茱萸	93
虎掌	185
牛夕	91
牛蒡	95
牛蒡子	95
胡麻	97
胡麻仁	97
五味	98
五味子	98
呉萸	93
芩	18

坤草	258	

《さ》

西羌活	61
柴胡	100
西紅花	85
細条参	132
細辛	103
細青皮	183
細川連	23
左殻	244
醋莪朮	32
醋三棱	114
五月葉	28
楂肉	105
サフラン	85
細木通	251
山査	105
山楂	105
山楂子	105
山楂肉	105
山枝	106
山梔	106
山梔子	106
山茱萸	109
山椒	110
山豆根	111
酸棗仁	112
山薬	113
山萸肉	109
酸榴皮	147
三棱	114

《し》

地黄	116
紫菀	120
紫菀茸	120
紫菀頭	120
地骨皮	121
紫根	122
紫草	122
枝子	106
梔子	106
柿子把	126
刺蒺藜	125
紫豆蔲	219
柿銭	126
紫蘇	162
紫草根	122
紫草茸	122
紫蘇梗	162
紫蘇子	123
紫蘇葉	162
紫丹参	172
柿丁	126
蒺藜子	125
柿蒂	126
芝麻	97
炙遠志	26
炙甘草	42
芍薬	127
蛇床子	131
炙升麻	143
沙参	132
炙前胡	154
車前子	133
車前実	133

車前草	135
炙草	42
莎草	86
砂仁	135
瀉葉	215
首烏	31
茺蔚	258
蕺菜	65
十薬	65
重薬	65
熟地	116
熟地黄	116
縮砂	135
縮砂仁	135
熟附	228
朮	137, 140
迷薬	32
茱萸	109
蓯蓉	199
春花	146
春砂仁	135
春陽砂仁	135
小茴	9
小茴香	9
生甘草	44
小枳実	50
生枳実	50
炒枳実	50
ショウキョウ	55
生姜	55, 58
生姜炭	57
生姜皮	60
将軍	164
椒紅	110
生地	118
生地黄	118

小青皮	183
生石膏	148
浄蟬衣	155
小川連	23
蒸桑葉	160
生南星	185
上肉桂	71
小麦	143
椒皮	110
升麻	143
椒目	111
潼木通	251
浄萸肉	109
湘蓮肉	268
滁菊	48
蜀椒	110
食蜜	241
薯蕷	113
地竜	145
地竜干	145
地竜肉	145
参	201
辛夷	146
辛夷花	146
辛夷苞	146
新会皮	181
晋耆	15
秦帰	190
津梗	46
真芦薈	270

《す》

豆蔲	221
寸冬	208

薬物名索引　*319*

《せ》

生草································42
青皮·······························183
製附·······························228
青防風···························238
青蓮心···························269
赤芍·······························130
赤芍薬···························130
石榴殻···························147
石榴皮···························147
石膏·······························148
蟬衣·······························155
川黄柏····························21
川黄連····························23
川雅連····························23
箭耆·······························15
川枳殻····························52
川芎·······························151
川羌活····························61
川軍·······························164
川桂枝····························73
前胡·······························154
川紅花····························84
川藁本····························90
蟬殻·······························155
鮮地·······························120
鮮地黄···························120
川椒·······························110
鮮生姜····························58
鮮生地···························120
川参·······························69
蟬退·······························155
蟬脱·······························155
川独活···························198

センナ···························215
川柏·······························21
川百合···························216
尖檳·······························224
旋覆花···························156
全福花···························156
川朴·······························88
宣木瓜···························253
仙霊脾····························7
川連·······························23
川棟子···························157

《そ》

双花·······························66
草蔲·······························221
草蔲仁···························221
草決明····························77
双鈎·······························178
蔵紅花····························85
草叩仁···························221
双鈎藤···························178
桑根皮···························159
桑根白皮·······················159
蒼朮·······························140
草豆蔲···························221
霜桑葉···························160
棗仁·······························112
桑白皮···························159
桑皮·······························159
棗皮·······························109
嗽薬·······························221
桑葉·······························160
蘇梗·······························162
蘇芡実····························80
蘇子·······························123

鼠粘子····························95
蘇薄荷···························210
蘇方木···························161
蘇木·······························161
蘇葉·······························162

《た》

台烏·······························13
台烏薬····························13
大棗·······························199
大黄·······························164
大活·······························198
大紅棗···························168
大沙参···························133
大熟地···························116
台参·······························204
大川芎···························151
大棗·······························168
大白芍···························127
大腹子···························224
大腹絨···························169
大腹皮···························169
大扁桃仁·······················194
大麻仁···························249
大力子····························95
沢瀉·······························170
淡黄芩····························18
淡乾姜····························57
淡呉黄····························93
淡芩·······························18
淡蓰蓉···························199
丹参·······························172
煅石膏···························148
胆草·······························264
淡竹茹···························174

丹皮 ……………… 242

《ち》

竹茹 ……………… 174
竹筎 ……………… 174
竹二青 …………… 174
竹皮 ……………… 174
竹葉柴胡 ………… 100
知母 ……………… 175
丁香 ……………… 177
丁子 ……………… 177
丁字 ……………… 177
釣藤鈎 …………… 178
釣藤鉤 …………… 178
猪苓 ……………… 179
陳阿膠 ……………… 3
陳広皮 …………… 181
陳皮 ……………… 181
陳木瓜 …………… 253

《つ》

通草 ……………… 251

《て》

葶藶 ……………… 184
葶藶子 …………… 184
鉄霊仙 ……………… 5
天花粉 …………… 39
甜蓯蓉 …………… 199
天台烏薬 ………… 13
甜大棗 …………… 199
天冬 ……………… 188
天南星 …………… 185

甜百合 …………… 216
天麻 ……………… 186
天麻片 …………… 186
天門 ……………… 188
天門冬 …………… 188

《と》

冬花 ……………… 45
冬瓜子 …………… 189
冬瓜仁 …………… 189
当帰 ……………… 190
冬朮 ……………… 137
党参 ……………… 204
冬桑葉 …………… 160
桃仁 ……………… 194
桃仁泥 …………… 194
橙皮 ……………… 181
唐木杏 …………… 254
唐木瓜 …………… 253
土藿香 …………… 34
杜紅花 …………… 84
菟絲 ……………… 196
菟絲子 …………… 196
菟絲餅 …………… 196
土地竜 …………… 145
杜蘇子 …………… 123
杜仲 ……………… 197
独活 ……………… 198
土鱉甲 …………… 231
土竜骨 …………… 262
嫩鈎藤 …………… 178
嫩前胡 …………… 154
嫩双鈎 …………… 178
嫩射干 …………… 256

《な》

棗 ………………… 168
ナツメグ ………… 200
南芡実 …………… 80
南五味子 ………… 99
南柴胡 …………… 100
南沙参 …………… 133
南星 ……………… 185
南棗 ……………… 168
南百合 …………… 216
南扁豆 …………… 232

《に》

二花 ……………… 66
肉果 ……………… 200
肉叩 ……………… 200
肉蓯蓉 …………… 199
肉豆蔲 …………… 200
肉桂 ……………… 71
二宝花 …………… 66
人参 ……………… 201
忍藤 ……………… 67
忍冬花 …………… 66
忍冬藤 …………… 67

《の》

野茴香 …………… 131
野菊 ……………… 49
野菊花 …………… 49

薬物名索引　*321*

《は》

梅肉·····················11
貝母····················205
白芥子··················207
白参····················201
麦冬····················208
白扁豆··················232
麦門····················208
麦門冬··················208
巴椒····················110
ハチミツ················241
薄荷····················210
薄荷葉··················210
浜防風··················132
半夏····················212
番紅花···················85
番瀉葉··················215

《ひ》

飛滑石···················37
肥知母··················175
ひねしょうが·············58
白桔梗···················46
白蔲仁··················219
百合····················216
白叩仁··················219
白芷····················217
白芍····················127
白芍薬··················127
白沙参··················133
白朮····················137
百条根··················221
白蒺藜··················125

白仁蔲··················219
白豆蔲··················219
百部····················221
百部根··················221
白茅根··················236
白蜜····················241
枇杷葉··················223
檳榔····················224
檳榔子··················224

《ふ》

風化硝··················237
撫芎····················151
覆花····················156
福沢瀉··················170
茯菟····················225
茯苓····················225
茯苓皮··················227
附子····················228
浮小麦··················143
附片····················228
文朮·····················32
粉前胡··················154
粉猪苓··················179

《へ》

米·······················88
米仁····················259
別甲····················231
鼈甲····················231
片姜黄···················60
扁豆····················232

《ほ》

防巳····················233
蓬莪朮···················32
泡姜····················57
炮姜····················57
茅根····················236
茅朮····················140
芒硝····················237
茅蒼朮··················140
防風····················238
蜂蜜····················241
北耆····················15
北杏····················63
北杏仁···················63
北芡実···················80
北細辛··················103
北沙参··················132
朴硝····················237
北条参··················132
北蒼朮··················140
牡丹皮··················242
牡蛎····················244

《ま》

麻芋果··················212
麻黄····················246
麻黄根··················249
麻子仁··················249
麻仁····················249
蔓荊子··················250

《み》

蜜 …………………… 241
ミミズ ……………… 145

《め》

明天冬 ……………… 188
明天麻 ……………… 186
綿茵陳 ………………… 6
綿茵蔯 ………………… 6
綿耆 ………………… 15
綿杜仲 ……………… 197

《も》

木通 ………………… 251
木筆花 ……………… 146
木防已 ……………… 233
木瓜 ………………… 253
木香 ………………… 254

《や》

射干 ………………… 256
益智 ………………… 257
益智子 ……………… 257
益智仁 ……………… 257
益母草 ……………… 258
野台参 ……………… 204
野百合 ……………… 216

《ゆ》

萸肉 ………………… 109

《よ》

羊藿 …………………… 7
羊眼豆 ……………… 232
陽春砂 ……………… 135
薏苡仁 ……………… 259

《ら》

萊菔子 ……………… 260
ラッキョウ ………… 28
蘿葡子 ……………… 260

《り》

竜眼 ………………… 261
竜眼肉 ……………… 261
竜骨 ………………… 262
竜沙 ………………… 246
硫酸ナトリウム …… 237
竜歯 ………………… 262
竜胆 ………………… 264
竜胆草 ……………… 264
苓 …………………… 225
良姜 ………………… 265
遼細辛 ……………… 103
緑升麻 ……………… 143

《れ》

連 …………………… 23
連喬 ………………… 266
連翹 ………………… 266
連翹殻 ……………… 266
蓮子 ………………… 268

（蓮子心〜驢皮膠）

蓮子心 ……………… 269
楝実 ………………… 157
蓮子肉 ……………… 268
蓮心 ………………… 269
蓮肉 ………………… 268

《ろ》

老鴉頭 ……………… 212
老紫草 ……………… 122
芦薈 ………………… 270
芦根 ………………… 271
楼実 ………………… 40
楼仁 ………………… 40
驢皮膠 ………………… 3

《わ》

煨姜 ………………… 60
淮山 ………………… 113
淮山薬 ……………… 113
淮小麦 ……………… 143
煨肉果 ……………… 200
和厚朴 ……………… 88

方剤名一覧

　方剤は一定の目的のために組まれたものであるが，一味一味の薬物が多彩な効能をもつために，重点を変えれば他の目的に使用することも可能である。また，構成薬物は，同一であっても，方剤全体の目的と当面の対象である病態に応じて，分量を変えていく必要性もある。それゆえ，方剤中の薬物の分量は一定不変と考えるべきではなく，病態によっては薬物自体を加減変化させることも必要である。

　以上の考えから，方剤中の薬物量を示していないので，本文あるいは効能別一覧表中の常用量を参考にしていただきたい。

　方剤には，「よみがな」《出典》と組成を示した。

〈あ〉

阿膠鶏子黄湯 (あきょうけいしおうとう)
  《重訂通俗傷寒論》
  阿膠　釣藤鈎　白芍　絡石藤　石決
  明　生地黄　生牡蛎　茯神　鶏子黄
  炙甘草

安宮牛黄丸 (あんぐうごおうがん)
  《温病条弁》
  牛黄　鬱金　犀角　黄連　朱砂
  山梔子　雄黄　黄芩　真珠　竜脳
  麝香

安神定志丸 (あんしんていしがん)
  《医学心悟》
  人参　茯苓　茯神　遠志　石菖蒲
  竜歯

安中散 (あんちゅうさん)
  《和剤局方》
  肉桂　高良姜　小茴香　延胡索
  縮砂　炙甘草　牡蛎

〈い〉

葦茎湯 (いけいとう)
  《備急千金要方》
  芦根　薏苡仁　冬瓜仁　桃仁

異功散 (いこうさん) (五味異功散)
  《小児薬証直訣》
  人参　白朮　茯苓　甘草　陳皮

痿証方 (いしょうほう)
  《秘方集験》
  当帰　熟地黄　白芍　蒼朮　牛膝
  知母　黄耆　杜仲　黄柏

已椒藶黄丸 (いしょうれきおうがん)
  《金匱要略》
  防已　椒目　葶藶子　大黄

一加減正気散 (いちかげんしょうきさん)
  《温病条弁》
  藿香梗　厚朴　杏仁　茵蔯蒿　茯苓
  皮　陳皮　大腹皮　神麴　麦芽

一味薯蕷飲 (いちみしょよいん)
  《医学衷中参西録》
  山薬

一貫煎 (いっかんせん)
  《柳州医話》
  沙参　麦門冬　生地黄　枸杞子
  当帰　川楝子

一甲復脈湯 (いっこうふくみゃくとう)
  《温病条弁》
  炙甘草　生地黄　生白芍　麦門冬
  阿膠　牡蛎

胃苓湯 (いれいとう)
  《丹渓心法》
  蒼朮　厚朴　陳皮　甘草　白朮　茯
  苓　桂枝　猪苓　沢瀉　生姜　大棗

茵蔯蒿湯 (いんちんこうとう)
  《傷寒論》
  茵蔯蒿　山梔子　大黄

茵蔯五苓散 (いんちんごれいさん)
  《金匱要略》
  茵蔯蒿　沢瀉　猪苓　茯苓　白朮
  桂枝

茵蔯四逆湯 (いんちんしぎゃくとう)
  《張氏医通》
  茵蔯蒿　乾姜　炮附子　炙甘草

淫羊藿湯 (いんようかくとう)
  《中医治法与方剤》
  淫羊藿　五加皮　牛膝

〈う〉

右帰飲 (うきいん)
  《景岳全書》

附子　肉桂　熟地黄　山茱萸　山薬
枸杞子　杜仲　炙甘草

右帰丸（うきがん）

《景岳全書》

熟地黄　山薬　山茱萸　枸杞子　杜
仲　菟絲子　製附子　肉桂　当帰
鹿角膠

禹功散（うこうさん）

《儒門事親》

牽牛子　小茴香

烏頭湯（うずとう）

《金匱要略》

烏頭　麻黄　白芍　黄耆　甘草

烏梅丸（うばいがん）

《傷寒論》

烏梅　細辛　乾姜　黄連　附子
当帰　黄柏　桂枝　人参　蜀椒

温経摂血湯（うんけいせっけつとう）

《傅青主女科》

熟地黄　白芍　川芎　白朮　五味子
柴胡　肉桂　続断

温経湯（うんけいとう）

《金匱要略》

呉茱萸　当帰　白芍　川芎　党参
（人参）　桂枝　阿膠　牡丹皮　半夏
麦門湯　生姜　甘草

温清飲（うんせいいん）

《万病回春》

黄連　黄芩　山梔子　黄柏　当帰
白芍　熟地黄　川芎

温胆湯（うんたんとう）

《三因方》

半夏　陳皮　茯苓　甘草　竹筎
枳実　生姜　大棗

〈え〉

益胃湯（えきいとう）

《温病条弁》

沙参　麦門冬　氷砂糖　生地黄
玉竹

益黄湯（えきおうとう）

《傅青主女科》

炒山薬　炒芡実　黄柏　車前子
白果

益気補肝湯（えっきほかんとう）

《経験方》

黄耆　党参　白芍　枳実　厚朴
炙甘草

越婢加朮湯（えっぴかじゅつとう）

《金匱要略》

麻黄　石膏　生姜　甘草　大棗
蒼朮

越婢加朮附湯（えっぴかじゅつぶとう）

《経験方》

麻黄　石膏　生姜　大棗　炙甘草
蒼朮　附子

越婢加半夏湯（えっぴかはんげとう）

《金匱要略》

麻黄　石膏　生姜　甘草　大棗
半夏

越婢湯（えっぴとう）

《金匱要略》

麻黄　石膏　生姜　大棗　甘草

延胡索散（えんごさくさん）

《証治準縄》

延胡索　当帰　琥珀　蒲黄　赤芍
肉桂　紅花

〈お〉

黄耆桂枝五物湯 (おうぎけいしごもつとう)
《金匱要略》
黄耆　白芍　桂枝　生姜　大棗

黄耆建中湯 (おうぎけんちゅうとう)
《金匱要略》
黄耆　桂枝　白芍　炙甘草　生姜
大棗　膠飴

黄耆湯 (おうぎとう)
《外台秘要》
黄耆　麦門冬　生地黄　天花粉
茯苓　五味子　甘草

黄耆内托散 (おうぎないたくさん)
《医宗金鑑》
黄耆　金銀花　当帰　白朮　天花粉
沢瀉　川芎　皂角　甘草

黄芩滑石湯 (おうごんかっせきとう)
《温病条弁》
黄芩　滑石　茯苓皮　大腹皮　白豆
蔲　通草　猪苓

黄芩湯 (おうごんとう)
《傷寒論》
黄芩　白芍　甘草　生姜　大棗

黄土湯 (おうどとう)
《金匱要略》
灶心黄土　甘草　生地黄　白朮
附子　阿膠　黄芩

黄連阿膠湯 (おうれんあきょうとう)
《傷寒論》
黄連　黄芩　白芍　鶏子黄　阿膠

黄連温胆湯 (おうれんうんたんとう)
《六因条弁》
半夏　陳皮　茯苓　炙甘草　竹筎
枳実　黄連

黄連解毒湯 (おうれんげどくとう)

《外台秘要》
黄連　黄芩　黄柏　山梔子

黄連瀉心湯→大黄黄連瀉心湯

黄連湯 (おうれんとう)
《傷寒論》
黄連　半夏　乾姜　桂枝　人参
大棗　炙甘草

乙字湯 (おつじとう)
《叢桂亭蔵方》
柴胡　升麻　黄芩　炙甘草　大棗
生姜　大黄

遠志湯 (おんじとう)
《備急千金要方》
遠志　人参　甘草　当帰　桂枝
麦門冬　白芍　茯苓　生姜　大棗

温脾散 (おんぴさん)
《証治準縄》
訶子　人参　白朮　木香　桔梗
茯苓　藿香　陳皮　黄耆　炙甘草
生姜　大棗

温脾湯 (おんぴとう)
《備急千金要方》
熟附子　乾姜　党参　炙甘草　大黄

温容補肝湯 (おんようほかんとう)
《経験方》
黄耆　党参　白芍　肉蓯蓉　巴戟天
杜仲　附子　枳実　胡芦巴　黄連

〈か〉

槐花散 (かいかさん)
《普済本事方》
炒槐花　側柏葉　荊芥穂　枳殻

海藻玉壺湯 (かいそうぎょくことう)
《医宗金鑑》
海藻　浙貝母　連翹　昆布　法半夏
青皮　海浮石　当帰　川芎　海帯

艾附煖宮丸 （かいぶだんきゅうがん）
　《仁斎指方論》
　　香附子　艾葉　当帰　黄耆　呉茱萸
　　川芎　白芍　熟地黄　肉桂　続断
解労散 （かいろうさん）
　《楊氏家蔵本》
　　白芍　柴胡　鼈甲　枳殻　炙甘草
　　茯苓　大棗　乾姜
火鬱湯 （かうつとう）
　《蘭室秘蔵》
　　升麻　葛根　白芍　柴胡　甘草
　　防風
華蓋散 （かがいさん）
　《和剤局方》
　　炒蘇子　赤茯苓　炙桑白皮　陳皮
　　炒杏仁　麻黄　炙甘草
過期飲 （かきいん）
　《証治準縄》
　　当帰　白芍　熟地黄　香附子　川芎
　　紅花　桃仁　莪朮　木通　炙甘草
　　肉桂
膈下逐瘀湯 （かっかちくおとう）
　《医林改錯》
　　五霊脂　川芎　牡丹皮　赤芍　烏薬
　　延胡索　甘草　当帰　桃仁　紅花
　　香附子　枳殻
加減葳蕤湯 （かげんいずいとう）
　《重訂通俗傷寒論》
　　玉竹　葱白　桔梗　薄荷　白薇
　　豆豉　炙甘草　大棗
加減柴苓湯 （かげんさいれいとう）
　《重慶市第一中医院》
　　柴胡　黄芩　半夏　猪苓　茯苓　沢
　　瀉　滑石　甘草　忍冬藤　金銭草
加減清経湯 （かげんせいけいとう）
　《中医婦科治療学》
　　丹参　地骨皮　白芍　生地黄　玄参

知母　黄柏
加減復脈湯 （かげんふくみゃくとう）
　《温病条弁》
　　炙甘草　生地黄　白芍　麦門冬
　　阿膠　麻子仁
加減木防已湯 （かげんもくぼういとう）
　《温病条弁》
　　防已　石膏　桂枝　薏苡仁　杏仁
　　滑石　通草
夏枯草膏 （かごそうこう）
　《医宗金鑑》
　　夏枯草　当帰　白芍　玄参　烏薬
　　浙貝母　白僵蚕　昆布　桔梗　陳皮
　　川芎　甘草　香附子　紅花
夏枯草散 （かごそうさん）
　《張氏医通》
　　夏枯草　当帰　白芍　玄参　生甘草
河車大造丸 （かしゃだいぞうがん）（大造丸）
　《景岳全書》
　　紫河車　山薬　亀板　黄柏　杜仲
　　牛膝　天門冬　麦門冬　熟地黄
何首烏丸 （かしゅうがん）
　《経験方》
　　何首烏　菟絲子　当帰　牛膝　補骨脂
何首烏丹 （かしゅうたん）
　《和剤局方》
　　何首烏　牛膝
莪朮丸 （がじゅつがん）
　《経験方》
　　莪朮　三棱　香附子　穀芽　青皮
　　檳榔子　牽牛子　丁香　畢澄茄
莪朮散 （がじゅつさん）
　《証治準縄》
　　莪朮　川芎　当帰　熟地黄　白芍
　　白芷
何人飲 （かじんいん）
　《景岳全書》

何首烏　人参　当帰　陳皮　煨姜

藿香生気散（かっこうしょうきさん）

　《和剤局方》

　　藿香　半夏　白朮　茯苓　蘇葉
　　厚朴　白芷　陳皮　桔梗　生姜
　　大腹皮　大棗

藿香半夏湯（かっこうはんげとう）

　《中薬方剤学》

　　藿香　姜半夏　陳皮　丁香

藿香連翹飲（かっこうれんぎょういん）

　《中薬臨床応用》

　　藿香　連翹　製半夏　陳皮

葛根黄芩黄連湯→葛根芩連湯

葛根加朮附湯（かっこんかじゅつぶとう）

　《方機》

　　葛根　桂枝　麻黄　白芍　炙甘草
　　生姜　大棗　附子

葛根芩連湯（かっこんごんれんとう）

　《傷寒論》

　　葛根　黄芩　黄連　炙甘草

葛根湯（かっこんとう）

　《傷寒論》

　　葛根　麻黄　生姜　桂枝　炙甘草
　　白芍　大棗

葛根湯加川芎辛夷（かっこんとうかせんきゅう
しんい）

　《経験方》

　　葛根　桂枝　麻黄　白芍　炙甘草
　　生姜　大棗　川芎　辛夷

滑石藿香湯（かっせきかっこうとう）

　《温病条弁》

　　藿香　厚朴　白豆蔲　陳皮　茯苓
　　猪苓　通草　滑石

滑石散（かっせきさん）

　《備急千金要方》

　　滑石　通草　車前子　冬葵子

藿朴夏苓湯（かつぼくかりょうとう）

《医源》

　　藿香　杏仁　厚朴　姜半夏　猪苓
　　沢瀉　茯苓　淡豆豉　薏苡仁　白豆蔲

火府丹（かふたん）

　《普済本事方》

　　生地黄　木通　黄芩

加味烏薬湯（かみうやくとう）

　《済陰綱目》

　　烏薬　縮砂　木香　延胡索　炒香附
　　子　炙甘草

加味黄連蘇葉湯（かみおうれんそようとう）

　《厦門医学》

　　黄連　紫蘇葉　半夏　茯苓　竹筎
　　枇杷葉　柿蔕

加味帰脾湯（かみきひとう）

　《済生方》

　　黄耆　党参　白朮　当帰　茯神
　　竜眼肉　酸棗仁　遠志　炙甘草
　　木香　大棗　生姜　柴胡　山梔子

加味逍遙散（かみしょうようさん）

　《校注婦人良方》

　　柴胡　炒当帰　白芍　茯苓　炒白朮
　　炙甘草　牡丹皮　山梔子

加味清胃散（かみせいいさん）

　《張氏医通》

　　生地黄　升麻　牡丹皮　当帰　黄連
　　犀角　連翹　甘草

加味大承気湯（かみだいじょうきとう）

　《天津南開医院》

　　厚朴　莱菔子　枳殻　桃仁　赤芍
　　大黄　芒硝

加味天麻湯（かみてんまとう）

　《中医婦科治療学》

　　天麻　附子　天南星　半夏　全蝎
　　釣藤鈎　陳皮

莪棱逐瘀湯（がりょうちくおとう）

　《中薬臨床応用》

莪朮　三稜　紅花　丹参　鼈甲
穿山甲　党参　黄耆　当帰　陳皮

莪稜通経湯（がりょうつうけいとう）
《中薬臨床応用》
三稜　莪朮　肉桂　木香　熟地黄
白芍　当帰　延胡索　川芎　桃仁
紅花

訶黎勒丸（かりろくがん）
《太平聖恵方》
煨訶子　炮姜　五味子　肉桂　桔梗
附子　木香　人参　沈香　白朮　枳殻

栝楼薤白桂枝湯（かろがいはくけいしとう）
《中医研究院方》
栝楼皮　薤白　桂枝　鬱金　香附子
紅花　桃仁

栝楼薤白白酒湯（かろがいはくはくしゅとう）
《金匱要略》
栝楼仁　薤白　白酒

栝楼薤白半夏湯（かろがいはくはんげとう）
《金匱要略》
栝楼仁　薤白　半夏　白酒

栝楼枳実湯（かろきじつとう）
《万病回春》
栝楼仁　枳実　桔梗　茯苓　貝母
陳皮　黄芩　山梔子　当帰　縮砂
木香　生姜　竹瀝

陥胸承気湯（かんきょうじょうきとう）
《重訂通俗傷寒論》
栝楼仁　枳実　半夏　黄連　生大黄
芒硝

乾姜人参半夏丸（かんきょうにんじんはんげがん）
《金匱要略》
乾姜　人参　半夏

乾姜附子湯（かんきょうぶしとう）
《傷寒論》
乾姜　生附子

緩痃湯（かんげんとう）

《高階家方》
柴胡　桂枝　天花粉　黄芩　牡蛎
鼈甲　白芍　乾姜　炙甘草

冠心Ⅱ号方（かんしんにごうほう）
《北京地区防治冠心病協作組》
丹参　川芎　紅花　赤芍　降香

甘草乾姜湯（かんぞうかんきょうとう）
《金匱要略》
乾姜（炮姜）　炙甘草

甘草桔梗湯（かんぞうききょうとう）
《小児薬証直訣》
桔梗　甘草

甘草瀉心湯（かんぞうしゃしんとう）
《傷寒論》
炙甘草　黄連　黄芩　乾姜　半夏
大棗

甘草湯（かんぞうとう）
《傷寒論》
生甘草

甘草附子湯（かんぞうぶしとう）
《金匱要略》
炙甘草　白朮　附子　桂枝

甘草麻黄湯（かんぞうまおうとう）
《金匱要略》
甘草　麻黄

完帯湯（かんたいとう）
《傅青主女科》
白朮　炒山薬　人参　白芍　車前子
蒼朮　甘草　陳皮　荊芥穂　柴胡

寛中八宝散（かんちゅうはっぽうさん）
《赤水玄珠》
木香　当帰　莱菔子　檳榔子　縮砂
沈香　皀角　蘇子

款冬花散（かんとうかさん）
《和剤局方》
款冬花　知母　桑葉　姜半夏　甘草
阿膠　炒杏仁　炒貝母　麻黄　生姜

款冬花湯 (かんとうかとう)

《中薬臨床応用》

款冬花　杏仁　浙貝母　知母　桑白

皮　五味子　甘草

甘麦大棗湯 (かんばくたいそうとう)

《金匱要略》

炙甘草　浮小麦　大棗

甘露飲 (かんろいん)

《和剤局方》

枇杷葉　熟地黄　天門冬　炒枳殻

茵蔯蒿　生地黄　麦門冬　石斛

炙甘草　黄芩

甘露消毒丹 (かんろしょうどくたん)

《温熱経緯》

滑石　茵蔯蒿　黄芩　石菖蒲　木通

川貝母　射干　連翹　薄荷　白豆蔻

藿香

〈き〉

帰耆建中湯 (きぎけんちゅうとう)

《華岡青洲方》

当帰　黄耆　桂枝　白芍　炙甘草

生姜　大棗　膠飴

桔梗石膏 (ききょうせっこう)

《経験方》

桔梗　石膏

桔梗湯 (ききょうとう)

《傷寒論》

桔梗　生甘草

菊花散 (きくかさん)

《和剤局方》

白蒺藜　羌活　木賊　蟬退　菊花

菊花茶調散 (きくかちゃちょうさん)

《銀海精微》

川芎　荊芥　細辛　甘草　防風

白芷　薄荷　羌活　白僵蚕　蟬退

菊晴湯 (きくせいとう)

《中薬臨床応用》

菊花　枸杞子　肉蓯蓉　巴戟天

枳実薤白桂枝湯 (きじつがいはくけいしとう)

《金匱要略》

枳実　厚朴　薤白　桂枝　栝楼仁

枳実消痞丸 (きじつしょうひがん)

《蘭室秘蔵》

乾姜　炙甘草　麦芽　茯苓　白朮

半夏麴　人参　厚朴　枳実　黄連

枳実導滞丸 (きじつどうたいがん)

《重訂通俗傷寒論》

枳実　大黄　檳榔子　厚朴　連翹

黄連　神麴　紫根　山樝子　木通

生甘草

帰芍異功散 (きしゃくいこうさん) (湯)

《類証治裁》

人参　白朮　陳皮　白芍　当帰

茯苓　炙甘草　燈心草

帰芍六君子湯 (きしゃくりっくんしとう)

《経験方》

人参　白朮　茯苓　甘草　陳皮

半夏　当帰　白芍　旋覆花　竹筎

枳朮丸 (きじゅつがん)

《内外傷弁惑論》

白朮　枳実

枳朮平胃散 (きじゅつへいいさん)

《経験方》

蒼朮　厚朴　陳皮　炙甘草　生姜

大棗　白朮　枳実

橘枳姜湯→橘皮枳実生姜湯

橘皮枳実生姜湯 (きっぴきじつしょうきょうとう)

《金匱要略》

橘皮　枳実　生姜

帰脾湯 (きひとう)

《校注婦人良方》

人参　白朮　黄耆　茯苓　竜眼肉

方剤名一覧　*331*

当帰　遠志　酸棗仁　木香　炙甘草

耆附湯 （ぎぶとう）

《赤水玄珠》

黄耆　附子　生姜

芎帰膠艾湯 （きゅうききょうがいとう）

《金匱要略》

川芎　阿膠　甘草　艾葉　当帰

熟地黄　白芍

芎帰調血飲 （きゅうきちょうけついん）

《万病回春》

当帰　川芎　熟地黄　白朮　茯苓

陳皮　烏薬　香附子　牡丹皮　益母

草　大棗　乾姜　炙甘草

九仙散 （きゅうせんさん）

《衛生宝鑑》

人参　款冬花　桑白皮　桔梗　五味

子　阿膠　烏梅　貝母　罌粟殻

姜黄散 （きょうおうさん）

《証治準縄》

姜黄　莪朮　紅花　肉桂　川芎

白芍　延胡索　牡丹皮　当帰

羌活勝湿湯 （きょうかつしょうしつとう）

《内外傷弁惑論》

羌活　独活　炙甘草　藁本　川芎

防風　蔓荊子

姜桂湯→柴胡桂枝乾姜湯

杏蘇散 （きょうそさん）

《温病条弁》

紫蘇　半夏　茯苓　前胡　桔梗

枳殻　甘草　生姜　大棗　陳皮

杏仁

杏仁滑石湯 （きょうにんかっせきとう）

《温病条弁》

黄芩　滑石　茯苓皮　大腹皮　白豆

蔲　通草　猪苓

姜附固衝湯 （きょうぶこしょうとう）

《中薬臨床応用》

乾姜　附子　白朮　黄耆　山茱萸

竜骨　牡蛎　茜草根　陳棕炭

玉液湯 （ぎょくえきとう）

《医学衷中参西録》

生山薬　生黄耆　知母　生鶏内金

葛根　五味子　天花粉

玉女煎 （ぎょくじょせん）

《景岳全書》

生石膏　熟地黄　麦門冬　知母

牛膝

玉真散 （ぎょくしんさん）

《外科正宗》

白附子　天南星　天麻　羌活　防風

白芷

玉泉丸 （ぎょくせんがん）

《雑病源流犀燭》

天花粉　葛根　麦門冬　人参　茯苓

烏梅　甘草　黄耆

玉竹麦門冬湯 （ぎょくちくばくもんどうとう）

《温病条弁》

玉竹　麦門冬　沙参　生甘草

玉屏風散 （ぎょくへいふうさん）

《丹渓心法》

黄耆　防風　白朮　生姜

挙元煎 （きょげんせん）

《景岳全書》

人参　炙黄耆　炙甘草　升麻　白朮

魚醒草桔梗湯 （ぎょせいそうききょうとう）

《経験方》

魚醒草　桔梗

亀鹿二仙膠 （きろくにせんきょう）

《証治準縄》

鹿角　亀板　枸杞子　人参

銀葦合剤 （ぎんいごうざい）

《曙光医院》

金銀花　連翹　桔梗　杏仁　紅藤

魚醒草　冬瓜仁　桃仁　芦根

銀花解毒湯（ぎんかげどくとう）
《瘍科心得集》
金銀花　紫花地丁　赤茯苓　連翹
牡丹皮　黄連　夏枯草

銀花藤（ぎんかとう）
《経験方》
金銀花　黄耆　当帰　生甘草　枸橘葉

銀翹散（ぎんぎょうさん）
《温病条弁》
金銀花　連翹　桔梗　薄荷　牛蒡子
竹葉　荊芥穂　豆豉　甘草

銀翹敗毒散（ぎんぎょうはいどくさん）
《経験方》
金銀花　連翹　羌活　独活　川芎
柴胡　前胡　枳殻　桔梗　茯苓
生甘草

銀翹馬勃散（ぎんぎょうばぼつさん）
《温病条弁》
連翹　牛蒡子　金銀花　射干　馬勃

銀翹白虎湯（ぎんぎょうびゃっことう）
《経験方》
金銀花　連翹　石膏　知母　炙甘草
粳米

金鎖固精丸（きんさこせいがん）
《医方集解》
炒蒺藜　芡実　蓮鬚　竜骨　牡蛎

金茱丸（きんしゅがん）
《保命集》
川棟子　呉茱萸

金沸草散（きんふつそうさん）
《鶏峯普済方》
荊芥　麻黄　旋覆花　前胡　甘草
半夏　白芍

金鈴子散（きんれいしさん）
《素問病機気宣保命集》
川棟子　延胡索

〈く〉

駆蛔湯（くかいとう）
《経験方》
檳榔子　使君子　苦棟根皮　烏梅
木香　枳殻　芒硝　蜀椒　細辛
乾姜

苦参散（くじんさん）
《証治準縄》
苦参　丹参　蛇床子

苦参止痢煎（くじんしりせん）
《経験方》
苦参　黄芩　白芍　焦山楂子　檳榔子

駆風上清散（くふうじょうせいさん）
《審視瑤函》
黄芩　白芷　羌活　防風　柴胡
川芎　荊芥　甘草

九味羌活湯（くみきょうかつとう）
《此事難治》
防風　羌活　白芷　蒼朮　川芎　黄芩
生地黄　炙甘草　細辛　生姜　葱白

九味檳榔湯（くみびんろうとう）
《浅田家方》
檳榔子　厚朴　陳皮　桂枝　紫蘇葉
木香　生姜　炙甘草　大黄

〈け〉

荊芥連翹湯（けいがいれんぎょうとう）
《一貫堂》
黄連　黄芩　黄柏　山梔子　当帰
川芎　熟地黄　白芍　連翹　荊芥
薄荷　防風　柴胡　白芷　桔梗
枳殻　炙甘草

桂姜棗草黄辛附湯（けいきょうそうそうおうしんぶ
とう）（桂枝去芍薬加麻黄附子細辛湯）

《金匱要略》

桂枝　大棗　甘草　麻黄　細辛
乾姜　附子

瓊玉膏 (けいぎょくこう)

《洪氏集験方》

生地黄　党参　茯苓　白蜜

桂枝加葛根湯 (けいしかかっこんとう)

《傷寒論》

桂枝　白芍　炙甘草　生姜　大棗
葛根

桂枝加厚朴杏仁湯 (けいしかこうぼくきょうにんとう)

《傷寒論》

桂枝　白芍　炙甘草　生姜　大棗
厚朴　杏仁

桂枝加芍薬大黄湯 (けいしかしゃくやくだいおうとう)

《経験方》

桂枝　白芍　炙甘草　生姜　大棗
大黄

桂枝加芍薬湯 (けいしかしゃくやくとう)

《傷寒論》

桂枝　白芍　炙甘草　生姜　大棗

桂枝加朮附湯 (けいしかじゅつぶとう)

《方機》

桂枝　白芍　炙甘草　生姜　大棗
蒼朮　附子

桂枝加竜骨牡蛎湯 (けいしかりゅうこつぼれいとう)

《金匱要略》

桂枝　竜骨　牡蛎　白芍　生姜
炙甘草　大棗

桂枝加苓朮附湯 (けいしかりょうじゅつぶとう)

《経験方》

桂枝　白芍　炙甘草　生姜　大棗
蒼朮　附子　茯苓

桂枝甘草加竜骨牡蛎湯 (けいしかんぞうかりゅうこつぼれいとう)

《傷寒論》

桂枝　炙甘草　竜骨　牡蛎

桂枝甘草湯 (けいしかんぞうとう)

《傷寒論》

桂枝　炙甘草

桂枝去芍薬加蜀漆竜骨牡蛎救逆湯
(けいしきょしゃくやくかしょくしつりゅうこつぼれいきゅうぎゃくとう)

《傷寒論》

桂枝　蜀漆　竜骨　牡蛎　甘草
生姜　大棗

桂枝湯 (けいしとう)

《傷寒論》

桂枝　白芍　炙甘草　生姜　大棗

桂枝人参湯 (けいしにんじんとう)

《傷寒論》

人参　乾姜　白朮　炙甘草　桂枝

桂枝茯苓丸 (けいしぶくりょうがん)

《金匱要略》

桂枝　茯苓　赤芍　牡丹皮　桃仁

桂枝附子湯 (けいしぶしとう)

《金匱要略》

桂枝　附子　生姜　大棗　甘草

桂芍知母湯 (けいしゃくちもとう)

《金匱要略》

桂枝　白芍　防風　白朮　知母
附子　麻黄　炙甘草　生姜

鶏蘇散 (けいそさん)

《傷寒標本》

滑石　生甘草　薄荷

啓脾湯 (けいひとう)

《万病回春》

人参　白朮　茯苓　蓮子　山薬
山楂子　陳皮　沢瀉　生姜　大棗
炙甘草

桂附四物湯 (けいぶしもつとう)

《経験方》

熟地黄　白芍　当帰　川芎　肉桂
附子

桂附八味丸 (けいぶはちみがん)

《医方集解》

熟地黄　山薬　山茱萸　沢瀉　茯苓
牡丹皮　肉桂　炮附子

桂附理中湯 (けいぶりちゅうとう)

《経験方》

人参　乾姜　白朮　炙甘草　肉桂
附子

荊防排毒散 (けいぼうはいどくさん)

《摂生衆妙方》

荊芥　防風　羌活　独活　柴胡
前胡　川芎　桔梗　枳殻　茯苓
炙甘草　生姜　薄荷

桂麻各半湯 (けいまかくはんとう)

《傷寒論》

麻黄　桂枝　杏仁　炙甘草　白芍
生姜　大棗

鶏鳴散 (けいめいさん)

《証治準縄》

檳榔子　陳皮　木瓜　呉茱萸　紫蘇
葉　桔梗　生姜

桂苓丸 (けいれいがん)

《和剤局方》

肉桂　茯苓

下瘀血湯 (げおけつとう)

《金匱要略》

大黄　桃仁　蟅虫

月華丸 (げっかがん)

《医学心悟》

天門冬　麦門冬　生地黄　熟地黄
山薬　百部　沙参　川貝母　阿膠
茯苓　獺肝　三七　白菊花　桑葉

血府逐瘀湯 (けっぷちくおとう)

《医林改錯》

牛膝　桃仁　紅花　当帰　川芎
赤芍　生地黄　枳殻　柴胡　桔梗
炙甘草

決明丸 (けつめいがん)

《証治準縄》

決明子　炒山薬　生地黄　枸杞子
菊花　防風　車前子　蔓荊子　川芎
細辛　茯苓　山梔子　玄参

決明子散 (けつめいしさん)

《済生方》

決明子　石決明　菊花　蔓荊子
黄芩　石膏　白芍　川芎　木賊
羌活　炙甘草

決明子湯 (けつめいしとう)

《聖済総録》

決明子　柴胡　黄連　防風　苦竹葉
升麻　炙甘草　菊花　細辛

化斑湯 (けはんとう)

《温病条弁》

石膏　知母　生甘草　玄参　犀角
粳米

牽午散 (げんごさん)

《晋済方》

牽午子　木通　白朮　桑白皮　木香
肉桂　陳皮

玄参解毒湯 (げんじんげどくとう)

《外科正宗》

玄参　山梔子　黄芩　荊芥　桔梗
生地黄　葛根　生甘草

玄参升麻湯 (げんじんしょうまとう)

《活人総括》

玄参　升麻　甘草

玄参治咽湯 (げんじんちいんとう)

《経験方》

玄参　生地黄　沙参　玉竹　四葉参

玄参牡貝湯 (げんじんぼばいとう)

《経験方》

玄参　牡蛎　浙貝母

健脾丸（けんぴがん）

《証治準縄》

党参　白朮　茯苓　甘草　山薬

陳皮　縮砂　木香　山楂子　神麯

麦芽　黄連　肉豆蔲

建瓴湯（けんれいとう）

《医学衷中参西録》

牛膝　竜骨　牡蛎　代赭石　生地黄

白芍　柏子仁　山薬

〈こ〉

固陰煎（こいんせん）

《景岳全書》

党参　熟地黄　山薬　山茱萸　遠志

菟絲子　続断　五味子　炙甘草

更衣丸（こういがん）

《先醒斉医学広筆記》

芦薈　朱砂

香烏散（こううさん）

《経験方》

香附子　烏薬

降逆止呃湯（こうぎゃくしあくとう）

《江蘇中医雑誌》

代赭石　旋覆花　橘皮　竹筎　丁香

柿蒂　太子参　甘草　天門冬　麦門

冬　枇杷葉

蒿芩清胆湯（こうごんせいたんとう）

《重訂通俗傷寒論》

碧玉散（滑石　生甘草　青黛）青蒿

黄芩　竹筎　製半夏　赤茯苓　枳殻

陳皮

香砂枳朮丸（こうしゃきじゅつがん）

《経験方》

枳実　白朮　縮砂　木香

香砂二陳湯（こうしゃにちんとう）

《経験方》

木香　縮砂　姜半夏　茯苓　陳皮

甘草　生姜

香砂平胃散（こうしゃへいいさん）

《経験方》

蒼朮　厚朴　陳皮　木香　縮砂

炙甘草

香砂六君子湯（こうしゃりっくんしとう）

《和剤局方》

人参　白朮　茯苓　炙甘草　陳皮

半夏　生姜　大棗　木香　縮砂

香砂六君子湯（こうしゃりっくんしとう）

《景岳全書》

人参　白朮　茯苓　半夏　陳皮

縮砂　藿香　炙甘草

香薷飲（こうじゅいん）

《和剤局方》

香薷　白扁豆　厚朴

控涎丹（こうぜんたん）

《三因方》

甘逐　大戟　白芥子　生姜

香蘇散（こうそさん）

《和剤局方》

香附子　紫蘇葉　陳皮　炙甘草

生姜

交泰丸（こうたいがん）

《韓氏医通》

黄連　肉桂

鈎藤飲（こうとういん）

《幼科心法》

鈎藤鈎　羚羊角　全蝎　天麻　人参

甘草

香附芎帰湯（こうぶきゅうきとう）

《沈氏尊生書》

香附子　川芎　当帰　白芍　艾葉

熟地黄　麦門冬　杜仲　橘紅　青蒿

甘草

香附散 （こうぶさん）
《沈氏尊生書》
香附子　山梔子　黄連　陳皮　法半夏

香附旋覆花湯 （こうぶせんぷくかとう）
《温病条弁》
香附子　旋覆花　茯苓　蘇子　陳皮
製半夏　薏苡仁

厚朴温中湯 （こうぼくおんちゅうとう）
《内外傷弁惑論》
厚朴　陳皮　炙甘草　茯苓　草豆蔲
木香　乾姜

厚朴三物湯 （こうぼくさんもつとう）
《経験方》
大黄　厚朴　枳実

厚朴麻黄湯 （こうぼくまおうとう）
《金匱要略》
厚朴　麻黄　石膏　杏仁　半夏
乾姜　細辛　五味子　小麦

高良姜湯 （こうりょうきょうとう）
《経験方》
高良姜　厚朴　当帰　肉桂　生姜

香連丸 （こうれんがん）
《兵部千集方》
黄連　木香　呉茱萸

五加減正気散 （ごかげんしょうきさん）
《温病条弁》
藿香梗　陳皮　茯苓　厚朴　大腹皮
穀芽　蒼朮

杞菊地黄丸 （こぎくじおうがん）
《医級》
熟地黄　山茱萸　山薬　茯苓　沢瀉
牡丹皮　甘菊花　枸杞子

黒逍遙散 （こくしょうようさん）
《女科摘要》
柴胡　白芍　当帰　白朮　茯苓
生姜　炙甘草　薄荷　生地黄または
熟地黄

固経丸 （こけいがん）
《医学入門》
亀板　白芍　黄芩　黄柏　椿根皮
香附子

五虎追風湯 （ごこついふうとう）
《普南史全恩家伝方》
蟬退　天南星　天麻　全蝎　白僵蚕
朱砂

虎骨木瓜酒 （ここつもっかしゅ）
《全国中薬成薬処方集》
製虎骨　当帰　川芎　続断　五加皮
牛膝　天麻　紅花　白茄根　桑枝
玉竹　秦艽　防風　木瓜

五虎湯 （ごことう）
《経験方》
麻黄　杏仁　生石膏　生甘草　桑白皮

五虎二陳湯 （ごこにちんとう）
《経験方》
麻黄　杏仁　生石膏　生甘草　桑白
皮　製半夏　陳皮　茯苓　炙甘草
生姜

五子衍宗丸 （ごしえんそうがん）
《証治準縄》
菟絲子　枸杞子　覆盆子　五味子
車前子

牛膝散 （ごしつさん）
《医学入門》
桂枝　桃仁　牡丹皮　赤芍　牛膝
当帰　延胡索　木香

牛膝湯 （ごしつとう）
《証治準縄》
牛膝　当帰　黄芩

五積散 （ごしゃくさん）
《和剤局方》
白芷　川芎　炙甘草　茯苓　当帰
肉桂　白芍　半夏　陳皮　枳殻　麻
黄　蒼朮　桔梗　乾姜　厚朴　生姜

大棗

牛車腎気丸 (ごしゃじんきがん)

《済生方》

熟地黄　山薬　山茱萸　沢瀉　茯苓
牡丹皮　桂枝　炮附子　牛膝　車前子

五汁飲 (ごじゅういん)

《温病条弁》

梨汁　荸薺汁　鮮芦根汁　麦門冬汁
藕汁

呉茱萸加附子湯 (ごしゅゆかぶしとう)

《経験方》

呉茱萸　人参（党参）　生姜　大棗
附子

呉茱萸湯 (ごしゅゆとう)

《傷寒論》

呉茱萸　人参（党参）　大棗　生姜

固衝湯 (こしょうとう)

《医学衷中参西録》

白朮　黄耆　山茱萸　竜骨　牡蛎
白芍　烏賊骨　茜草

固精丸 (こせいがん)

《済生方》

肉蓯蓉　陽起石　鹿茸　赤石脂
巴戟天　韮子　白茯苓　鹿角霜
竜骨　製附子

虎潜丸 (こせんがん)

《丹渓心法》

黄柏　知母　熟地黄　亀板　虎脛骨
鎖陽　当帰　牛膝　白芍　陳皮

呉仙散 (ごせんさん)

《経験方》

呉茱萸　茯苓

五仁丸 (ごにんがん)

《世医得効方》

郁李仁　桃仁　杏仁　柏子仁　松子
仁　陳皮

五皮飲 (ごひいん)

《中蔵経》

桑白皮　陳皮　生姜皮　大腹皮
茯苓皮

牛蒡湯 (ごぼうとう)

《証治準縄》

牛蒡子　荊芥穂　薄荷　防風　大黄
生甘草

五磨飲子 (ごまいんし)

《医方集解》

檳榔子　沈香　烏薬　木香　枳殻

五味子湯 (ごみしとう)

《証治準縄》

五味子　人参　杏仁　陳皮　麦門冬
生姜　大棗

五味消毒飲 (ごみしょうどくいん)

《医宗金鑑》

金銀花　野菊花　蒲公英　紫花地丁
紫背天葵子

呉茱木瓜湯 (ごゆもっかとう)

《験方新編》

呉茱萸　木瓜　食塩

五淋散 (ごりんさん)

《和剤局方》

茯苓　沢瀉　車前子　滑石　木通
山梔子　黄芩　当帰　赤芍　甘草

五苓散 (ごれいさん)

《傷寒論》

茯苓　猪苓　沢瀉　白朮　桂枝

芩連四物湯 (ごんれんしもつとう)

《経験方》

当帰　白芍　地黄　川芎　黄連
黄芩

〈さ〉

犀角地黄湯 (さいかくじおうとう)

《千金方》

犀角　生地黄　赤芍　牡丹皮

柴葛解肌湯 (さいかつげきとう)

《傷寒六書》

柴胡　葛根　甘草　黄芩　芍薬

羌活　白芷　桔梗　石膏　生姜

大棗

柴陥湯 (さいかんとう)

《経験方》

柴胡　黄芩　黄連　栝楼仁　半夏

生姜　人参　大棗　炙甘草

截瘧七宝飲 (さいぎゃくしっぽういん)

《楊氏家蔵方》

常山　厚朴　陳皮　青皮　檳榔子

草果　炙甘草

柴胡加芒硝湯 (さいこかぼうしょうとう)

《傷寒論》

柴胡　黄芩　半夏　人参　生姜

炙甘草　大棗　芒硝

柴胡加竜骨牡蛎湯 (さいこかりゅうこつぼれい
とう)

《傷寒論》

柴胡　黄芩　半夏　人参　生姜　大

棗　桂枝　茯苓　竜骨　牡蛎　大黄

柴胡枳桔湯 (さいこききつとう)

《経験方》

柴胡　黄芩　半夏　生姜　炙甘草

大棗　枳実　桔梗　栝楼仁

柴胡桂枝乾姜湯 (さいこけいしかんきょうとう)

《傷寒論》

柴胡　黄芩　桂枝　乾姜　天花粉

牡蛎　炙甘草

柴胡桂枝湯 (さいこけいしとう)

《傷寒論》

柴胡　黄芩　半夏　生姜　白芍

人参　大棗　炙甘草　桂枝

柴胡清肝湯 (さいこせいかんとう)

《医宗金鑑》

柴胡　生地黄　赤芍　牛蒡子　当帰

連翹　川芎　黄芩　山梔子　天花粉

甘草　防風

柴胡清肝散 (さいこせいかんさん) (湯)

《一貫堂》

黄連　黄芩　黄柏　山梔子　当帰

川芎　白芍　熟地黄　連翹　牛蒡子

薄荷　柴胡　天花粉　桔梗　炙甘草

柴胡疏肝散 (さいこそかんさん)

《景岳全書》

柴胡　陳皮　白芍　枳殻　炙甘草

川芎　香附子

柴胡達元飲 (さいこたつげんいん)

《重訂通俗傷寒論》

柴胡　黄芩　枳殻　厚朴　炙甘草

青皮　桔梗　草果　檳榔子　荷葉

柴胡白虎湯 (さいこびゃっことう)

《重訂通俗傷寒論》

柴胡　黄芩　石膏　天花粉　粳米

知母　甘草　鮮荷葉

犀地清絡飲 (さいじせいらくいん)

《重訂通俗傷寒論》

犀角汁　牡丹皮　連翹　赤芍　鮮地

黄　桃仁　竹瀝　生姜汁　鮮菖蒲汁

柴芍六君子湯 (さいしゃくりっくんしとう)

《和剤局方》

党参 (人参)　白朮　茯苓　炙甘草

半夏　陳皮　生姜　大棗　柴胡　白芍

済生紫菀湯 (さいせいしおんとう)

《済生方》

紫菀　党参　黄耆　乾姜　杏仁

鍾乳石

済川煎 (さいせんせん)

《景岳全書》

肉蓰蓉　当帰　牛膝　沢瀉　升麻

枳殻

済生通脈四逆湯 (さいせいつうみゃくしぎゃくとう)

《済生方》

細辛　桂皮　当帰　白芍　炙甘草
大棗　木通　附子

再造散 （さいぞうさん）

《傷寒六書》

桂枝　防風　羌活　細辛　川芎
生姜　党参　黄耆　熟附子　白芍
大棗　炙甘草

柴平湯 （さいへいとう）

《景岳全書》

柴胡　人参　半夏　黄芩　甘草
陳皮　厚朴　蒼朮　生姜　大棗

柴苓湯 （さいれいとう）

《雑病源流犀燭》

柴胡　半夏　生姜　人参　甘草　黄
芩　白朮　猪苓　茯苓　沢瀉　桂枝

左帰飲 （さきいん）

《景岳全書》

熟地黄　山茱萸　山薬　枸杞子
茯苓　炙甘草

左帰丸 （さきがん）

《景岳全書》

熟地黄　山茱萸　山薬　枸杞子
鹿角膠　菟絲子　亀板膠　牛膝

左金丸 （さきんがん）

《丹渓心法》

黄連　呉茱萸

砂淋丸 （さりんがん）

《医学衷中参西録》

白芍　硼砂　知母　生黄耆　朴硝
硝石　生鶏内金

賛育丹 （さんいくたん）

《景岳全書》

熟地黄　白朮　当帰　枸杞子　杜仲
仙茅　巴戟天　淫羊藿　肉蓯蓉　山
茱萸　韮子　蛇床子　肉桂　炮附子

三黄枳朮丸 （さんおうきじゅつがん）

《蘭室秘蔵》

枳実　黄連　大黄　神麯　橘皮
白朮　黄芩

三黄四物湯 （さんおうしもつとう）

《医宗金鑑》

当帰　白芍　川芎　生地黄　黄連
黄芩　大黄

三黄瀉心湯 （さんおうしゃしんとう）（瀉心湯）

《金匱要略》

黄連　黄芩　大黄

三加減正気散 （さんかげんしょうきさん）

《温病条弁》

藿香　茯苓皮　杏仁　厚朴　陳皮
滑石

三香湯 （さんこうとう）

《温病条弁》

栝楼皮　桔梗　山梔子　枳殻　鬱金
淡豆豉　降香

三甲復脈湯 （さんこうふくみゃくとう）

《温病条弁》

生牡蛎　生鼈甲　生亀板　炙甘草
生地黄　生白芍　麦門冬　阿膠　麻
子仁

三才封髄丹 （さんさいほうずいたん）

《衛生宝鑑》

天門冬　熟地黄　人参　黄柏　縮砂
炙甘草

三子養親湯 （さんしようしんとう）（三子湯）

《韓氏医通》

蘇子　白芥子　萊菔子

三石湯 （さんせきとう）

《温病条弁》

滑石　生石膏　寒水石　杏仁　竹筎
金銀花　金汁　通草

酸棗仁湯 （さんそうにんとう）（酸棗湯）

《金匱要略》

酸棗仁　茯苓　炙甘草　知母　川芎

三仁湯 (さんにんとう)

《温病条弁》

杏仁 半夏 滑石 薏苡仁 通草 白豆蔲 淡竹葉 厚朴

三痹湯 (さんぴとう)

《婦人良方》

続断 杜仲 防風 肉桂 細辛 人参 茯苓 当帰 白芍 黄耆 牛膝 炙甘草 秦艽 生地黄 川芎 独活

三妙丸 (さんみょうがん) (散)

《医学正伝》

黄柏 蒼朮 牛膝

三物黄芩湯 (さんもつおうごんとう)

《金匱要略》

黄芩 苦参 生地黄

山薬湯 (さんやくとう)

《経験方》

山薬 草豆蔲 煨葛根 茯苓 金銀花 炙甘草

三拗湯 (さんようとう)

《和剤局方》

麻黄 杏仁 甘草

三棱丸 (さんりょうがん)

《経験良方》

三棱 莪朮 川芎 牡丹皮 牛膝 大黄 延胡索

三棱煎 (さんりょうせん)

《三因極一病証方論》

三棱 莪朮 青皮 半夏 麦芽

〈し〉

滋陰降火湯 (じいんこうかとう)

《万病回春》

当帰 白芍 生地黄 熟地黄 天門冬 麦門冬 白朮 陳皮 黄柏 知母 炙甘草 生姜 大棗

滋陰至宝湯 (じいんしほうとう)

《万病回春》

柴胡 白芍 当帰 麦門冬 白朮 茯苓 知母 地骨皮 川貝母 香附子 陳皮 炙甘草 薄荷

四烏湯 (しうとう)

《経験方》

熟地黄 当帰 白芍 川芎 香附子 烏薬 甘草

紫菀湯 (しおんとう)

《医塁元戎》

紫菀 知母 貝母 阿膠 茯苓 五味子 桔梗 人参 甘草

紫菀百花散 (しおんびゃくかさん)

《経験方》

紫菀 款冬花 百部 生姜 烏梅

四加減正気散 (しかげんしょうきさん)

《温病条弁》

藿香梗 厚朴 茯苓 陳皮 草果 山楂子 神麹

止汗方 (しかんほう)

《肘後方》

麻黄根 竜骨 牡蛎

四逆加人参湯 (しぎゃくかにんじんとう)

《傷寒論》

熟附子 乾姜 炙甘草 人参

四逆散 (しぎゃくさん)

《傷寒論》

柴胡 白芍 枳実 炙甘草

四逆湯 (しぎゃくとう)

《傷寒論》

熟附子 乾姜 炙甘草

四君子湯 (しくんしとう)

《和剤局方》

人参 白朮 茯苓 炙甘草

地骨皮湯 (じこっぴとう)

《小児薬証直訣》

方剤名一覧　341

地骨皮　鼈甲　知母　銀柴胡　太子
参　黄芩　赤茯苓

地骨皮湯 (じこっぴとう)

《聖済総録》

地骨皮　鼈甲　知母　銀柴胡　秦艽
貝母　当帰

梔子甘草豉湯 (ししかんぞうしとう)

《傷寒論》

山梔子　淡豆豉　甘草

梔子厚朴湯 (ししこうぼくとう)

《傷寒論》

山梔子　厚朴　枳実

梔子豉湯 (しししとう)

《傷寒論》

山梔子　淡豆豉

梔子生姜豉湯 (しししょうきょうしとう)

《傷寒論》

山梔子　淡豆豉　生姜

梔子大黄湯 (ししだいおうとう)

《傷寒論》

山梔子　大黄　枳実　淡豆豉

梔子柏皮湯 (ししはくひとう)

《傷寒論》

山梔子　黄柏　生甘草

四七湯 (ししちとう)

《和剤局方》

半夏　厚朴　茯苓　生姜　紫蘇葉
大棗

四神丸 (ししんがん)

《婦人良方》

補骨脂　五味子　肉豆蔲　呉茱萸
生姜　紅棗

滋腎通関丸 (じじんつうかんがん)

《蘭室秘蔵》

黄柏　知母　肉桂

滋水清肝飲 (じすいせいかんいん)

《高鼓峰方》

生地黄　山薬　山茱萸　牡丹皮
茯苓　沢瀉　当帰　白芍　山梔子
大棗　柴胡

四生丸 (しせいがん)

《婦人良方》

生側柏葉　生地黄　生荷葉　生艾葉

資生湯 (しせいとう)

《先醒斉医学広筆記》

人参　茯苓　白朮　山薬　薏苡仁
蓮子　芡実　炙甘草　陳皮　麦芽
神麴　白豆蔲　桔梗　藿香　黄連
縮砂　白扁豆　山楂子　沢瀉

紫蘇散 (しそさん)

《聖恵方》

半夏　厚朴　茯苓　柴胡　枳殻
檳榔子　肉桂　生姜　紫蘇葉

滋燥飲 (じそういん)

《雑病源流犀燭》

天花粉　天門冬　麦門冬　生地黄
白芍　秦艽

滋燥養営湯 (じそうようえいとう)

《医方集解》

当帰　生地黄　熟地黄　白芍　黄芩
秦艽　防風　甘草

紫草快斑湯 (しそうかいはんとう)

《証治準縄》

紫根　人参　白朮　茯苓　炙甘草
当帰　川芎　白芍　木通　糯米

紫草消毒飲 (しそうしょうどくいん)

《張氏医通》

紫根　連翹　牛蒡子　荊芥　甘草
山豆根

止嗽散 (しそうさん)

《医学心悟》

百部　白前　紫菀　桔梗　陳皮
荊芥　甘草

七味葱白飲 (しちみそうはくいん)

《外台秘要》

生地黄　麦門冬　葛根　葱白　淡豆
豉　生姜

七味白朮散（しちみびゃくじゅつさん）

《小児薬証直訣》

人参　白朮　茯苓　炙甘草　木香
藿香　葛根

七物降下湯（しちもつこうかとう）

《修琴堂》

当帰　川芎　白芍　熟地黄　黄耆
釣藤鈎　黄柏

七厘散（しちりさん）

《良方集腋》

血竭　乳香　没薬　紅花　朱砂
阿仙薬　麝香　竜脳

十灰散（じっかいさん）

《十薬神書》

小薊　大薊　荷葉　側柏葉　茅根
茜草根　棕櫚皮　牡丹皮　山梔子
大黄

十棗湯（じっそうとう）

《金匱要略》

甘遂　芫花　大戟　大棗

実脾飲（じっぴいん）

《済生方》

炮附子　白朮　茯苓　厚朴　檳榔子
木瓜　草豆蔲　木香　乾姜　生姜
炙甘草　大棗

蒺藜正風飲（しつりしょうふういん）

《経験方》

白蒺藜　防風　荊芥　蟬退　川芎
赤芍　何首烏　当帰　生地黄　甘草

柿蒂湯（していとう）

《済生方》

柿蒂　丁香　生姜

四磨飲（しまいん）

《済生方》

人参　檳榔子　沈香　烏薬

四妙散（しみょうさん）（丸）

《傅青主女科》

黄柏　蒼朮　牛膝　薏苡仁

四妙勇安湯（しみょうゆうあんとう）

《験方新編》

玄参　当帰　金銀花　甘草

指迷茯苓丸（しめいぶくりょうがん）

《百一選方》

半夏　茯苓　枳殻　風化朴硝　生姜

四物湯（しもつとう）

《和剤局方》

当帰　熟地黄　白芍　川芎

炙甘草湯（しゃかんぞうとう）

《傷寒論》

炙甘草　党参（人参）　阿膠　生姜
桂枝　麦門冬　麻子仁　生地黄　大棗

芍薬甘草湯（しゃくやくかんぞうとう）

《傷寒論》

白芍　炙甘草

芍薬甘草附子湯（しゃくやくかんぞうぶしとう）

《傷寒論》

白芍　炙甘草　附子

芍薬湯（しゃくやくとう）

《保命集》

白芍　黄芩　黄連　当帰　肉桂
甘草　木香　檳榔子　大黄

沙参麦門冬湯（しゃじんばくもんどうとう）

《温病条弁》

沙参　麦門冬　玉竹　生甘草　桑葉
白扁豆　天花粉

車前子散（しゃぜんしさん）

《証治準縄》

車前子　密蒙花　決明子　白蒺藜
竜胆草　黄芩　菊花　羌活

車前子散（しゃぜんしさん）

《証治準縄》

方剤名一覧　343

茯苓　猪苓　香薷　炒車前子　人参
灯心草

瀉白散 （しゃはくさん）

《小児薬証直訣》

地骨皮　桑白皮　甘草　粳米

首烏強身片 （しゅうきょうしんへん）

《経験方》

何首烏　覆盆子　杜仲　牛膝

首烏片 （しゅうへん）

《上海中薬製薬一廠》

何首烏

収渋止帯湯 （しゅうじゅうしたいとう）

《福建中医薬》

山薬　芡実　白鶏冠花　菟絲子
杜仲　続断　白朮　椿根皮

舟車丸 （しゅうしゃがん）

《景岳全書》

牽牛子　甘遂　大戟　芫花　大黄
青皮　陳皮　木香　檳榔子　軽粉

十全大補湯 （じゅうぜんたいほとう）

《医学発明》

党参（人参）　白朮　茯苓　炙甘草
熟地黄　当帰　川芎　白芍　黄耆
肉桂

十味敗毒湯 （じゅうみはいどくとう）

《華岡青洲方》

防風　荊芥　独活　柴胡　桜皮
桔梗　川芎　茯苓　生姜　生甘草

地楡丸 （じゅがん）

《普済方》

地楡　当帰　阿膠　黄連　訶子
木香　烏梅

珠玉二宝粥 （しゅぎょくにほうじゅく）

《医学衷中参西録》

薏苡仁　山薬

縮泉丸 （しゅくせんがん）

《集験方》

烏薬　益智仁

朱砂安神丸 （しゅしゃあんしんがん）

《蘭室秘蔵》

黄連　朱砂　生地黄　当帰　炙甘草

寿胎丸 （じゅたいがん）

《医学衷中参西録》

菟絲子　桑寄生　続断　阿膠

朮附湯 （じゅつぶとう）

《医宗金鑑》

白朮　附子

梔萸丸 （しゆがん）

《経験方》

山梔子　香附子　呉茱萸

茱萸丸 （しゅゆがん）

《蘇沈良方》

呉茱萸　胡椒　人参　当帰　甘草
半夏　明礬

蓯蓉河車丸 （じゅようかしゃがん）

《中医婦科臨床手冊》

肉蓯蓉　熟地黄　茯神　党参　菟絲
子　紫河車　淫羊藿　続断　桑寄生
亀板膠　鹿茸

蓯蓉潤腸湯 （じゅようじゅんちょうとう）

《中薬臨床応用》

肉蓯蓉　当帰　熟地黄　白芍　麻子仁

潤腸丸 （じゅんちょうがん）

《沈氏尊生書》

当帰　生地黄　桃仁　麻子仁　枳殻

潤腸湯 （じゅんちょうとう）

《万病回春》

当帰　熟地黄　生地黄　麻子仁
桃仁　杏仁　枳殻　厚朴　黄芩
大黄　甘草

小営煎 （しょうえいせん）

《経験方》

熟地黄　当帰　白芍　山薬　枸杞子
甘草

消渇飲 (しょうかついん)
　《経験方》
　　人参　熟地黄　枸杞子　天門冬
　　山茱萸　沢瀉

小活絡丹 (しょうかつらくたん)
　《和剤局方》
　　製川烏頭　製草烏頭　地竜　製天
　　南星　乳香　没薬

小陥胸湯 (しょうかんきょうとう)
　《傷寒論》
　　黄連　半夏　全栝楼

昇陥湯 (しょうかんとう)
　《医学衷中参西録》
　　黄耆　知母　柴胡　升麻　桔梗

生姜瀉心湯 (しょうきょうしゃしんとう)
　《傷寒論》
　　生姜　半夏　黄芩　黄連　乾姜
　　人参（党参）　炙甘草　大棗

小薊飲子 (しょうけいいんし)
　《済生方》
　　生地黄　小薊　藕節　炒蒲黄　山梔
　　子　滑石　木通　淡竹葉　当帰　生
　　甘草

小建中湯 (しょうけんちゅうとう)
　《傷寒論》
　　桂枝　白芍　炙甘草　生姜　大棗
　　膠飴

小柴胡湯 (しょうさいことう)
　《傷寒論》
　　柴胡　黄芩　製半夏　党参（人参）
　　生姜　炙甘草　大棗

小承気湯 (しょうじょうきとう)
　《傷寒論》
　　大黄　厚朴　枳実

消水方 (しょうすいほう)
　《経験方》
　　牽牛子　大黄　芒硝　枳実

小青竜加石膏湯 (しょうせいりゅうかせっこうとう)
　《金匱要略》
　　麻黄　桂枝　乾姜　炙甘草　細辛
　　製半夏　白芍　五味子　石膏

小青竜湯 (しょうせいりゅうとう)
　《傷寒論》
　　麻黄　桂枝　乾姜　炙甘草　細辛
　　製半夏　白芍　五味子

小続命湯 (しょうぞくめいとう)
　《備急千金要方》
　　麻黄　防已　防風　黄芩　桂枝
　　党参（人参）　白芍　川芎　杏仁
　　附子　炙甘草　生姜

滌痰湯 (じょうたんとう)
　《済生方》
　　製南星　半夏　枳実　茯苓　陳皮
　　石菖蒲　人参　竹筎　甘草

舒鬱清肝湯 (じょうつせいかんとう)
　《経験方》
　　柴胡　香附子　鬱金　当帰　白芍
　　白朮　黄芩　山梔子　牡丹皮　炙甘草

小半夏加茯苓湯 (しょうはんげかぶくりょうとう)
　《金匱要略》
　　半夏　生姜　茯苓

小半夏湯 (しょうはんげとう)
　《金匱要略》
　　半夏　生姜

小白附子天麻剤 (しょうびゃくぶしてんまざい)
　《康成之方》
　　白附子　天麻　全蝎　蜈蚣　白僵蚕
　　防風　細辛　皂角　生姜　甘草

菖蒲鬱金湯 (しょうぶうこんとう)
　《温病全書》
　　石菖蒲　炒山梔子　鮮竹葉　牡丹皮
　　鬱金　連翹　灯心草　木通　天竺黄
　　玉枢丹

消風散 (しょうふうさん)

《外科正宗》

荊芥　防風　当帰　生地黄　蟬退

苦参　蒼朮　胡麻仁　牛蒡子　知母

石膏　木通　甘草

少腹逐瘀湯 (しょうふくちくおとう)

《医林改錯》

当帰　川芎　赤芍　五霊脂　蒲黄

延胡索　没薬　肉桂　小茴香　乾姜

椒附湯 (しょうぶとう)

《経験方》

乾姜　附子　蜀椒

生蒲黄湯 (しょうほおうとう)

《眼科六経法要》

生蒲黄　旱蓮草　丹参　牡丹皮

荊芥炭　鬱金　生地黄　川芎

升麻黄耆湯 (しょうまおうぎとう)

《医学衷中参西録》

生黄耆　当帰　升麻　柴胡

升麻葛根湯 (しょうまかっこんとう)

《閻氏小児方論》

升麻　葛根　白芍　生甘草

生脈散 (しょうみゃくさん)

《内外傷弁惑論》

人参　麦門冬　五味子

逍遙散 (しょうようさん)

《和剤局方》

柴胡　白芍　当帰　白朮　茯苓

生姜　炙甘草　薄荷

消癰散毒湯 (しょうようさんどくとう)

《丹台玉案》

浙貝母　天花粉　蒲公英　連翹

当帰　青皮　鹿角片

消瘰丸 (しょうるいがん)

《医学心悟》

玄参　牡蛎　貝母

舒筋活血湯 (じょきんかっけつとう)

《傷科補要》

当帰　続断　紅花　牛膝　五加皮

青皮　杜仲　枳殻　荊芥　防風

羌活　独活

舒筋湯 (じょきんとう)

《婦人良方》

姜黄　羌活　当帰　赤芍　炙甘草

白朮　海桐皮

蜀椒丸 (しょくしょうがん)

《外台秘要》

蜀椒　附子　半夏

地竜散 (じりゅうさん)

《証治準縄・瘍医》

地竜　当帰　桃仁　蘇木　麻黄

黄柏　肉桂　甘草

地竜湯 (じりゅうとう)

《中薬臨床応用》

地竜　全蝎　金銀花　連翹　釣藤鈎

四苓散 (しれいさん)

《明医指掌》

茯苓　猪苓　沢瀉　白朮

辛夷散 (しんいさん)

《済生方》

辛夷　細辛　藁本　升麻　川芎

木通　防風　羌活　炙甘草　白芷

辛夷清肺湯 (しんいせいはいとう)

《外科正宗》

辛夷　枇杷葉　黄芩　山梔子　知母

石膏　升麻　百合　麦門冬

新加黄竜湯 (しんかおうりゅうとう)

《温病条弁》

大黄　芒硝　人参　当帰　生甘草

生姜　玄参　麦門冬　生地黄　海参

腎気丸→八味丸

秦艽扶羸湯 (じんぎょうふるいとう)

《楊氏家蔵方》

秦艽　鼈甲　柴胡　人参　紫菀　地

骨皮　当帰　半夏　烏梅　甘草　大棗

秦艽鼈甲散（じんぎょうべっこうさん）

《衛生宝鑑》

鼈甲　地骨皮　秦艽　知母　当帰
柴胡　烏梅　青蒿

沈香降気湯（じんこうこうきとう）

《和剤局方》

蘇子　茯苓　香附子　沈香　縮砂
炙甘草

慎柔養真湯（しんじゅうようしんとう）

《経験方》

人参　白朮　茯苓　炙甘草　黄耆
山薬　麦門冬　五味子　白芍　蓮肉

真珠母丸（しんじゅもがん）

《本事方》

真珠母　当帰　熟地黄　人参　酸棗
仁　柏子仁　犀角　茯神　沈香　竜骨

真人養臓湯（しんじんようぞうとう）

《和剤局方》

白朮　当帰　白芍　党参　肉豆蔲
肉桂　木香　訶子　罌粟殻　炙甘草

参蘇飲（じんそいん）

《和剤局方》

紫蘇葉　葛根　製半夏　茯苓　党参
（人参）　前胡　木香　陳皮　桔梗
枳殻　生姜　大棗　炙甘草

参竹浸膏（じんちくしんこう）

《西苑医院方》

党参　玉竹

参麦地黄丸（じんばくじおうがん）

《小児薬証直訣》

熟地黄　山茱萸　山薬　茯苓　沢瀉
牡丹皮　沙参　麦門冬

参麦湯（じんばくとう）

《医学衷中参西録》

人参　白芍　炒牛蒡子　麦門冬
山薬　半夏　炒蘇子　甘草

神秘湯（しんぴとう）

《外台秘要》

麻黄　杏仁　厚朴　陳皮　柴胡
紫蘇葉　炙甘草

真武湯（しんぶとう）

《傷寒論》

熟附子　茯苓　白朮　白芍　生姜

参附湯（じんぶとう）

《正体類要》

人参　熟附子

参附竜牡湯（じんぶりゅうぼとう）

《経験方》

人参　附子　竜骨　牡蛎

参苓白朮散（じんりょうびゃくじゅつさん）

《和剤局方》

党参　白朮　茯苓　炒白扁豆　炒山
薬　薏苡仁　蓮子　陳皮　縮砂　桔
梗　炙甘草

〈す，せ〉

水陸二味丸（すいりくにみがん）

《洪氏集験方》

芡実　金桜子

清胃散（せいいさん）

《脾胃論》

当帰　黄連　生地黄　牡丹皮　升麻

清胰湯（せいいとう）

《天津南開医院方》

柴胡　黄芩　黄連　白芍　木香
延胡索　大黄　芒硝

清咽利膈湯（せいいんりかくとう）

《外科正宗》

連翹　黄芩　甘草　桔梗　荊芥
防風　山梔子　薄荷　金銀花　黄連
牛蒡子　玄参　大黄　芒硝

清瘟敗毒飲（せいうんはいどくいん）

《疫疹一得》

生石膏　生地黄　犀角　黄連　山梔
子　黄芩　桔梗　知母　赤芍　玄参
連翹　生甘草　牡丹皮　淡竹葉

清営湯 (せいえいとう)

《温病条弁》

犀角　生地黄　玄参　麦門冬　金
銀花　連翹　丹参　黄連　竹葉心

青娥丸 (せいががん)

《和剤局方》

補骨脂　杜仲　胡桃肉　大蒜

生化通経湯 (せいかつうけいとう)

《中医婦科治療学》

丹参　牛膝　桃仁　紅花　当帰
香附子　沢蘭

生化湯 (せいかとう)

《傅青主女科》

当帰　川芎　桃仁　炮姜　炙甘草

清宮湯 (せいきゅうとう)

《温病条弁》

玄参　蓮心　竹葉巻心　連翹心
犀角　麦門冬

清金化痰湯 (せいきんけたんとう) (丸)

《統旨方》

黄芩　山梔子　桔梗　麦門冬　桑白
皮　貝母　知母　栝楼仁　茯苓　甘
草　橘紅

清経止血湯 (せいけいしけつとう)

《中医婦科治療学》

生地黄　牡丹皮　黄芩　黄柏　茅根
地楡　炒蒲黄　益母草　陳棕炭

青蒿鼈甲湯 (せいこうべっこうとう)

《温病条弁》

青蒿　知母　牡丹皮　鼈甲　生地黄

清骨散 (せいこつさん)

《証治準縄》

銀柴胡　胡黄連　秦芃　鼈甲　地
骨皮　青蒿　知母　炙甘草

清上鑷痛湯 (せいじょうけんつうとう)

《寿世保元》

麦門冬　黄芩　羌活　独活　防風
蒼朮　当帰　川芎　白芷　蔓荊子
菊花　細辛　甘草　生姜

清上防風湯 (せいじょうぼうふうとう)

《万病回春》

防風　荊芥　連翹　山梔子　黄連
黄芩　薄荷　川芎　白芷　桔梗
甘草　枳殻

清暑益気湯 (せいしょえっきとう)

《医学六要》

黄耆　人参（党参）　麦門冬　白朮
当帰　五味子　陳皮　黄柏　炙甘草

清暑益気湯 (せいしょえっきとう)

《温熱経緯》

西洋参　石斛　麦門冬　炙甘草
粳米　黄連　淡竹葉　知母　荷梗
西瓜皮

清暑益気湯 (せいしょえっきとう)

《脾胃論》

黄耆　党参　麦門冬　白朮　当帰
沢瀉　葛根　神麴　升麻　陳皮　五
味子　炙甘草　青皮　蒼朮　黄柏
生姜　大棗

清暑湯 (せいしょとう)

《外科全生集》

天花粉　連翹　金銀花　赤芍　生甘
草　滑石　車前子　沢瀉　竹葉

清心蓮子飲 (せいしんれんしいん)

《和剤局方》

蓮子　党参　黄耆　茯苓　炙甘草
麦門冬　黄芩　地骨皮　車前子

清燥救肺湯 (せいそうきゅうはいとう)

《医門法律》

桑葉　生石膏　人参　胡麻仁　阿膠
麦門冬　杏仁　枇杷葉　炙甘草

清胆行気湯 (せいたんこうきとう)

《天津南開医院方》

柴胡 黄芩 半夏 枳殻 香附子
鬱金 延胡索 大黄 木香 白芍

清胆瀉火湯 (せいたんしゃかとう)

《天津南開医院方》

柴胡 黄芩 茵蔯蒿 半夏 山梔子
竜胆草 木香 鬱金 大黄 芒硝

清胆利湿湯 (せいたんりしつとう)

《天津南開医院方》

柴胡 黄芩 半夏 木香 鬱金 車
前子 木通 山梔子 大黄 茵蔯蒿

清腸飲 (せいちょういん)

《弁証奇聞》

金銀花 玄参 黄芩 麦門冬 地楡
当帰 生甘草 薏苡仁

清熱止崩湯 (せいねつしほうとう)

《中医婦科治療学》

煅亀板 白芍 生地黄 牡丹皮
山梔子 黄芩 黄柏 椿根白皮
側柏葉炭 地楡

清熱熄風湯 (せいねつそくふうとう)

《経験方》

石膏 金銀花 連翹 蓮心 天竺黄
山梔子 大青葉 釣藤鈎 全蝎 蜈
蚣 白僵蚕 蝉退 地竜 菖蒲

清肺湯 (せいはいとう)

《万病回春》

桔梗 桑白皮 川貝母 杏仁 黄芩
山梔子 五味子 麦門冬 天門冬
当帰 茯苓 陳皮 生姜 炙甘草
大棗

石葦散 (せきいさん)

《普済方》

石葦 木通 車前子 瞿麦 滑石
赤茯苓 冬葵子 楡白皮

赤芍薬散 (せきしゃくやくさん)

《証治準縄》

赤芍 牡丹皮 茯苓 白芷 柴胡

石決明散 (せっけつめいさん)

《眼科六経法要》

石決明 決明子 青葙子 木賊
山梔子 赤芍 大黄 羌活 荊芥

折衝飲 (せっしょういん)

《産論》

当帰 桃仁 牡丹皮 川芎 赤芍
桂枝 牛膝 紅花 延胡索

蝉花散 (せんかさん)

《証治準縄》

蝉退 羌活 菊花 穀精草 白蒺藜
防風 密蒙花 決明子 黄芩 蔓荊
子 山梔子 木賊 荊芥 川芎
炙甘草

川芎茶調散 (せんきゅうちゃちょうさん)

《和剤局方》

川芎 薄荷 荊芥 羌活 白芷
炙甘草 防風 細辛

千金内托散 (せんきんないたくさん)

《万病回春》

黄耆 人参 当帰 川芎 防風
桔梗 白芷 厚朴 肉桂 甘草

前胡散 (ぜんこさん)

《証治準縄》

前胡 杏仁 桑白皮 貝母 麦門冬
甘草

前胡湯 (ぜんことう)

《証治準縄》

前胡 蘇子 半夏 陳皮 桑白皮
杏仁 枳実 甘草

喘四君子湯 (ぜんしくんしとう)

《万病回春》

人参 白朮 茯苓 炙甘草 生姜
大棗 陳皮 縮砂 木香 厚朴
蘇子 桑白皮 沈香

銭氏白朮散 （せんしびゃくじゅつさん）

　　（銭氏七味白朮散・白朮散）

　　《小児薬証直訣》

　　　人参　茯苓　白朮　藿香　木香

　　　甘草　葛根

蟬蛻散 （せんぜいさん）

　　《沈氏尊生書》

　　　蟬退　薄荷

蟬退無比散 （せんたいむひさん）

　　《銀海精微》

　　　蟬退　蛇退皮　白蒺藜　石決明

　　　防風　蒼朮　当帰　川芎　赤芍

　　　炙甘草

宣毒発表湯 （せんどくはっぴょうとう）

　　《痘疹仁端録》

　　　升麻　葛根　前胡　杏仁　枳殻　荊

　　　芥　防風　薄荷　荷葉　木通　連翹

　　　牛蒡子　桔梗　淡竹葉　生甘草

前貝杏瓜湯 （ぜんばいきょうかとう）

　　《経験方》

　　　前胡　川貝母　杏仁　冬瓜仁

宣白承気湯 （せんぱくじょうきとう）

　　《温病条弁》

　　　生石膏　生大黄　杏仁　栝楼皮

宣痺湯 （せんぴとう）

　　《温病条弁》

　　　防已　杏仁　滑石　薏苡仁　連翹

　　　山梔子　半夏　赤小豆皮　蚕砂

旋覆花代赭石湯 （せんぷくかたいしゃせきとう）

　　（旋覆代赭湯）

　　《傷寒論》

　　　旋覆花　党参　代赭石　法半夏

　　　生姜　炙甘草　大棗

旋覆花湯 （せんぷくかとう）

　　《聖済秘録》

　　　旋覆花　赤茯苓　桑白皮　半夏

　　　紫蘇　大腹皮　大棗　生姜

仙方活命飲 （せんぽうかつめいいん）

　　《外科発揮》

　　　炙穿山甲　天花粉　甘草　乳香

　　　没薬　白芷　赤芍　貝母　防風

　　　皂角　当帰　陳皮　金銀花

〈そ〉

増液承気湯 （ぞうえきじょうきとう）

　　《温病条弁》

　　　玄参　麦門冬　生地黄　大黄　芒硝

増液湯 （ぞうえきとう）

　　《温病条弁》

　　　玄参　麦門冬　生地黄

桑菊飲 （そうぎくいん）

　　《温病条弁》

　　　桑葉　菊花　杏仁　連翹　桔梗

　　　薄荷　芦根　甘草

桑杏湯 （そうきょうとう）

　　《温病条弁》

　　　桑葉　杏仁　沙参　浙貝母　淡豆豉

　　　山梔子　梨皮

蒼耳散 （そうじさん）

　　《済生方》

　　　蒼耳子　白芷　辛夷　薄荷

草豆蔲飲 （そうずくいん）

　　《聖恵方》

　　　草豆蔲　丁香　縮砂　桃仁　青皮

　　　橘皮　白朮　萊菔子　肉桂　木瓜

　　　枳殻　檳榔子

桑螵蛸丸 （そうひょうしょうがん）

　　《世医特効方》

　　　桑螵蛸　五味子　竜骨　附子

桑麻丸 （そうまがん）

　　《医方集解》

　　　桑葉　胡麻仁

疏肝解鬱湯 （そかんげうつとう）

《中医婦科治療学》

香附子　青皮　柴胡　鬱金　丹参
川芎　延胡索　沢蘭　川楝子

蘇羌達表湯 (そきょうたっぴょうとう)

《通俗傷寒論》

紫蘇葉　防風　杏仁　羌活　白芷
橘皮　生姜　茯苓皮

疎経活血湯 (そけいかっけつとう)

《万病回春》

当帰　白芍　熟地黄　川芎　蒼朮
茯苓　桃仁　牛膝　防已　威霊仙
羌活　防風　白芷　竜胆草　陳皮
炙甘草　生姜

蘇子降気湯 (そしこうきとう)

《和剤局方》

蘇子　半夏　炙甘草　肉桂　当帰
前胡　厚朴　陳皮

〈た〉

大安丸 (たいあんがん)

《丹渓心法》

山楂子　白朮　神麹　半夏　茯苓
陳皮　莱菔子　連翹

大黄黄連瀉心湯 (だいおうおうれんしゃしんとう)

《傷寒論》

大黄　黄連

大黄甘草湯 (だいおうかんぞうとう)

《金匱要略》

大黄　甘草

大黄䗪虫丸 (だいおうしゃちゅうがん)

《金匱要略》

大黄　黄芩　甘草　桃仁　杏仁
虻虫　蠐螬

大黄硝石湯 (だいおうしょうせきとう)

《金匱要略》

大黄　黄柏　硝石　山梔子

大黄附子湯 (だいおうぶしとう)

《金匱要略》

大黄　製附子　細辛

大黄牡丹皮湯 (だいおうぼたんぴとう)

《金匱要略》

大黄　牡丹皮　桃仁　冬瓜仁　芒硝

大陥胸丸 (だいかんきょうがん)

《傷寒論》

大黄　葶藶子　芒硝　杏仁

大陥胸湯 (だいかんきょうとう)

《傷寒論》

大黄　芒硝　甘逐

大建中湯 (だいけんちゅうとう)

《金匱要略》

蜀椒　乾姜　人参（党参）　膠飴

大柴胡湯 (だいさいことう)

《傷寒論》

柴胡　黄芩　半夏　枳実　大黄
白芍　生姜　大棗

泰山磐石散 (たいざんばんじゃくさん)

《景岳全書》

人参　黄耆　当帰　続断　白芍　熟
地黄　川芎　白朮　縮砂　炙甘草
粳米　黄芩

大承気湯 (だいじょうきとう)

《傷寒論》

大黄　厚朴　枳実　芒硝

大秦艽湯 (だいじんぎょうとう)

《医学発明》

秦艽　独活　羌活　防風　白芷
細辛　白朮　茯苓　甘草　生地黄
熟地黄　白芍　当帰　川芎　黄芩
石膏

大青竜湯 (だいせいりゅうとう)

《傷寒論》

麻黄　桂枝　杏仁　生石膏　炙甘草
生姜　大棗

方剤名一覧　351

大定風珠 （だいていふうしゅ）

《温病条弁》

牡蛎　亀板　鼈甲　炙甘草　生地黄
麦門冬　生白芍　麻子仁　阿膠　五
味子　鶏子黄

大半夏湯 （だいはんげとう）

《金匱要略》

半夏　人参　蜂蜜

大補陰丸 （だいほいんがん）

《景岳全書》

黄柏　知母　熟地黄　亀板

大防風湯 （だいぼうふうとう）

《和剤局方》

防風　羌活　熟地黄　白芍　当帰
杜仲　人参（党参）　黄耆　白朮
川芎　牛膝　炙甘草　大棗　附子
生姜

大補元煎 （だいほげんせん）

《景岳全書》

熟地黄　山茱萸　山薬　枸杞子
当帰　杜仲　人参（党参）　甘草

沢瀉湯 （たくしゃとう）

《金匱要略》

沢瀉　白朮

托裏消毒飲 （たくりしょうどくいん）

《外科正宗》

当帰　茯苓　人参　川芎　桔梗
白朮　白芍　厚朴　皂角　黄耆
金銀花　白芷

脱花煎 （だっかせん）

《景岳全書》

当帰　肉桂　川芎　牛膝　車前子
紅花

達原飲 （たつげんいん）

《温疫論》

檳榔子　厚朴　草果　白芍　知母
黄芩　甘草

暖肝煎 （だんかんせん）

《景岳全書》

烏薬　肉桂　小茴香　沈香　当帰
枸杞子　茯苓　生姜

丹参飲 （たんじんいん）

《医宗金鑑》

丹参　檀香　縮砂

胆道排石湯 （たんどうはいせきとう）

《天津南開医院方》

金銭草　茵蔯蒿　鬱金　枳殻　木香
生大黄

丹柏四逆散 （たんばくしぎゃくさん）

《瀘州医学院方》

柴胡　白芍　枳実　甘草　牡丹皮
黄柏

〈ち〉

竹筎温胆湯 （ちくじょうんたんとう）

《寿世保元》

製半夏　陳皮　茯苓　炙甘草　枳実
竹筎　大棗　柴胡　黄連　香附子
桔梗　麦門冬　人参

竹筎湯 （ちくじょとう）

《経験方》

橘皮　竹筎　生姜　半夏

竹葉石膏湯 （ちくようせっこうとう）

《傷寒論》

竹葉　石膏　麦門冬　半夏　人参
炙甘草　粳米

竹葉柳蒡湯 （ちくようりゅうぼうとう）

《先醒斉医学広筆記》

淡竹葉　西河柳　牛蒡子　蟬退
荊芥　薄荷　知母　玄参　麦門冬
生甘草

治頭瘡一方 （ちずそういっぽう）

《香川修庵方》

連翹　蒼朮　川芎　防風　忍冬藤
荊芥　生甘草　紅花　大黄

治打撲一方 （ちだぼくいっぽう）
《香川家方》
川骨　樸樕　川芎　桂枝　丁香
大黄　甘草

治乳癰方 （ちにゅうようほう）
《中薬方剤学》
全栝楼　蒲公英　連翹　橘葉　白芷
土貝母　生甘草　金銀花

治肺癰方 （ちはいようほう）
《中薬方剤学》
全栝楼　魚醒草　生薏苡仁　桔梗
生甘草　芦根　金銀花

治柏地黄丸 （ちばくじおうがん）
《景岳全書》
熟地黄　山薬　山茱萸　牡丹皮
茯苓　沢瀉　知母　黄柏

治崩証極験方 （ちほうしょうきょくけんほう）
《女科輯要》
焦山梔子　黄芩　黄連　牡丹皮
炒地楡　蓮鬚　牡蛎　白芍　甘草
生地黄

駐景丸 （ちゅうけいがん）
《証治準縄》
菟絲子　熟地黄　車前子

調胃承気湯 （ちょういじょうきとう）
《傷寒論》
大黄　芒硝　甘草

調経湯 （ちょうけいとう）
《中薬臨床応用》
益母草　青附子　当帰　白芍　炙甘草

丁香柿蒂湯 （ちょうこうしていとう）
《証因脈治》
丁香　柿蒂　人参（党参）　生姜

丁香茱萸湯 （ちょうこうしゅゆとう）
《脾胃論》

乾姜　黄柏　丁香　炙甘草　柴胡
橘皮　半夏　升麻　呉茱萸　草豆蔲
黄耆　人参　当帰　蒼朮

釣藤散 （ちょうとうさん）
《本事方》
釣藤鈎　甘菊花　防風　石膏　党参
（人参）　麦門冬　茯苓　半夏　陳皮
炙甘草　生姜

丁茰理中湯 （ちょうゆりちゅうとう）
《経験方》
人参　乾姜　白朮　炙甘草　丁香
呉茱萸

丁茰六君子湯 （ちょうゆりっくんしとう）
《経験方》
人参（党参）　白朮　茯苓　炙甘草
半夏　陳皮　大棗　生姜　丁香
呉茱萸

腸癰湯 （ちょうようとう）
《備急千金要方》
牡丹皮　桃仁　冬瓜仁　薏苡仁

猪苓湯 （ちょれいとう）
《傷寒論》
猪苓　茯苓　沢瀉　滑石　阿膠

治痢散 （ちりさん）
《医学心悟》
苦参　葛根　赤芍　山楂子　陳皮
麦芽　陳松羅茶

鎮肝熄風湯 （ちんかんそくふうとう）
《医学衷中参西録》
牛膝　代赭石　生竜骨　生牡蛎
生亀板　白芍　玄参　天門冬　川楝
子　生麦芽　茵蔯蒿　甘草

〈つ〉

通経丸 （つうけいがん）
《類証治裁》

蘇木　赤芍　当帰　牛膝　桃仁

生地黄　琥珀　川芎　紅花　香附子

五霊脂

痛瀉要方 (つうしゃようほう)

《景岳全書》

白朮　白芍　陳皮　防風

通導散 (つうどうさん)

《万病回春》

当帰　紅花　蘇木　木通　大黄

芒硝　枳実　厚朴　陳皮　甘草

通乳散結湯 (つうにゅうさんけつとう)

《中医治法与方剤》

全栝楼　青皮　通草　絲瓜絡　橘絡

橘葉　鬱金　白蒺藜　蒲公英

通乳丹 (つうにゅうたん)

《傅青主女科》

人参　黄耆　当帰　麦門冬　木通

桔梗　猪蹄

通脈四逆湯 (つうみゃくしぎゃくとう)

《傷寒論》

熟附子　乾姜　炙甘草

〈て〉

定癇丸 (ていかんがん)

《医学心悟》

天麻　川貝母　製半夏　茯苓　茯神

丹参　麦門冬　陳皮　遠志　石菖蒲

白僵蚕　胆南星　琥珀　全蝎　朱砂

竹瀝　姜汁　甘草

定喘湯 (ていぜんとう)

《摂生衆妙方》

銀杏　麻黄　杏仁　甘草　蘇子

桑白皮　黄芩　半夏　款冬花

抵当丸 (ていとうがん)

《傷寒論》

大黄　虻虫　水蛭　桃仁

葶藶大棗瀉肺湯 (ていれきたいそうしゃはいとう)

《金匱要略》

葶藶子　大棗

天台烏薬散 (てんだいうやくさん)

《医学発明》

烏薬　木香　小茴香　青皮　高良姜

檳榔子　川楝子

天王補心丹 (てんのうほしんたん)

《世医得効方》

酸棗仁　生地黄　柏子仁　麦門冬

天門冬　五味子　当帰　遠志　茯苓

丹参　玄参　党参　桔梗

天麻丸 (てんまがん)

《普済方》

天麻　川芎

天麻鈎藤飲 (てんまこうとういん)

《雑病証治新義》

天麻　釣藤鈎　石決明　山梔子

黄芩　杜仲　牛膝　桑寄生　益母草

茯神　夜交籐

〈と〉

桃核承気湯 (とうかくじょうきとう)

《傷寒論》

桃仁　大黄　芒硝　桂枝　甘草

当帰飲子 (とうきいんし)

《済生方》

熟地黄　当帰　白芍　川芎　白蒺藜

何首烏　防風　荊芥　黄耆　炙甘草

当帰建中湯 (とうきけんちゅうとう)

《金匱要略》

当帰　桂枝　白芍　炙甘草　生姜

大棗　膠飴

当帰四逆加呉茱萸生姜湯 (とうきしぎゃくか

ごしゅゆしょうきょうとう)

《傷寒論》

当帰　桂枝　白芍　細辛　炙甘草
木通　大棗　呉茱萸　生姜

当帰四逆湯 (とうきしぎゃくとう)

《傷寒論》

当帰　桂枝　白芍　細辛　炙甘草
木通　大棗

当帰芍薬散 (とうきしゃくやくさん)

《金匱要略》

当帰　白芍　川芎　白朮　茯苓
沢瀉

当帰湯 (とうきとう)

《備急千金要方》

当帰　肉桂　白芍　人参　黄耆
乾姜　蜀椒　半夏　厚朴　炙甘草

当帰拈痛湯 (とうきねんつうとう)

《蘭室秘蔵》

当帰　羌活　葛根　防風　蒼朮　人
参　白朮　猪苓　沢瀉　知母　黄芩
茵蔯蒿　炙甘草　苦参　升麻

当帰補血湯 (とうきほけつとう)

《内外傷弁惑論》

黄耆　当帰

当帰竜薈丸 (とうきりゅうかいがん)

《宣明論》

当帰　竜胆草　芦薈　山梔子　黄連
黄芩　大黄　木香　黄柏　麝香
青黛

当帰六黄湯 (とうきりくおうとう)

《蘭室秘蔵》

当帰　生地黄　熟地黄　黄連　黄芩
黄柏　黄耆

桃紅四物湯 (とうこうしもつとう)

《医宗金鑑》

当帰　赤芍　生地黄　川芎　桃仁
紅花

導赤散 (どうせきさん)

《小児薬証直訣》

淡竹葉　木通　生地黄　甘草梢

導赤瀉心湯 (どうせきしゃしんとう)

《張氏医通》

黄連　黄芩　山梔子　滑石　知母
犀角　甘草　人参　麦門冬　茯神
生姜　大棗　灯心草

導淡湯 (どうたんとう)

《済生方》

製半夏　製南星　陳皮　枳実　茯苓
炙甘草

都気丸 (ときがん)

《医方集解》

熟地黄　山茱萸　山薬　茯苓　沢瀉
牡丹皮　五味子

独活寄生湯 (どっかつきせいとう)

《備急千金要方》

独活　防風　桑寄生　秦艽　杜仲
熟地黄　白芍　当帰　牛膝　川芎
茯苓　党参 (人参)　細辛　肉桂
炙甘草

独参湯 (どくじんとう)

《傷寒大全》

人参

菟絲子丸 (とししがん)

《済生方》

菟絲子　五味子　煅牡蛎　肉蓯蓉
製附子　鶏内金　鹿茸　桑螵蛸
益智仁　烏薬　山薬

杜仲丸 (とちゅうがん)

《証治準縄》

杜仲　続断

〈な，に〉

内消瘰癧丸 (ないしょうるいれきがん)

《瘍医大全》

玄参　天花粉　甘草　白蘞　当帰

海藻　枳殻　桔梗　川貝母　連翹
薄荷　製大黄　生地黄　海蛤粉
青塩　夏枯草　芒硝

内補丸 （ないほがん）

《女科輯要》

菟絲子　鹿茸　潼蒺藜　紫菀　黄耆
桑螵蛸　肉蓯蓉　製附子　肉桂
茯苓　白蒺藜

二加減正気散 （にかげんしょうきさん）

《温病条弁》

藿香梗　陳皮　厚朴　茯苓皮　木防
已　大豆巻　通草　薏苡仁

二金排石湯 （にきんはいせきとう）

《中薬方剤学》

金銭草　鶏内金　甘草梢　牛膝
瞿麦　車前子　滑石　琥珀

肉蓯蓉丸 （にくじゅようがん）

《証治準縄》

肉蓯蓉　熟地黄　山薬　五味子
菟絲子

二甲復脈湯 （にこうふくみゃくとう）

《温病条弁》

炙甘草　生地黄　白芍　麦門冬
阿膠　麻子仁　牡蛎　鼈甲

二朮湯 （にじゅつとう）

《万病回春》

蒼朮　白朮　茯苓　羌活　天南星
威霊仙　半夏　黄芩　陳皮　香附子
生姜　炙甘草

二仙湯 （にせんとう）

《上海中医学院附属曙光医院》

仙茅　淫羊藿　巴戟天　当帰　黄柏
知母

二前湯 （にぜんとう）

《経験方》

前胡　白前　桑葉　杏仁　桔梗
薄荷　牛蒡子　甘草

二陳湯 （にちんとう）

《和剤局方》

製半夏　陳皮　茯苓　炙甘草　生姜

二冬膏 （にどうこう）

《張氏医通》

天門冬　麦門冬

二妙散 （にみょうさん）

《丹渓心法》

黄柏　蒼朮

二母散 （にもさん）

《医方考》

知母　貝母　生姜

女神散 （にょしんさん）

《浅田家方》

当帰　川芎　白朮　香附子　人参
桂枝　黄芩　檳榔子　黄連　木香
丁香　炙甘草　大黄

人参蛤蚧散 （にんじんごうかいさん）

《経験方》

蛤蚧　人参

人参胡桃湯 （にんじんことうとう）

《済生方》

胡桃肉　人参　生姜　大棗

人参固本丸 （にんじんこほんがん）

《医方考》

生地黄　熟地黄　天門冬　麦門冬
人参

人参湯 （にんじんとう） （理中湯）

《傷寒論》

人参　乾姜　白朮　炙甘草

人参敗毒散 （にんじんはいどくさん）

《小児薬証直訣》

人参　羌活　独活　柴胡　前胡
川芎　枳殻　茯苓　炙甘草　生姜
薄荷

人参養栄湯 （にんじんようえいとう）

《和剤局方》

党参（人参） 黄耆 白朮 茯苓
炙甘草 熟地黄 当帰 白芍 五味
子 遠志 陳皮

〈は〉

排気湯 (はいきとう)
　《経験方》
　　烏薬 木香 沈香 陳皮 厚朴
　　蒼朮 炒麦芽
排膿散 (はいのうさん)
　《金匱要略》
　　枳実 赤芍 桔梗
排膿散及湯 (はいのうさんきゅうとう)
　《経験方》
　　枳実 桔梗 大棗 赤芍 生姜
　　生甘草
排膿湯 (はいのうとう)
　《金匱要略》
　　甘草 桔梗 生姜 大棗
貝母栝楼散 (ばいもかろさん)
　《医学心悟》
　　貝母 栝楼仁 天花粉 茯苓 橘紅
　　桔梗
貝母散 (ばいもさん)
　《証治準縄》
　　貝母 杏仁 麦門冬 款冬花 紫菀
柏子仁丸 (はくしにんがん)
　《本事方》
　　柏子仁 半夏麹 牡蛎 党参（人参）
　　白朮 麻黄根 五味子 大棗
白頭翁湯 (はくとうおうとう)
　《傷寒論》
　　白頭翁 黄連 黄柏 秦皮
麦味地黄丸 (ばくみじおうがん) (八仙長寿丸)
　《医級》
　　熟地黄 山茱萸 山薬 茯苓 沢瀉

牡丹皮 五味子 麦門冬
麦門冬飲子 (ばくもんどういんし)
　《宣明論》
　　麦門冬 人参 天花粉 知母 葛根
　　生地黄 茯苓 五味子 炙甘草 竹葉
麦門冬湯 (ばくもんどうとう)
　《金匱要略》
　　麦門冬 人参 半夏 炙甘草 大棗
　　粳米
柏葉湯 (はくようとう)
　《金匱要略》
　　側柏葉 炮姜 艾葉
八味丸 (はちみがん) (腎気丸・八味地黄丸)
　《金匱要略》
　　熟地黄 山薬 山茱萸 沢瀉 茯苓
　　牡丹皮 桂枝 附子
薄荷湯 (はっかとう)
　《普済方》
　　薄荷 牛蒡子 菊花 生甘草
白金丸 (はっきんがん)
　《外科全生集》
　　白礬 鬱金 皂角
八正散 (はっしょうさん)
　《和剤局方》
　　瞿麦 萹蓄 車前子 木通 滑石
　　甘草梢 山梔子 製大黄
八珍湯 (はっちんとう)
　《正体類要》
　　当帰 川芎 白芍 熟地黄 人参
　　白朮 茯苓 炙甘草
半夏厚朴湯 (はんげこうぼくとう)
　《金匱要略》
　　半夏 厚朴 茯苓 紫蘇 生姜
半夏瀉心湯 (はんげしゃしんとう)
　《傷寒論》
　　半夏 黄連 黄芩 乾姜 人参（党
　　参） 炙甘草 大棗

半夏白朮天麻湯（はんげびゃくじゅつてんまとう）

《脾胃論》

製半夏　天麻　白朮　人参（党参）
黄耆　茯苓　沢瀉　蒼朮　陳皮
神麴　麦芽　黄柏　乾姜

〈ひ〉

百合固金湯（びゃくごうこきんとう）

《医方集解》

生地黄　熟地黄　百合　麦門冬　貝
母　当帰　白芍　甘草　玄参　桔梗

百合地黄湯（びゃくごうじおうとう）

《金匱要略》

百合　生地黄

百合知母湯（びゃくごうちもとう）

《金匱要略》

百合　知母

百合片（びゃくごうへん）

《経験方》

百合　白芨　百部　蛤粉　青黛

白芷散（びゃくしさん）

《証治準縄》

白芷　石膏　防風　荊芥　升麻
赤芍　連翹　薄荷

白蒺藜散（びゃくしつりさん）

《張氏医通》

白蒺藜　菊花　蔓荊子　決明子
甘草　連翹　青葙子

白豆蔲湯（びゃくずくとう）

《中薬方剤学》

白豆蔲　藿香　陳皮　生姜

百日咳飲（ひゃくにちぜきいん）

《経験方》

百部　沙参　川貝母　白前

百部散（びゃくぶさん）

《太平聖恵方》

百部　貝母　紫菀　葛根　石膏
竹葉

百部清金湯（びゃくぶせいきんとう）

《理虚元鑑》

百部　地骨皮　麦門冬　茯苓　人参
桔梗　牡丹皮　炙甘草

百部煎（びゃくぶせん）

《経験方》

百部　白前　紫菀　川貝母　沙参
陳皮　甘草

百部湯（びゃくぶとう）

《藕言》

百部　麦門冬　沙参　桑白皮　百合
茯苓　地骨皮　薏苡仁　黄耆

白芨枇杷丸（びゃっきゅうびわがん）

《証治準縄》

白芨　枇杷葉　藕節　生地黄　蛤粉
炒阿膠

白虎加桂枝湯（びゃっこかけいしとう）

《金匱要略》

石膏　知母　桂枝　炙甘草　粳米

白虎加蒼朮湯（びゃっこかそうじゅつとう）

《類証活人書》

石膏　知母　炙甘草　粳米　蒼朮

白虎加人参湯（びゃっこかにんじんとう）

《傷寒論》

石膏　知母　炙甘草　粳米　人参

白虎承気湯（びゃっこじょうきとう）

《通俗傷寒論》

生石膏　生大黄　生甘草　知母
芒硝　陳倉米

白虎湯（びゃっことう）

《傷寒論》

生石膏　知母　甘草　粳米

枇杷清肺飲（びわせいはいいん）

《医宗金鑑》

炙枇杷葉　沙参　炙桑白皮　山梔子

黄連　黄柏　炙甘草

枇杷飲（びわいん）

《本事方》

生枇杷葉　半夏　茯苓　党参　檳榔
子　茅根　生姜

〈ふ〉

不換金正気散（ふかんきんしょうきさん）

《和剤局方》

藿香　半夏　蒼朮　厚朴　陳皮
生姜　大棗　甘草

複方大承気湯（ふくほうだいじょうきとう）

《天津南開医院方》

炒萊菔子　厚朴　枳実　桃仁　赤芍
大黄　芒硝

復元活血湯（ふくげんかっけつとう）

《医学発明》

柴胡　天花粉　当帰　紅花　穿山甲
桃仁　酒炒大黄　甘草

茯苓飲（ぶくりょういん）

《外台秘要》

茯苓　白朮　枳実　陳皮　人参
生姜

茯苓四逆湯（ぶくりょうしぎゃくとう）

《傷寒論》

茯苓　人参　附子　炙甘草　乾姜

普済消毒飲（ふさいしょうどくいん）

《東垣試効方》

黄芩　黄連　薄荷　陳皮　玄参
生甘草　連翹　牛蒡子　板藍根
馬勃　白僵蚕　升麻　柴胡　桔梗

附子湯（ぶしとう）

《傷寒論》

附子　人参　白朮　茯苓　白芍

附子瀉心湯（ぶししゃしんとう）

《傷寒論》

附子　大黄　黄連　黄芩

附子人参湯（ぶにんじんとう）（附子理中湯）

《和剤局方》

附子　人参　乾姜　白朮　炙甘草

附子補中湯（ぶしほちゅうとう）

《易簡方》

人参　乾姜　炙甘草　白朮　陳皮
茯苓　附子

分心気飲（ぶんしんきいん）

《和剤局方》

桂枝　白芍　木通　半夏　生姜　炙
甘草　大棗　燈心草　桑白皮　青皮
陳皮　大腹皮　羌活　茯苓　紫蘇

〈へ〉

平胃散（へいいさん）

《和剤局方》

蒼朮　厚朴　陳皮　炙甘草　生姜
大棗

平肝降圧湯（へいかんこうあつとう）

《中山医学院方》

牛膝　白蒺藜　釣藤鈎　代赭石
竜骨　牡蛎　白芍　玄参　天門冬
甘草

鼈甲煎丸（べっこうせんがん）

《金匱要略》

鼈甲　射干　黄芩　柴胡　鼠婦
乾姜　大黄　白芍　桂枝　蒂蔗子
石葦　厚朴　牡丹皮　瞿麦　紫葳
半夏　人参　䗪虫　阿膠　露蜂房
朴硝　蜣蜋　桃仁

鼈甲養陰煎（べっこうよういんせん）

《中医婦科治療学》

鼈甲　亀板　生地黄　白芍　枸杞子
牡丹皮　地骨皮　夜交藤　茯神

偏頭痛湯（へんずつうとう）

《経験方》

天麻　白芷　川芎　白花蛇　地竜

変製心気飲 （へんせいしんきいん）

《経験方》

茯苓　半夏　木通　桂枝　檳榔子
蘇子　鼈甲　枳実　桑白皮　炙甘草
呉茱萸

〈ほ〉

防已黄耆湯 （ぼういおうぎとう）

《金匱要略》

黄耆　防已　白朮　生姜　炙甘草
大棗

防已地黄湯 （ぼういじおうとう）

《金匱要略》

防已　甘草　桂枝　防風　生地黄

防已湯 （ぼういとう）

《備急千金要方》

防已　茯苓　白朮　桂枝　生姜
烏頭　人参　炙甘草

防已茯苓湯 （ぼういぶくりょうとう）

《金匱要略》

防已　黄耆　桂枝　茯苓　甘草

茅葛湯 （ぼうかつとう）

《沈氏尊生書》

葛根　茅根

茅根湯 （ぼうこんとう）

《沈氏尊生書》

茅根　生姜炭　蜂蜜

防風通聖散 （ぼうふうつうしょうさん）

《宣明論》

防風　連翹　麻黄　薄荷　荊芥
白朮　山梔子　川芎　当帰　白芍
大黄　芒硝　石膏　黄芩　桔梗
甘草　滑石

蜂蜜甘草合剤 （ほうみつかんぞうごうざい）

《経験方》

蜂蜜　甘草

補陰益気煎 （ほいんえっきせん）

《景岳全書》

人参　当帰　山薬　熟地黄　陳皮
炙甘草　升麻　柴胡　生姜

補肝湯 （ほかんとう）

《医宗金鑑》

当帰　白芍　川芎　熟地黄　酸棗仁
木瓜　麦門冬　甘草

戊己丸 （ぼきがん）

《和剤局方》

黄連　白芍　呉茱萸

補血湯 （ほけつとう）

《経験方》

党参　鶏血藤　当帰　白芍　熟地黄

保元湯 （ほげんとう）

《博愛心鑑》

黄耆　党参　炙甘草　肉桂

保産湯 （ほさんとう）

《経験方》

杜仲　続断　菟絲子　桑寄生

補腎安胎飲 （ほじんあんたいいん）

《中医婦科治療学》

党参　白朮　杜仲　続断　狗脊
益智仁　阿膠珠　艾葉　菟絲子
補骨脂

牡丹皮散 （ぼたんぴさん）

《証治準縄》

牡丹皮　赤芍　生地黄　当帰　桃仁
川芎　乳香　没薬　骨砕補　続断

補中益陰湯 （ほちゅうえきいんとう）

《医宗粋言》

当帰　炙甘草　白芍　人参　熟地黄
升麻　柴胡　粳米　大棗

補中益気湯 （ほちゅうえっきとう）

《脾胃論》

黄耆　人参　炙甘草　白朮　当帰
陳皮　升麻　柴胡

補肺阿膠湯（ほはいあきょうとう）

《小児薬証直訣》

馬兜鈴　牛蒡子　甘草　杏仁　阿膠
粳米

補肺湯（ほはいとう）

《永類鈴方》

人参　黄耆　熟地黄　五味子　紫菀
桑白皮

補陽還五湯（ほようかんごとう）

《医林改錯》

黄耆　当帰　赤芍　川芎　桃仁
紅花　地竜

牡蛎散（ぼれいさん）

《和剤局方》

牡蛎　黄耆　麻黄根

保和丸（ほわがん）

《丹渓心法》

山楂子　神麹　莱菔子　陳皮　半夏
茯苓　連翹

〈ま〉

麻黄加朮湯（まおうかじゅつとう）

《金匱要略》

麻黄　桂枝　炙甘草　杏仁　蒼朮

麻黄湯（まおうとう）

《傷寒論》

麻黄　桂枝　杏仁　炙甘草

麻黄附子甘草湯（まおうぶしかんぞうとう）

《傷寒論》

麻黄　附子　炙甘草

麻黄附子細辛湯（まおうぶしさいしんとう）

《傷寒論》

麻黄　附子　細辛

麻黄連翹赤小豆湯（まおうれんぎょうせきしょうずとう）

《傷寒論》

麻黄　連翹　杏仁　赤小豆　桑白皮
生姜　大棗　炙甘草

麻杏甘石湯（まきょうかんせきとう）

《傷寒論》

麻黄　杏仁　炙甘草　石膏

麻杏薏甘湯（まきょうよくかんとう）

《金匱要略》

麻黄　炙甘草　杏仁　薏苡仁

麻子仁丸（ましにんがん）

《傷寒論》

麻子仁　杏仁　大黄　厚朴　枳実
白芍

〈も〉

木通散（もくつうさん）

《証治準縄》

木通　猪苓　赤茯苓　桑白皮　紫蘇
葉　檳榔子　生姜　葱白

木防已去石膏加茯苓芒硝湯（もくぼういきょせっこうかぶくりょうぼうしょうとう）

《金匱要略》

木防已　桂枝　人参　茯苓　芒硝

木防已湯（もくぼういとう）

《金匱要略》

木防已　石膏　桂枝　人参

木瓜湯（もっかとう）

《仁斎直指方論》

木瓜　呉茱萸　小茴香　炙甘草
生姜　紫蘇

木香乾姜枳朮丸（もっこうかんきょうきじゅつがん）

《脾胃論》

木香　乾姜　炒枳実　白朮

木香順気丸（もっこうじゅんきがん）

《沈氏尊生書》

木香　香附子　陳皮　厚朴　青皮
枳殻　檳榔子　蒼朮　縮砂　甘草
生姜

木香檳榔丸 （もっこうびんろうがん）
《医方集解》
木香　檳榔子　青皮　陳皮　枳殻
莪朮　三棱　黄連　黄柏　大黄　香
附子　牽牛子　芒硝

〈や〉

射干消毒飲 （やかんしょうどくいん）
《張氏医通》
射干　玄参　連翹　荊芥　牛蒡子
甘草

射干麻黄湯 （やかんまおうとう）
《金匱要略》
射干　麻黄　生姜　細辛　紫菀
款冬花　五味子　半夏　大棗

益智散 （やくちさん）
《証治準縄》
益智仁　党参　白朮　黄耆　茯苓
藿香　当帰　附子　縮砂　丁香
厚朴　高良姜　川芎　陳皮　肉桂
生姜　大棗

益母丸 （やくもがん）
《医学入門》
益母草　当帰　赤芍　木香

益母草膏 （やくもそうこう）
《経験方》
益母草　生地黄　白芍　当帰　川芎
蜂蜜

〈ゆ，よ〉

養胃湯 （よういとう）
《臨証指南》

沙参　麦門冬　玉竹　白扁豆　炙甘
草　桑葉

養陰清肺湯 （よういんせいはいとう）
《重楼玉鑰》
生地黄　麦門冬　玄参　甘草　貝母
牡丹皮　薄荷　白芍

羊藿寄生湯 （ようかくきせいとう）
《山東中医学院方》
淫羊藿　桑寄生　釣藤鈎

羊藿三子湯 （ようかくさんしとう）
《経験方》
淫羊藿　枸杞子　潼蒺藜　五味子
山茱萸

養心湯 （ようしんとう）
《証治準縄》
党参　黄耆　炙甘草　当帰　茯神
茯苓　柏子仁　酸棗仁　遠志　五味
子　川芎　製半夏　肉桂

陽和湯 （ようわとう）
《外科全生集》
熟地黄　鹿角膠　白芥子　炮姜炭
麻黄　肉桂　生甘草

薏苡竹葉散 （よくいちくようさん）
《温病条弁》
薏苡仁　滑石　茯苓　竹葉　連翹
白豆蔲　通草

薏苡仁湯 （よくいにんとう）
《明医指掌》
麻黄　当帰　蒼朮　薏苡仁　桂枝
白芍　炙甘草

薏苡附子敗醬散 （よくいぶしはいしょうさん）
《金匱要略》
薏苡仁　附子　敗醬草

抑肝散 （よくかんさん）
《保嬰撮要》
柴胡　甘草　川芎　当帰　白朮
茯苓　釣藤鈎

抑肝散加陳皮半夏 (よくかんさんかちんぴはんげ)

《保嬰撮要》

柴胡　川芎　当帰　炙甘草　白朮

茯苓　釣藤鈎　半夏　陳皮

〈ら〉

雷氏清涼滌暑法 (らいしせいりょうじょうしょほう)

《時病論》

滑石　連翹　茯苓　生甘草　青蒿

白扁豆　通草　西瓜皮

莱菔通結湯 (らいふくつうけつとう)

《中医治法与方剤》

炒莱菔子　厚朴　牽牛子　甘逐

大黄

来復湯 (らいふくとう)

《医学衷中参西録》

山茱萸　生竜骨　生牡蛎　生白芍

党参　炙甘草

闌尾化瘀湯 (らんびかおとう)

《天津満開医院方》

金銀花　大黄　牡丹皮　桃仁　延胡

索　川楝子　木香

蘭尾清化湯 (らんびせいかとう)

《天津南開医院方》

金銀花　蒲公英　牡丹皮　大黄

川楝子　赤芍　桃仁　生甘草

蘭尾清解湯 (らんびせいげとう)

《天津南開医院方》

金銀花　蒲公英　大黄　冬瓜仁

牡丹皮　木香・川楝子　生甘草

〈り〉

六君子湯 (りっくんしとう)

《医学正伝》

人参（党参）　白朮　茯苓　炙甘草

半夏　陳皮　大棗　生姜

利胆丸 (りたんがん)

《経験方》

茵蔯蒿　竜胆草　鬱金　木香　枳殻

猪胆汁　蜂蜜

理中安蛔湯 (りちゅうあんかいとう)

《類証治裁》

人参　白朮　茯苓　乾姜　蜀椒

烏梅

理中化痰丸 (りちゅうけたんがん)

《明医雑著》

人参　炒白朮　乾姜　炙甘草　茯苓

姜半夏

理中湯（丸）→人参湯

立効散 (りっこうさん)

《蘭室秘蔵》

細辛　炙甘草　升麻　防風　竜胆草

(酒洗)

竜胆苦参湯 (りゅうたんくじんとう)

《経験方》

竜胆草　山梔子　苦参　甘草

竜胆瀉肝湯 (りゅうたんしゃかんとう)

《医宗金鑑》

竜胆草　黄芩　山梔子　柴胡　当帰

生地黄　車前子　沢瀉　木通　甘草

竜胆瀉肝湯 (りゅうたんしゃかんとう)

《一貫堂》

黄連　黄芩　黄柏　山梔子　当帰

白芍　熟地黄　川芎　連翹　薄荷

木通　防風　車前子　竜胆草　沢瀉

炙甘草

涼営清気湯 (りょうえいせいきとう)

《中医児科学》

犀角　生地黄　赤芍　牡丹皮　黄連

山梔子　玄参　連翹　竹葉　石膏

石斛　芦根　茅根　薄荷　生甘草

涼膈散 (りょうかくさん)

《和剤局方》

連翹　山梔子　黄芩　薄荷　淡竹葉
生甘草　大黄　芒硝

苓甘姜味辛夏仁湯 (りょうかんきょうみしんげ
にんとう)

《金匱要略》

茯苓　製半夏　杏仁　五味子　細辛
乾姜　炙甘草

苓甘五味姜辛湯 (りょうかんごみきょうしんとう)

《金匱要略》

茯苓　五味子　細辛　乾姜　炙甘草

涼驚丸 (りょうきょうがん)

《小児薬証直訣》

竜胆草　防風　青黛　釣藤鈎　黄連
牛黄　麝香　竜脳

苓姜朮甘湯 (りょうきょうじゅつかんとう)

《金匱要略》

茯苓　白朮　炙甘草　乾姜

苓桂甘棗湯 (りょうけいかんそうとう)

《傷寒論》

茯苓　桂枝　炙甘草　大棗

苓桂朮甘湯 (りょうけいじゅつかんとう)

《傷寒論》

茯苓　桂枝　白朮　炙甘草

涼血地黄湯 (りょうけつじおうとう)

《経験方》

犀角　生地黄　赤芍　牡丹皮　黄連
黄芩　玄参

両地湯 (りょうじとう)

《傅青主女科》

生地黄（酒炒）　玄参　白芍　麦門
冬　地骨皮　阿膠

良附丸 (りょうぶがん)

《良方集腋》

高良姜　香附子　生姜汁

〈れ〉

羚羊鈎藤湯 (れいようこうとうとう)
（羚角鈎藤湯・羚羊角鈎藤湯）

《重訂通俗傷寒論》

羚羊角　桑葉　川貝母　生地黄
釣藤鈎　菊花　白芍　生甘草　鮮竹
筎　茯神

連翹解毒湯 (れんぎょうげどくとう)

《瘍医大全》

連翹　牡丹皮　牛膝　天花粉　木瓜
桃仁　金銀花　薏苡仁　甘草　白
僵蚕

連翹消毒飲 (れんぎょうしょうどくいん)

《外科正宗》

連翹　陳皮　桔梗　玄参　黄芩
赤芍　当帰　山梔子　葛根　射干
天花粉　紅花　甘草

連朴飲 (れんぼくいん)

《霍乱論》

厚朴　黄連　石菖蒲　半夏　山梔子
豆豉　芦根

〈ろ〉

六一散 (ろくいちさん)

《宣明論方》

滑石　炙甘草

六味丸 (ろくみがん) （六味地黄丸）

《小児薬証直訣》

熟地黄　山茱萸　山薬　沢瀉　牡丹
皮　茯苓

六和湯 (ろくわとう)

《医方考》

縮砂　半夏　杏仁　人参　炙甘草
茯苓　藿香　白扁豆　厚朴　生姜

大棗

芦根散 (ろこんさん)

　　《聖恵方》

　　芦根　麦門冬　天花粉　竹筎　炙甘草

鹿角菟絲丸 (ろっかくとしがん)

　　《中医治法与方剤》

　　鹿角霜　菟絲子　牡蛎　白朮　杜仲
　　蓮鬚　銀杏　芡実

楼貝二陳湯 (ろばいにちんとう)

　　《経験方》

　　栝楼仁　貝母　陳皮　半夏　茯苓
　　炙甘草

〈わ〉

和胃二陳湯 (わいにちんとう)

　　《中医治法与方剤》

　　陳皮　半夏　茯苓　炙甘草　乾姜
　　縮砂

和肺飲 (わはいいん)

　　《中薬臨床応用》

　　山薬　党参　麦門冬　川貝母　茯苓
　　百合　杏仁　炙甘草

杷葉止嘔湯 (わようしおうとう)

　　《中薬臨床応用》

　　炙枇杷葉　布渣葉　香附子　黄芩
　　鶏内金　山薬　葛根

あとがき

　旧版を出版して30年が経過した。多くの読者を得るも絶版となって久しい。再版を望む声もあり，今回「新装版」として出版されることとなった。旧版のハンドブックという体裁を踏襲しつつ，蜂蜜を除くすべての生薬にイラストを加えるとともに基原を追加し理解のたすけとした。さらに細かな修正を加え使い勝手を改善した。

　以前に比べると漢方製剤を処方される方々は増加したが生薬1味ごとの匙加減についてはいまだにハードルが高いようである。本書が生薬処方の理解のたすけになれば幸いである。

　旧版は前会長・伊藤良のもと，森雄材が下原稿を作成し会員の討論修正で完成した。すでに物故者となられた両氏をはじめ，旧版成立に尽力された方々に心から感謝を捧げる。

　また，辛抱強くご協力いただいた東洋学術出版社の井ノ上匠氏にも深く感謝を申しあげたい。

神戸中医学研究会

神戸中医学研究会

〒 651-0087

神戸市中央区御幸通 6 丁目 1-31

電　話：078-222-0509（FAX のみ）

メール：chuiken@kobe.zaq.jp

中医臨床のための常用生薬ハンドブック

2017年11月 5 日　　　　第 1 版　第 1 刷発行

編著者　　神戸中医学研究会

発行者　　井ノ上　匠

発行所　　東洋学術出版社

　　　　　〒272-0021　千葉県市川市八幡2-16-15-405

　　　　　販売部：電話 047（321）4428　FAX 047（321）4429

　　　　　　　　　e-mail　hanbai@chuui. co. jp

　　　　　編集部：電話 047（335）6780　FAX 047（300）0565

　　　　　　　　　e-mail　henshu@chuui. co. jp

　　　　　ホームページ　http://www. chuui. co. jp/

印刷・製本／丸井工文社

◎定価はカバーに表示してあります　　◎落丁，乱丁本はお取り替えいたします

2017Printed in Japan◎　　　　　　ISBN 978 - 4 - 904224 - 48 - 9　　C3047

永久不変の輝きを放つ生薬と方剤の解説書。

入門者からベテランまで幅広い読者の支持を獲得してきた
神戸中医学研究会の名著が装いを新たに復刊。

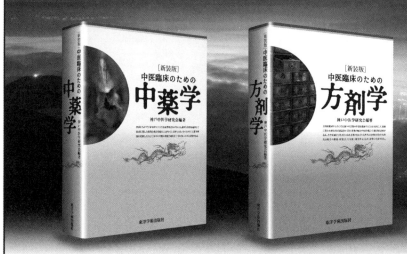

[新装版]
中医臨床のための
中薬学

A5判／696頁／並製／定価:本体7,800円＋税

漢方を処方して確実かつ十分な治療効果をあげるには、薬性理論を把握したうえで、個々の生薬の効能と適用に熟知しておくことが欠かせない。本書では薬物を主な効能にもとづいて分類し、各薬物にはさし絵を付し、［処方用名］［基原］［性味］［帰経］［効能と応用］［用量］［使用上の注意］を記し、関連する「方剤例」を示す。

[新装版]
中医臨床のための
方剤学

A5判／664頁／並製／定価:本体7,200円＋税

方剤学の名著が大幅に増補改訂して復刊。総論では方剤の基本理論・原則および基礎知識を概説し、各論では具体例として典型・模範となる方剤の分析を行う。方剤は清代・汪昂の分類方法に倣って効能別に21章に分け、各章の冒頭で効能の概要・適用・使用薬物・注意と禁忌などを概説したうえで、個々の方剤について詳述する。

ご注文は,メールまたはフリーダイヤルFAXで
E-mail:hanbai@chuui.co.jp／フリーダイヤルFAX.0120-727-060

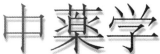東洋学術出版社　〒272-0021　千葉県市川市八幡 2-16-15-405 ／ TEL.047-321-4428
●http://www.chuui.co.jp/